疾 病 观 察 与 护 理 技 能 丛 书

外　科

疾病观察与护理技能

主 编　石会乔　魏 静

中国健康传媒集团
中国医药科技出版社

内容提要

全书共8章，针对外科常见病、多发病的临床相关知识及护理措施进行介绍，涉及110余种疾病。在编写过程中除介绍各疾病概述、临床特点、治疗原则外，对疾病护理问题、护理措施等内容进行了系统而全面的阐述。在护理措施中，增加了健康指导的篇幅，体现了临床护理向预防、保健、健康、社区及家庭护理等领域延伸的现代护理理念。本书可供各级护理人员阅读使用。

图书在版编目（CIP）数据

外科疾病观察与护理技能／石会乔，魏静主编．—北京：中国医药科技出版社，2019.3

（疾病观察与护理技能丛书）

ISBN 978－7－5214－0785－3

Ⅰ.①外… Ⅱ.①石… ②魏… Ⅲ.①外科－疾病－护理 Ⅳ.①R473.6

中国版本图书馆CIP数据核字（2019）第023161号

美术编辑 陈君杞
版式设计 南博文化

出版 **中国健康传媒集团** | 中国医药科技出版社
地址 北京市海淀区文慧园北路甲22号
邮编 100082
电话 发行：010－62227427 邮购：010－62236938
网址 www.cmstp.com
规格 787×1092mm 1/16
印张 20 3/4
字数 295千字
版次 2019年3月第1版
印次 2019年3月第1次印刷
印刷 三河市万龙印装有限公司
经销 全国各地新华书店
书号 ISBN 978－7－5214－0785－3
定价 42.00元

编委会

主　编　石会乔　魏　静

副主编　高彦华　孙延冬

编　者　王学娥　王安娜　许微革　曹玉婷
魏　杰　陈立哲　鲍香月　魏荣玲
安　然　张　杰　翟俊霞　翟俊轻
聂立敏　石会乔　魏　静　高彦华
孙延冬　王晓宇　李　倩　张云霞
刘　钗　康月霞

/前言/

外科护理学是护理学的一大分支，是针对外科疾患进行整体护理的学科。人们常说：医疗工作中“三分治疗、七分护理”，可见护理工作在疾病治疗过程中的重要性。

外科护理工作的水平与质量会直接影响病人的康复过程和外科学的发展进程，尤其是手术病人的护理，其护理质量既是外科临床护理水平的重要标志，更是外科病人早日康复、重返社会的重要促进因素。为了促进病人的康复，提高生活质量，加强预防保健已成为护理人员的工作目标及职责，为此，我们组织有丰富临床经验的一线人员编写本书。

本书共8章，涉及疾病110余种，对外科常见病、多发病的临床相关知识及护理措施进行了介绍。在编写过程中，为了避免内容重复，简写或略写与临床医学、内科护理学、急救护理学等学科内容交叉重叠的疾病，在介绍常见病、多发病的概述、临床特点、治疗原则之外，着重对疾病的护理问题、护理措施等内容进行了系统而全面的阐述。在护理措施中，增加健康指导的篇幅，体现了临床护理向预防、保健、健康、社区及家庭护理等领域延伸的现代护理理念。

全书文字简洁，内容丰富，侧重实用性和可操作性，力求详尽、准确，方便查阅。

本书的编写过程中，得到了多位同道的支持和帮助，他们在繁忙的医疗、教学和科研工作之余参与撰写，在此表示衷心的感谢。

由于编写的时间较紧，编者水平有限，书中疏漏之处在所难免，恳请广大读者批评指正。

编　者

2018 年 8 月

/ 目录 /

第一章　普外科疾病 / 001

第一节　甲状腺功能亢进症 …… 001
第二节　甲状腺肿瘤 …… 004
第三节　急性乳腺炎 …… 007
第四节　乳腺囊性增生病 …… 009
第五节　乳腺癌 …… 011
第六节　急性腹膜炎 …… 014
第七节　腹股沟疝 …… 017
第八节　腹部损伤 …… 019
第九节　胃、十二指肠溃疡 …… 022
第十节　胃癌 …… 025
第十一节　肠梗阻 …… 028
第十二节　急性阑尾炎 …… 031
第十三节　直肠癌 …… 034
第十四节　结肠癌 …… 038
第十五节　门静脉高压 …… 040
第十六节　肝脓肿 …… 043
第十七节　原发性肝癌 …… 047
第十八节　胆石症 …… 050
第十九节　胆道肿瘤 …… 053
第二十节　急性胰腺炎 …… 055

第二十一节　胰腺癌 …… 058
第二十二节　急腹症 …… 062
第二十三节　下肢静脉曲张 …… 065
第二十四节　深静脉血栓形成 …… 068
第二十五节　血栓闭塞性脉管炎 …… 070

第二章　神经外科疾病 / 073

第一节　颅骨骨折 …… 073
第二节　脑震荡 …… 075
第三节　脑挫裂伤 …… 077
第四节　颅内压增高 …… 081
第五节　颅脑损伤 …… 088
第六节　脑膜瘤 …… 091
第七节　垂体腺瘤 …… 094
第八节　脑脊液漏 …… 096
第九节　脑动脉瘤 …… 098
第十节　脑动静脉畸形 …… 101
第十一节　脑卒中 …… 103
第十二节　脑脓肿 …… 107
第十三节　脊髓疾病 …… 108
第十四节　脑积水 …… 110

第三章　胸外科疾病 / 114

第一节　肋骨骨折 …… 114
第二节　血胸 …… 116
第三节　脓胸 …… 118
第四节　支气管扩张 …… 120
第五节　食管癌 …… 123
第六节　肺癌 …… 126

第七节　贲门失弛缓症 …… 129
第八节　纵隔肿瘤 …… 131
第九节　气胸 …… 133

第四章　心脏外科疾病 / 136

第一节　房间隔缺损 …… 136
第二节　室间隔缺损 …… 140
第三节　动脉导管未闭 …… 143
第四节　完全性大动脉转位 …… 146
第五节　法洛四联症 …… 149
第六节　风湿性心脏病 …… 151
第七节　冠状动脉粥样硬化性心脏病 …… 155
第八节　主动脉夹层动脉瘤 …… 158
第九节　心脏黏液瘤 …… 162
第十节　缩窄性心包炎 …… 166

第五章　泌尿外科疾病 / 169

第一节　肾损伤 …… 169
第二节　膀胱损伤 …… 172
第三节　尿道损伤 …… 174
第四节　肾结核 …… 177
第五节　上尿路结石 …… 180
第六节　肾癌 …… 182
第七节　膀胱肿瘤 …… 185
第八节　尿道下裂 …… 188
第九节　前列腺增生症 …… 191
第十节　精索静脉曲张 …… 194
第十一节　原发性醛固酮增多症 …… 196
第十二节　嗜铬细胞瘤 …… 198

第十三节　肾积水 …………………………………… 202

第六章　骨科疾病 / 205

第一节　肱骨干骨折 ………………………………… 205
第二节　肱骨髁上骨折 ……………………………… 208
第三节　锁骨骨折 …………………………………… 211
第四节　骨盆骨折 …………………………………… 215
第五节　股骨干骨折 ………………………………… 219
第六节　股骨颈骨折 ………………………………… 222
第七节　脊柱骨折 …………………………………… 227
第八节　脊髓损伤 …………………………………… 229
第九节　肩关节脱位 ………………………………… 235
第十节　髋关节脱位 ………………………………… 237
第十一节　手外伤 …………………………………… 239
第十二节　颈椎病 …………………………………… 243
第十三节　腰椎间盘突出症 ………………………… 247
第十四节　急性血源性骨髓炎 ……………………… 250
第十五节　慢性血源性骨髓炎 ……………………… 255
第十六节　化脓性关节炎 …………………………… 257
第十七节　强直性脊柱炎 …………………………… 260
第十八节　类风湿性关节炎 ………………………… 263
第十九节　脊柱结核 ………………………………… 268
第二十节　骨软骨瘤 ………………………………… 272
第二十一节　骨巨细胞瘤 …………………………… 274
第二十二节　骨肉瘤 ………………………………… 277

第七章　小儿外科疾病 / 281

第一节　先天性食管闭锁和气管食管瘘 …………… 281
第二节　新生儿胃穿孔 ……………………………… 284

第三节 食管裂孔疝 …………………………………… 287
第四节 肠套叠 ………………………………………… 290
第五节 先天性胆总管囊肿 ………………………… 293
第六节 先天性马蹄内翻足 ………………………… 295
第七节 臀肌挛缩 ……………………………………… 298

第八章 烧伤科疾病 / 302

第一节 头皮烧伤 ……………………………………… 302
第二节 面部烧伤 ……………………………………… 303
第三节 眼部烧伤 ……………………………………… 305
第四节 耳部烧伤 ……………………………………… 306
第五节 手部烧伤 ……………………………………… 308
第六节 会阴烧伤 ……………………………………… 309
第七节 呼吸道烧伤 …………………………………… 311
第八节 电烧伤 ………………………………………… 312
第九节 酸烧伤 ………………………………………… 315
第十节 碱烧伤 ………………………………………… 316
第十一节 磷烧伤 ……………………………………… 318

第一章 普外科疾病

第一节 甲状腺功能亢进症

一、疾病概述

【概念与特点】

甲状腺功能亢进症简称甲亢，是由各种原因导致正常的甲状腺素分泌的反馈机制丧失，引起循环中甲状腺素异常分泌增多而出现的以全身代谢亢进为主要特征的疾病的总称。

【临床特点】

甲状腺肿大、性情急躁、易激动、失眠、怕热多汗、食欲亢进但消瘦明显。心悸、脉快有力、脉压增大、内分泌功能紊乱（如月经失调、阳痿等）。

【辅助检查】

1. 实验室检查

（1）血清 T_4检测　T_4增高可以诊断甲亢，游离 T_4较总 T_4更有意义。

（2）血清 T_3检测　甲亢早期或复发性甲亢 T_3增高，游离 T_3比 T_4敏感。

（3）TRH 刺激试验　血清 T_3、T_4不增高而疑有甲亢的病人给予促甲状腺激素释放激素（TRH），无反应者多为甲亢。

2. 特殊检查

（1）甲状腺摄^{131}I 率测定　摄碘率增高伴有高峰前移者可诊断为甲亢。

（2）甲状腺扫描　甲状腺扫描能区分甲亢类型，原发性甲亢表现为甲状腺两叶碘均匀分布，而继发性甲亢或高功能腺瘤则表现为“热结节”。

【治疗原则】

甲亢的治疗可分为药物治疗、放射性核素治疗及手术治疗，其中甲状腺大部切除术仍然是目前治疗甲亢的一种常用而有效的疗法。

二、主要护理问题

(1) 焦虑　与环境改变、自身疾病困扰、对检查、治疗不了解、对手术效果有顾虑有关。

(2) 睡眠紊乱　与焦虑、环境改变、病人有突眼症状、甲状腺肿大压迫气管有关。

(3) 自我形象紊乱　与突眼、因甲状腺肿大致颈部变粗（粗脖子）、术后颈部留有瘢痕有关。

(4) 营养失调，低于机体需要量　与基础代谢率增高、睡眠紊乱、交感神经过度兴奋有关。

(5) 潜在并发症——窒息　与术后切口出血、压迫气管、术后喉头水肿、术后痰液黏稠有关。

(6) 潜在并发症——甲状腺危象　与手术创伤的应激反应、儿茶酚胺大量释放、手术操作时大量甲状腺素进入血液有关。

(7) 潜在并发症——低钙血症　与手术误伤甲状旁腺、术后甲状旁腺血液供应不足、病人有癫痫病史有关。

(8) 知识缺乏　缺乏术前用药知识，与未接触或接受相关药物方面的信息和教育有关。

三、护理措施

1. 术前护理

(1) 心理护理　多与病人交谈，给予必要的心理安慰，解释手术的有关问题，必要时可遵医嘱口服镇静剂。

(2) 突眼的护理　卧位时头部垫高，以减轻眼部的肿胀。眼睑不能闭合者睡眠时可涂抗生素眼膏以避免干燥，预防感染。

（3）药物准备　是术前准备的重要环节，术前给药可降低基础代谢率，使腺体变硬变小，便于手术操作，减轻术后出血。

（4）饮食　给予高蛋白、高热量、高碳水化合物及高维生素饮食，并补充足够的水分。

（5）其他　测定基础代谢率，了解甲状腺的功能。

2. 术后护理

（1）体位　麻醉清醒后半坐卧位，利于呼吸和切口引流。24 小时内减少颈项活动，减少出血。变换体位时，用手扶持头部，减轻疼痛。

（2）饮食　麻醉清醒后，可选用冷流质饮食。利于吞咽，减少局部充血，避免过热食物引起血管扩张。

（3）并发症的观察与护理　①出血：观察切口敷料情况，有无颈部迅速肿大、烦躁、呼吸困难等，有异常及时通知医师处理。必要时剪开缝线，清除淤血。②呼吸困难或窒息：由出血、喉头水肿、气管塌陷、痰液阻塞等引起。注意观察病人病情变化，床前备气管切开包。③喉返神经损伤：病人出现声音嘶哑或失音。④喉上神经损伤：进食饮水时出现误咽、呛咳。⑤手足抽搐：甲状旁腺损伤，病人出现口唇、四肢麻木。发作时，立即给予静脉注射 10% 葡萄糖酸钙。⑥甲状腺危象：主要表现为高热、脉快、烦躁、谵妄、大汗，常伴呕吐及腹泻，甚至出现昏迷或死亡，故应严密观察病人生命体征及神志情况，发现问题及时处理。

3. 术后并发症护理

（1）呼吸困难与窒息　是术后最危急的并发症，多发生在手术后 48 小时内。术后常规在床旁放置无菌气管切开包、抢救器械和药品，以备急救。

（2）喉返神经损伤　出现声音嘶哑或失音，应认真做好解释安慰工作，应用促进神经恢复药物配合理疗。

（3）喉上神经损伤　出现呛咳、误咽，可协助病人坐起进食或进半流质饮食。

（4）手足抽搐　由甲状旁腺损伤引起，可静脉注射 10% 葡萄糖酸钙 10 ~ 20ml。

（5）甲状腺危象　术后 12 ~ 36 小时内高热、脉快而弱（120 次/分以上）、烦躁、谵妄甚至昏迷，常伴有呕吐、水样便。可给予降温、吸氧、补液、镇静等对症处理。

4. 病情观察

（1）监测血压、脉搏、呼吸、体温的变化及神志情况，发现问题及时通知医师处理。

（2）观察记录切口渗血的情况，术后切口局部以沙袋压迫，切口敷料有渗出应立即更换。

5. 健康指导

（1）指导病人自我控制情绪，保持精神愉快，防止情绪过激。

（2）指导颈部无力病人有计划进行转、低、仰等颈部肌肉训练。

（3）合理安排术后的休息与饮食，选用高热量、高蛋白质和富含维生素的软食。

（4）使病人了解甲亢术后继续服药的重要性、方法并督促执行。

（5）嘱咐出院病人定期至门诊复查，以了解甲状腺的功能，出现心悸、手足震颤、抽搐等情况时及时就诊。

第二节　甲状腺肿瘤

一、疾病概述

【概念与特点】

甲状腺肿瘤分良性和恶性两类。最常见的良性肿瘤是甲状腺腺瘤，最常见的甲状腺恶性肿瘤是甲状腺癌。

【临床特点】

（1）甲状腺腺瘤　大部分病人无任何症状，常在体检或无意中发现颈部有一圆形或椭圆形肿块，质地较软，表面光滑，无压痛，随吞咽上下移动。腺瘤生长较慢。

（2）甲状腺癌　早期无明显症状，仅在甲状腺组织内有单一肿块，质地较硬且固定，表面不光滑，肿块逐渐增大，腺体在吞咽时上下移动性小。晚期压迫喉返神经、气管或食管，可引起声音嘶哑、呼吸困难或吞咽困难。如颈交感神经节受累，还可出现 Horner 综合征，可有颈局部淋巴结肿大，远处转移时多见于颅骨、椎骨、胸骨、盆骨等扁骨和肺。髓样癌可产生5-羟色胺和降钙素，出现腹泻、心悸、颜面潮红和血钙降低等症状。

【辅助检查】

（1）甲状腺功能检查　主要是促甲状腺激素（TSH）的测定。TSH降低的高功能性热结节，较少为恶性，故对其甲亢进行治疗更为重要。TSH正常或升高的甲状腺结节以及TSH降低情况下的冷结节或温结节，应对其进行进一步的评估（如穿刺活检等）。

（2）B超检查　超声是发现甲状腺结节、并初步判断其良恶性的重要手段，是细针穿刺活检（FNA）实施可能性的判断标准，也是效益比最高的检查手段。

（3）放射性核素扫描　放射性碘或锝的核素扫描检查（ECT）是判断甲状腺结节的功能大小的重要手段。

（4）针吸涂片细胞学检查　针吸活检包括细针穿刺活检及粗针穿刺活检两种，前者是细胞学检查，后者是组织学检查。对于B超发现的可疑恶变的甲状腺结节，可采用该方法明确诊断。

【治疗原则】

甲状腺腺瘤应早期行腺瘤侧甲状腺大部分或部分切除，甲状腺癌一般多行患侧腺体连同峡部全切、对侧腺体大部分切除，并根据病情及病理类型决定是否加行颈部淋巴结清扫或放射性碘治疗等。

二、主要护理问题

（1）焦虑　与颈部肿块性质不明、环境改变、担心手术及预后有关。

（2）清理呼吸道无效　与咽喉部及气管刺激、分泌物增多有关。

（3）自我形象紊乱　与颈部切口瘢痕有关。

（4）潜在并发症——呼吸困难　与窒息、喉返神经和（或）喉上神经损伤、手足抽搐等有关。

三、护理措施

1. 术前护理

（1）热情对待病人，了解其对所患疾病的感受和认识，对准备接受的治疗方式的想法。

（2）告知甲状腺疾病的有关知识。说明手术的必要性、手术的方法、术后恢复过程及预后情况。

（3）指导病人练习手术时体位（将软枕垫于肩部，保持头低、颈过伸位），利于手术野的暴露。

（4）清洁手术部位给予备皮，必要时剃除其耳后毛发，以便行颈淋巴结清扫术。

（5）术前晚予以镇静催眠剂，使其身心处于接受手术的最佳状态。

2. 术后护理

（1）病人回病室后，取平卧位。血压平稳后改半卧位，便于呼吸和引流。

（2）如有引流管，予以正确连接引流装置。

（3）行颈淋巴结清扫创面较广泛，手术创伤较大，病人疼痛不适，可给予镇静止痛剂，利于休息。注意水、电解质的补充。如癌肿较大，造成气管软化，配合医师行气管切开。

（4）病情平稳或全身麻醉清醒后，可饮少量清水，如无不适，鼓励多进食或经吸管吸入便于吞咽的流质饮食克服吞咽不适的困难，逐步过渡为稀软的半流质饮食、软食等。

3. 病情观察

（1）了解病人的发音和吞咽情况，判断有无声音嘶哑或音调降低、误咽呛咳。

（2）术后监测生命体征，尤其注意病人的呼吸、脉搏变化。

（3）及时发现创面敷料潮湿情况，估计渗血量，予以更换。

（4）注意引流液的量、颜色变化，及早发现异常并通知医师。如血肿压迫气管，立即配合床边抢救，切口拆线，清除血肿。

4. 健康指导

（1）术后定期复诊　教导病人自行颈部检查，如发现结节、肿块及时来院复查，注意观察肿块的生长情况，包括部位、形状、大小、软硬度、活动度、表面光滑度、有无压痛等；注意颈部肿块与全身症状的关系。

（2）功能锻炼　为促进颈部功能恢复，术后病人在切口愈合后可逐渐进行颈部活动，直至出院后 3 个月。颈部淋巴结清扫术者，因斜方肌不同程度受损，功能锻炼尤为重要，故在切口愈合后即应开始肩关节和颈部的功能锻炼，并随时保持患侧上肢高于健侧体位，以防肩下垂。

（3）心理和生理调适　如为恶性肿瘤，帮助病人面对现实，调整心态，配合后续治疗。对于切除全部甲状腺后，应早期给予足够量的甲状腺制剂，每日 120 ~ 180mg，以抑制促甲状腺激素的分泌，对减少肿瘤复发有一定的作用。并指导病人服药方法及注意事项。

第三节　急性乳腺炎

一、疾病概述

【概念与特点】

急性乳腺炎是乳房的急性化脓性炎症，感染的致病菌主要是金黄色葡萄球菌，常见于产后 3 ~ 4 周的哺乳期妇女，初产妇多见。

【临床特点】

（1）发病初期感乳房肿胀疼痛，局部出现红肿且具有压痛的肿块，同时可有发热等全身症状。

（2）随炎症的发展，则上述症状更为加重，炎性肿块增大，疼痛呈搏动性。

（3）患侧腋窝出现肿大淋巴结，疼痛或压痛。

（4）白细胞计数明显升高。

（5）脓肿形成，表浅脓肿易发现，深部脓肿可经穿刺或 B 超发现。脓肿可以是单房，但多房性者常见，表浅脓肿可自行溃破。

（6）感染严重者可并发脓毒血症。

【辅助检查】

（1）实验室检查　血常规检查显示白细胞及粒细胞计数明显增高，严重者出现核左移。败血症者的血细菌培养为阳性。脓肿穿刺细胞学培养多为金黄色葡萄球菌。

（2）B 超检查　未形成脓肿前 B 超检查显示为实性肿块，回声增高，无明显边界；脓肿形成后可显示液性暗区。

【治疗原则】

1. 非手术治疗　适用于早期乳腺炎尚未形成脓肿时。

（1）患乳停止哺乳，同时用吸乳器等吸出乳汁。

（2）尽早全身使用大剂量抗生素，选择青霉素、头孢菌素和红霉素等对婴儿影响小的药物。

（3）局部可行热敷或理疗，水肿明显者可用 25% 硫酸镁湿热敷。

2. 手术治疗　脓肿形成后应及时切开引流，为避免损伤乳管，而形成乳瘘，应按放射状作切口，深部或乳房后脓肿可沿乳房下缘作弧形切口，经乳房后间隙引流。如果有数个脓腔则应分开脓肿间的间隙。

二、主要护理问题

（1）疼痛　与局部组织炎症、乳汁淤积、乳房脓肿有关。

（2）体温过高　与局部炎症、局部脓肿形成有关。

（3）潜在并发症——败血症　与局部感染严重、机体抵抗力下降、致病菌的毒力较强有关。

（4）知识缺乏　缺乏哺乳知识，与未接受过妊娠期的乳房保健知识教育、文化程度低、理解困难有关。

三、护理措施

1. 常规护理

（1）饮食护理　鼓励病人食高热量、高蛋白、富含维生素饮食，以促进伤口愈合。

（2）对症护理　高热时及时给予降温。出汗后及时更换衣服，以防感冒。病人出现寒战时给予保暖，加盖棉被、毛毯或给热水袋、饮热开水等。

（3）心理护理　关心体贴病人，解释疼痛的原因，遵医嘱可给予止痛药物。

2. 专科护理

（1）终止哺乳　由于乳腺分泌乳汁不利于切口愈合，因此可服用中药，使乳腺停止分泌，以促进伤口愈合。

（2）乳房护理　加强指导，保持乳头、乳晕的清洁（尤其是初产妇）。保持局部切口的清洁干燥，由于手术切口渗出液多，应随时更换敷料和内衣，并根据医嘱合理使用抗生素。

（3）用药护理　遵医嘱早期应用抗生素，并注意观察用药效果和不良反应。

3. 病情观察　定时监测生命体征的变化，了解白细胞计数及分类计数，必要时作血或脓液细菌培养及药物敏感试验。

4. 健康指导

（1）预防产后乳头破损　初产妇乳头皮肤娇嫩，婴儿吮吸容易破裂，在妊娠后期嘱产妇应每日用肥皂水或温水擦洗乳头，并用手指按摩乳头，使乳头表皮坚韧不易破损。

（2）矫正乳头内陷　乳头内陷孕妇，应在分娩前3～4个月开始用手法矫正。每日清晨或睡前用手指在乳晕处向下压乳房组织，另一手将乳头向外牵拉，待乳头稍突后，改用手指捏住乳头根部轻轻向外提拉，并揉捏乳头数分钟，长期坚持可使内陷乳头隆起。

（3）防止乳汁淤积　每次哺乳应将乳汁吸尽；剩余乳汁可用手按摩排空或用吸乳器吸净。

（4）防止细菌入侵　哺乳前后应清洗乳头，并注意婴儿口腔卫生，避免婴儿养成含着乳头睡觉的习惯。婴儿口腔有感染时要及时用药，如有乳头破损，应局部涂抗生素软膏，暂停哺乳，待愈合后再行哺乳。

第四节　乳腺囊性增生病

一、疾病概述

【概念与特点】

乳腺囊性增生病是女性多发病，常见于中年妇女。本病是乳腺组织的良性增生，可发生于腺管周围并伴有大小不等的囊肿形成；也可发生于腺管内，表现为不同程度的乳头状增生伴乳管囊性扩张；也有发生在小叶实质者，主要为乳管及腺泡上皮增生。

【临床特点】

（1）症状　突出的表现是乳房胀痛，部分病人具有周期性。疼痛与月经周期有关，往往在月经前疼痛加重，月经来潮后减轻或消失，有时整个月经周期都有疼痛。

（2）体征　一侧或双侧乳腺有弥漫性增厚，可局限于乳腺的一部分，多位于乳房外上象限，轻度触痛；乳房肿块也可分散于整个乳腺。肿块呈颗粒状、结节状或片状，大小不一，质韧而不硬，增厚区与周围乳腺组织分界不明显，与皮肤无粘连。

本病病程较长，发展缓慢。少数病人可有乳头溢液，呈黄绿色或血性，偶为无色浆液。

【辅助检查】

钼钯 X 线检查、B 超或活组织病理检查等均有助于本病的诊断。

【治疗原则】

1. 非手术治疗　主要是观察和药物治疗。观察期间可用中医中药调理，如口服中药逍遥散 3 ~ 9g，每日 3 次。也可选用激素类和维生素类药物联合治疗。若肿块变软、缩小或消退，则可予以观察并继续中药治疗；若肿块无明显消退，或观察过程中对局部病灶有恶变可疑者，应切除并作快速病理检查。

2. 手术治疗　病检证实有不典型上皮增生，则可结合其他因素决定手术范围。

二、主要护理问题

慢性疼痛　与内分泌失调导致乳腺实质过度增生有关。

三、护理措施

1. 心理护理　解释疼痛发生的原因，消除病人的顾虑，保持心情舒畅。

2. 局部托起 用宽松的乳罩托起乳房。

3. 用药护理 遵医嘱服用中药调理或其他对症治疗药物。

4. 健康指导 由于本病的临床表现可能与乳腺癌有所混淆，且可能与其并存。因此，应嘱病人经常进行乳房自我检查。局限性增生者在月经开始后1周至10日内复查，每隔2～3个月到医院复诊，有对侧乳腺癌或有乳腺癌家族史者密切随访，以便及时发现恶性变。

第五节 乳腺癌

一、疾病概述

【概念与特点】

乳腺癌是女性常见的恶性肿瘤，多见于40岁以上妇女。病因尚不明确。目前认为与内分泌、遗传及饮食等因素有关。临床表现为乳房肿块、乳房局部皮肤呈橘皮样改变、某些病人有乳头溢液及乳房疼痛、腋下淋巴结肿大等症状。

【临床特点】

（1）无痛性肿块为常见症状，少数可有疼痛，肿块质地较硬，边界不清，活动度差，表面不光滑。

（2）局部皮肤凹陷、水肿，呈“橘皮样”改变，晚期可破溃、感染、坏死呈“火山口”样改变并伴有恶臭，肿瘤细胞向皮肤扩散而形成“卫星”结节。

（3）乳头凹陷、抬高，可有乳头溢液（血性或浆液性）。乳头乳晕可有糜烂、渗出、皲裂、增厚等湿疹样变。

（4）早期同侧腋窝淋巴结肿大，质硬、无压痛，分散分布或融合成团及锁骨上淋巴结肿大。

（5）可有上肢水肿及血行转移到肺、肝、脑、骨骼而出现相应症状。

【辅助检查】

钼靶X线摄片为诊断乳房疾病的重要手段。细针穿刺细胞学检查是一种安全、简便、快速而有效的诊断方法。切除活检或切取活检是应用最广泛、结果最可靠的诊断方法。B超检查是一种辅助诊断方法。

【治疗原则】

乳腺癌的治疗原则为尽早施行手术，并辅以化疗、放疗、激素治疗、免疫治疗等。

二、主要护理问题

(1) 恐惧　与住院环境陌生、对肿瘤有惧怕心理、担心预后效果、术后形体改变、害怕影响夫妻生活质量、害怕死亡有关。

(2) 睡眠紊乱　与恐惧、环境改变、治疗的影响有关。

(3) 清理呼吸道低效　与呼吸道炎症引起黏稠分泌物增多、手术后伤口疼痛不敢用力咳嗽、全身麻醉术后咳嗽反射减弱、身体虚弱或疲乏有关。

(4) 疼痛　与手术创面大、局部加压包扎有关。

(5) 患肢活动能力减弱　与术后疼痛、缺乏术后患肢功能锻炼、瘢痕组织形成有关。

(6) 潜在并发症——出血　与术后剧烈咳嗽、体位变化及外力作用、凝血机制不良、术前化疗、激素的应用有关。

(7) 潜在并发症——皮下积液　与术后创面出血、切口伴发感染、较大的淋巴管损伤、负压引流管拔除过早有关。

(8) 潜在并发症——皮瓣坏死　与过分压迫、皮下积液所致、全身营养状况较差有关。

(9) 潜在并发症——患侧上肢水肿　与手术腋下淋巴结摘除、淋巴管回流不畅、静脉回流障碍、局部放疗有关。

(10) 口腔黏膜改变　与化学治疗、放射治疗、白细胞计数降低、抵抗力低下有关。

(11) 知识缺乏　缺乏化疗知识，与未接触过化疗、文化层次有关。

三、护理措施

1. 术前护理

(1) 心理护理　乳腺是女性重要的性器官，手术切除不仅对形体有影响，而且心理受到打击。应帮助病人做好充分的心理准备，接受现实，树立战胜疾病的信心。

（2）局部护理　有乳头溢液或局部破溃者，应及时给予换药，保持局部清洁。

2. 术后护理

（1）伤口护理　切口加压包扎，观察有无渗血及加压包扎后患肢远端血运情况。如肢端肤色发绀、温度低，应及时放松绷带。

（2）引流管护理　指导病人床上活动时保护引流管。妥善固定，防扭曲，防滑脱。观察引流是否通畅。

（3）患肢护理　术后3日内患肢制动，患侧上肢垫软枕，取抬高外展位。观察肢端血运、温度及有无肿胀。不在患侧量血压、静脉补液，避免影响淋巴和血液回流。

3. 病情观察

（1）严密观察生命体征变化，观察切口敷料渗血、渗液情况，并予以记录。乳腺癌扩大根治术有损伤胸膜可能，病人若感到胸闷、呼吸困难，应及时报告医师，以便早期发现和协助处理肺部并发症，如气胸等。

（2）观察皮瓣颜色及创面愈合情况，正常皮瓣的温度较健侧略低，颜色红润，并与胸壁紧贴；若皮瓣颜色暗红，提示血液循环欠佳，有可能坏死，应报告医师及时处理。

（3）观察患侧上肢远端血液循环，若手指发麻、皮肤发绀、皮温下降、动脉搏动不能扪及，提示腋窝部血管受压，应及时调整绷带的松紧度。

4. 健康指导

（1）功能锻炼　术后3～5日鼓励病人活动患侧上肢，进行功能锻炼。从握拳、屈腕、屈肘开始，逐步增加肩部活动，做手指爬墙活动，直到能将患侧上肢高举过头且可以做梳头的动作为止。

（2）自我检查　提高自我保健意识。第一步：双手下垂，观察乳房外形，有无隆起或凹陷，有无橘皮样改变，乳头有无回缩、溢液，乳晕有无湿疹。第二步：两臂高举过头，看乳房外形，有无不规则凹陷或凸起。第三步：仰卧，肩部垫薄枕，一侧手臂高举过头，使同侧乳腺平铺于胸壁，用对侧手沿顺时针方向仔细检查乳房各部位有无肿物。第四步：手臂放下，触摸腋窝有无肿大的淋巴结。

（3）化疗注意事项　每隔3周化疗1次，共3次。3周之间每周复查血象。

（4）出院指导　嘱病人定期复查。根据病人需求建议病人佩戴义乳。

第六节　急性腹膜炎

一、疾病概述

【概念与特点】

腹膜炎是发生于腹腔壁腹膜与脏腹膜的炎症，可由细菌感染、化学或物理损伤等因素引起。按发病机制分为原发性腹膜炎与继发性腹膜炎，临床所称急性腹膜炎多指继发性化脓性腹膜疾病。

【临床特点】

（1）腹痛　是最主要的表现，持续性且程度剧烈，常不能忍受。疼痛范围多自原发病部位开始，随炎症扩散而波及全腹，但仍以原发病灶最显著。

（2）恶心、呕吐　最初为腹膜受刺激引起的反射性恶心、呕吐，较轻微，并发麻痹性肠梗阻可发生持续性呕吐，呕吐物含黄绿色胆汁，甚至呈粪汁样。

（3）体温、脉搏变化　骤然发病的病人，开始时体温正常，后逐渐升高。原有炎性病变者，发病时体温已上升，继发腹膜炎后更趋增高。但年老体弱者体温可不升。

（4）全身中毒表现　随着病情进展，病人可相继出现高热、寒战、脉搏细速，呼吸急促，面色苍白，口唇发绀，血压下降、神志不清等一系列感染中毒症状。

（5）腹部体征　腹胀明显，视诊腹式呼吸减弱或消失。触诊腹部有压痛、反跳痛、肌紧张，称为腹膜炎体征，以原发病灶处最明显。

【辅助检查】

1. 实验室检查　白细胞计数及中性粒细胞比例增高。病情危重或机体反应能力低下者，白细胞计数可不升高，仅中性粒细胞比例增高，甚至有中毒颗粒出现。

2. 影像学检查

（1）腹部X线检查　腹部立、卧位平片可见小肠普遍胀气并有多个小液平面的肠麻痹征象；胃肠穿孔时，立位X线平片多数可见膈下游离气体。

（2）B 超检查　显示腹腔内有不等量的积液，但不能鉴别液体的性质。

（3）CT 检查　对腹腔内实质性脏器病变（如急性胰腺炎）的诊断帮助较大，对评估腹腔内渗液量也有一定帮助，CT 检查可提供腹部 X 线检查无法提供的定位及病理信息。

3. 诊断性腹腔穿刺抽液术或腹腔灌洗术　根据叩诊或 B 超检查进行穿刺点定位。依据抽出液的性状、气味、混浊度，涂片镜检、细菌培养以及淀粉酶测定等判断病因。

【治疗原则】

积极处理原发病灶，消除引起腹膜炎的病因，清理或引流腹腔，控制炎症，促使腹腔内炎症尽快局限和吸收消退。

二、主要护理问题

（1）疼痛　与腹膜炎炎性反应和刺激有关。

（2）腹胀　与肠麻痹有关。

（3）体温过高　与腹膜炎毒素吸收有关。

（4）体液不足　与腹腔内大量渗出、高热或体液丢失过多有关。

（5）潜在并发症　感染性休克、腹腔脓肿、切口感染、粘连性肠梗阻。

三、护理措施

1. 术前护理

（1）心理护理　做好病人及其家属的解释安慰工作，稳定病人情绪，减轻焦虑，帮助其正确面对疾病。

（2）体位　无休克情况下一般取半卧位，尽量减少搬动。病情稳定后，鼓励病人适当活动。

（3）禁食、胃肠减压　及时行胃肠减压。以减轻腹痛和腹胀，胃肠减压期间做好口腔护理，同时注意对病人营养支持，必要时输全血或血浆，注意有效循环血量的维持。

（4）控制感染　根据医嘱合理使用抗生素控制感染。

（5）对症护理　高热病人给予物理降温减轻不适。已确诊的病人可酌情使用止痛剂减轻疼痛，未明确诊断者暂不使用，以免掩盖病情。

2. 术后护理

（1）体位与活动　病人手术后给予平卧位，全身麻醉未清醒者头偏向一侧，注意保持呼吸道通畅。全身麻醉清醒或硬膜外麻醉病人平卧 6 小时后改为半卧位。鼓励病人多翻身，多活动，预防肠粘连。

（2）禁食、胃肠减压　术后继续禁食、胃肠减压，肠蠕动恢复后，拔除胃管并逐步恢复经口饮食。

（3）补液、控制感染和营养支持　根据医嘱合理补液，维持水、电解质、酸碱平衡并进行合理的营养支持，继续使用抗生素控制腹腔感染。

（4）切口和引流管的护理　正确连接各引流装置并妥善固定，如有多根引流管时贴上标签标明放置位置，经常挤捏引流管以免堵塞，引流液量减少、色清、病人体温与白细胞计数恢复正常后可考虑拔管。观察切口敷料是否干燥，如有渗血及时换药，及早发现切口感染的征象。

3. 病情观察

（1）腹痛部位、性质、持续时间、范围。

（2）呕吐液的性状、颜色、量。

（3）体温变化。

（4）腹部体征变化。

（5）24 小时液体出入量。

（6）有无膈下脓肿或盆腔脓肿的表现。

4. 健康指导

（1）提供疾病护理知识　向病人说明非手术治疗期间禁食、胃肠减压、半卧位等护理措施的重要性，教会病人注意观察腹部症状和体征的变化。

（2）饮食指导　向恢复期病人介绍饮食的有关知识，鼓励病人少食多餐。多食富含蛋白质、能量和维生素的食物，促进手术创伤的修复和切口愈合。

（3）康复指导　解释术后早期活动的重要性，鼓励病人卧床期间进行床上活动，体力恢复后尽早下床走动，促进肠功能的恢复，防止肠粘连的发生。

（4）出院病人的健康指导　定期复查，并嘱咐病人出院后仍需注意体温和腹病情况，如突然出现腹痛并逐渐加重，应及时到医院就诊。

第七节　腹股沟疝

一、疾病概述

【概念与特点】

腹股沟疝可分为斜疝和直疝两种。疝囊经过腹壁下动脉外侧的腹股沟管的疝环突出，向内、向下、向前斜行经过腹股沟管，再穿过腹股沟管皮下环，并可进入阴囊称为腹股沟斜疝。疝囊经腹壁下动脉内侧的直疝三角区直接由后向前突出，不经过内环也不进入阴囊，为腹股沟直疝。

【临床特点】

（1）腹股沟斜疝　主要表现是腹股沟区有一突出的肿块。有的病人开始时肿块较小，仅通过深环刚进入腹股沟管，疝环处仅有轻微坠胀感。疝嵌顿绞窄时可发生肠梗阻，严重者可发生脓毒血症。

（2）腹股沟直疝　主要表现为病人直立时，在腹股沟内侧端、耻骨结节外上方出现一半球形肿块。平卧后疝块多能自行消失，不需用手推送复位，极少发生嵌顿。

【辅助检查】

（1）透光试验　用透光试验检查肿块，因疝块不透光，故腹股沟斜疝呈阴性，而鞘膜积液多为透光（阳性），可以此鉴别。但幼儿的疝块，因组织菲薄，常能透光，勿与鞘膜积液混淆。

（2）实验室检查　疝内容继发感染时，血常规检查提示白细胞计数和中性粒细胞比例升高；粪便检查显示隐血试验阳性或见白细胞。

（3）影像学检查　疝嵌顿或绞窄时 X 线检查可见肠梗阻征象。

【治疗原则】

腹股沟疝早期手术效果好、复发率低；若历时过久，疝块逐渐增大后，加重腹壁的损坏而影响劳动力，也使术后复发率增高；斜疝又常可发生嵌顿或绞窄而威胁病人的生命。因此，除少数特殊情况外，腹股沟疝一般均应尽早施行手术治疗。

二、主要护理问题

(1) 疼痛　与脏器或组织嵌顿、血运减少、缺氧缺血有关。

(2) 知识缺乏　缺乏预防腹内压增高的有关知识。

(3) 体液不足　与嵌顿疝或绞窄性疝引起的机械性肠梗阻有关。

(4) 潜在并发症　阴囊水肿、疝复发、切口感染。

三、护理措施

1. 术前护理

(1) 休息　疝块较大者应减少活动，多卧床休息。病人离床活动时建议使用疝带压住疝环，避免腹腔内容物脱出而造成疝嵌顿。

(2) 避免腹内压升高　择期手术的病人，若术前有咳嗽、便秘、排尿困难等腹内压升高的因素，应对症处理，控制症状后再手术。指导病人注意保暖，预防呼吸道感染，多饮水、多吃蔬菜等粗纤维食物，保持排便通畅。吸烟者应在术前 2 周戒烟。对年老、腹壁肌薄弱者或切口疝、复发疝的病人，术前注意加强腹壁肌锻炼，并练习床上排便、使用便器等。

(3) 完善相关术前准备　术前晚灌肠，清除肠内积存粪便，防止术后腹胀及排便困难。进入手术室前，嘱病人排尿，以防术中误伤膀胱。嵌顿性疝及绞窄性疝病人多需急诊手术。除一般护理外，应予禁食、输液、抗感染治疗，纠正水、电解质及酸碱平衡失调，必要时胃肠减压、备血。

2. 术后护理

(1) 休息与活动　病人术后取平卧位，膝下垫一软枕，使髋关节微屈，以降低腹股沟区切口的张力和减少腹腔内压力，利于切口愈合和减轻切口疼痛。一般术后 3 ~ 5 天可考虑离床活动。若用无张力疝修补术的病人可早期离床活动，年老体弱、复发性疝、绞窄性疝、巨大疝等病人适当延迟下床活动。

(2) 饮食　术后 6 ~ 12 小时，若无恶心、呕吐，可进流质饮食，逐步改为半流质、软食及普食。行肠切除吻合术者术后应禁食，待肠功能恢复后方可进食。

（3）防止腹内压升高的因素　术后指导病人在咳嗽时用手掌按压、保护切口。保持排便通畅，因麻醉或手术刺激引起尿潴留者，积极诱导排尿或针灸，促进膀胱平滑肌的收缩，必要时导尿。

（4）预防并发症　为避免阴囊内积血、积液和促进淋巴回流，术后可用丁字带托起阴囊，并密切观察阴囊肿胀情况，预防阴囊水肿。切口感染是引起疝复发的主要原因之一，绞窄性疝行肠切除、肠吻合术后，易发生切口感染，术后须应用抗生素，及时更换污染或脱落的敷料，一旦发现切口感染征象，应尽早处理。

3. 病情观察

（1）疝块的部位、大小、形状、质地、有无压痛、能否回纳。病人若出现明显腹痛，伴疝块突然增大、发硬且触痛明显，不能回纳腹腔，要高度警惕嵌顿疝发生的可能，立即通知医生紧急处理。

（2）有无肠梗阻和肠绞窄征象。

（3）术后有无阴囊水肿、切口感染等并发症。

（4）有无腹内压升高的因素及疝复发。

4. 健康指导

（1）病人出院后应逐渐增加活动量，3 个月内避免重体力劳动或提举重物等。

（2）减少和消除引起腹外疝复发的因素如剧烈咳嗽、用力排便等，防止术后复发。

（3）调整饮食习惯，保持排便通畅。

（4）定期随访，若疝复发应及早诊治。

第八节　腹部损伤

一、疾病概述

【概念与特点】

腹部损伤是指各种原因所致的腹壁和（或）腹腔内器官损伤。

【临床特点】

（1）腹壁损伤　单纯性腹壁损伤常见表现是受伤部位疼痛、局限性腹壁肿痛和压痛，有时可见皮下瘀斑，随时间推移逐渐缓解或缩小。

（2）腹内器官损伤　空腔器官破裂以腹膜炎的表现为主要症状。主要有剧烈腹痛和胃肠症状（恶心、呕吐、呕血、便血等）。重要的体征是有明显的腹膜刺激征，直肠损伤常可见鲜血便，膀胱破裂可有少尿、血尿或无尿。实质器官和血管破裂以腹腔内出血表现为主。主要有面色苍白、脉搏加快、血压下降、尿少等，甚至发生休克。出血量大于500ml可有腹胀和腹部移动性浊音。脾是腹部内脏中最容易受损伤的器官。

【辅助检查】

（1）实验室检查　血常规红细胞计数、血红蛋白值、血细胞比容进行性下降，提示有严重出血情况；白细胞计数及中性粒细胞明显增多，提示腹腔感染。血清淀粉酶及尿淀粉酶值的升高，提示胰或十二指肠的损伤。尿常规检查发现血尿，提示泌尿系统器官损伤。

（2）B超检查　对了解肝、脾、肾、胰等实质性器官损伤情况及腹腔积液积气情况有重要作用。

（3）影像学检查　X线检查、CT、MRI、腹腔镜等能提供有效帮助。

（4）腹腔穿刺或腹腔灌洗　对判断内脏损伤的准确率可达90%左右。腹腔穿刺无所发现时，考虑腹腔灌洗检查。

【治疗原则】

（1）单纯性腹壁损伤按一般软组织损伤的治疗原则进行处理。腹腔内器官损伤病情复杂，能否尽早进行正确的处理，对其转归和预后影响极大。

（2）在生命征等一般情况比较稳定时，如果一时不能确定有无内脏损伤，或已明确是轻微内脏损伤者，可考虑非手术治疗，如输液输血、抗感染、禁饮食、支持疗法等。但应密切观察病情变化，必要时中转手术治疗。

（3）已明确有腹内器官破裂者，或者高度怀疑腹内器官破裂者，经非手术治疗、观察一段时间而仍不能排除腹内器官损伤，或观察期间病情有加重趋势者，须及时进行剖腹探查术。如果属中空腔器官损伤可行修补术、肠切除及吻合术、肠造口术等。实质性器官损伤者酌情行修补、部分切除或切除术等。

二、主要护理问题

（1）体液不足　与损伤致腹腔内出血、渗出及呕吐有关。

（2）疼痛　与腹腔脏器破裂及消化液刺激腹膜有关。

（3）焦虑、恐惧　与意外损伤的打击和担心预后有关。

（4）潜在并发症　腹腔感染、腹腔脓肿。

三、护理措施

1. 术前护理

（1）现场急救　首先处理危及生命的创伤，包括保持呼吸道通畅、尽快建立静脉通路和积极抗休克等。初步包扎后迅速转运。

（2）生活护理　绝对卧床休息，给予吸氧，大小便不离床，若病情稳定可取半卧位。

（3）饮食护理　禁食期间需补充足够的液体，防止水、电解质及酸碱平衡失调，肠功能恢复后，可开始进流质饮食。

（4）用药护理　遵医嘱应用抗生素防治腹腔感染。

（5）心理护理　关心病人，加强交流，使病人了解治疗护理知识，缓解焦虑和恐惧。

（6）完善术前准备　对有休克症状者，迅速建立2～3条静脉通路，完成交叉配血，根据医嘱快速输血和平衡盐溶液扩充血容量，监测中心静脉压，调整输液的速度和量。一旦决定手术，尽快完成术前准备。

（7）做好紧急手术的准备　若病人出现下列情况之一应高度警惕，并做好紧急手术的准备。①持续性剧烈腹痛，呈进行性加重并伴恶心、呕吐等消化道症状。②受伤后短时间内即出现明显的失血性休克的表现。③明显的腹膜刺激征。④肝浊音界缩小或消失。⑤腹部明显胀气，肠蠕动减弱或消失。⑥腹部出现移动性浊音。⑦便血、呕血或尿血；直肠指检示前壁有压痛、波动感或指套染血。

2. 术后护理

（1）麻醉作用消失、血压平稳，改半坐卧位。

（2）禁饮食，胃肠减压。一般术后需禁食及胃肠减压 2～3 日，由静脉输液，维持水、电解质平衡和营养；待肠蠕动恢复，肛门排气后，拔除胃管，开始进流质饮食，逐渐过渡到进食高蛋白、高热量、富含维生素、易消化的普食。

（3）妥善固定引流管，保持通畅，观察引流液的性状和量，按时换药，引流量减少、颜色变淡可拔管。

（4）鼓励病人早期下床活动，以减轻腹胀，促进肠蠕动，防止肠粘连。

3. 病情观察

（1）观察期间不随意搬动伤者，以免加重病情。

（2）诊断未明确以前禁止使用止痛剂。

（3）禁食和禁止灌肠，避免肠内容物进一步溢出造成腹腔污染或加重病情。

（4）术后定时测定体温、脉搏、呼吸、血压；观察意识、尿量；记录出入量。

（5）动态监测白细胞、红细胞计数、血红蛋白含量和血细胞比容。

（6）密切观察有无急性腹膜炎、休克等并发症。

4. 健康指导

（1）加强安全教育，宣传劳动保护、安全行车，避免意外事故的发生。

（2）普及急救知识，懂得简单的自救。

（3）发生腹部外伤后，一定要及时去医院进行全面检查，不能因为腹部无伤口、无出血而掉以轻心，贻误诊治。

（4）出院嘱病人适当休息，加强锻炼，保证营养，若有腹痛、腹胀等不适及时就医。

第九节　胃、十二指肠溃疡

一、疾病概述

【概念与特点】

胃、十二指肠溃疡是位于胃、十二指肠壁的局限性圆形或椭圆形的缺损。发病原因与胃酸分泌过多、胃黏膜屏障破坏、精神神经因素有关。

【临床特点】

主要临床表现为节律性疼痛：胃溃疡疼痛为餐后 0.5 ~ 1 小时发作，至下餐前缓解，疼痛规律为进食→疼痛→缓解。十二指肠溃疡为餐后 2 ~ 3 小时发作，持续到下次进餐前缓解，亦可发生于睡前或午夜（夜间痛），疼痛规律为空腹痛→进食→缓解。次要表现为呕吐、出血。

【辅助检查】

（1）实验室检查　病人可有轻度贫血，活动期大便隐血阳性，伴大出血者血红蛋白及血细胞比容下降，穿孔者白细胞计数及粒细胞比例增加，幽门梗阻病人可有脱水、低钾、低氯性碱中毒。

（2）X 线钡餐检查　可见壁龛影，间接征象包括局部压痛、十二指肠球部易激惹及球部畸形等。幽门梗阻时表现为幽门管或十二指肠球部变形和狭窄、胃扩大、张力减弱，钡剂入胃后有下沉现象，钡剂滞留胃内 >24 小时。

（3）胃镜检查　对消化性溃疡诊断较 X 线钡餐检查更具敏感性和特异性，进行组织活检对溃疡的诊断非常有价值，有利于排除恶性病变以及幽门螺杆菌检测。

（4）幽门螺杆菌检测　90% 十二指肠溃疡病人和 75% 胃溃疡病人并发幽门螺杆菌感染。尿素酶试验是幽门螺杆菌简便快速的检测方法，可以于胃镜检查时对窦部活检组织进行检测。组织学检查是诊断的金指标。非侵入性检验包括血清免疫球蛋白试验和放射性核素标记尿素呼吸试验。

（5）餐后血清胃泌素水平　疑为 Zollinger - Ellison 综合征时，应该行餐后血清胃泌素水平测定，正常值 <200pg/ml。

【治疗原则】

无严重并发症的胃十二指肠溃疡一般以内科治疗为主，外科治疗的重点是对其并发症的处理。

二、主要护理问题

(1) 焦虑　与惧怕手术、住院环境改变、受他人焦虑情绪影响、担心溃疡癌变等有关。

(2) 疼痛　与基础胃酸分泌量过高、慢性胃炎、精神紧张、忧虑等有关。

(3) 营养失调，低于机体需要量　与摄入营养物不足、术后胃肠吸收障碍、食欲下降等有关。

(4) 潜在并发症——出血　与溃疡侵蚀及基底血管破裂、手术创伤、情绪激动或忧虑等有关。

(5) 潜在并发症——倾倒综合征　与幽门括约肌的控制消失使食物过快进入空肠、摄入含糖较多的流质饮食；饱餐后肠腔突然膨胀，释放5－羟色胺，肠蠕动剧增，腹腔神经丛的刺激反应等有关。

(6) 知识缺乏　与未接受过康复护理知识的教育及文化程度有关。

三、护理措施

1. 术前护理

(1) 心理护理　手术前要安慰病人，耐心解答病人提出的问题。

(2) 饮食　应少而精，如鱼、蛋、乳、巧克力等，同时食用富含维生素的水果、蔬菜。主食以软饭、面食为主，少食多餐。部分幽门梗阻病人可选用少量流质饮食。并发出血、穿孔、完全幽门梗阻者要禁食水。有幽门梗阻者禁食水并给予高渗盐水洗胃以减轻水肿。

(3) 手术日晨留置胃管，便于手术操作，减少手术时对腹腔的污染。

2. 术后护理

(1) 体位　病人神志清楚、血压平稳后给予半卧位。鼓励病人深呼吸，有效咳嗽、排痰，预防术后并发症。

(2) 胃肠减压护理　保持胃管通畅，定时冲洗胃管，妥善固定，严防脱出。嘱病人不要将痰液咽下，以免阻塞胃管。观察胃液的颜色、性质及量，并准确记录引流量。

（3）饮食　术后拔除胃管后，可少量饮水，每次4～5汤勺，2小时1次。如无不适反应，第2日可进流质饮食，如糖水、橘汁，每次50～80ml，每日6次。第3日改为半流质饮食，每次100～150ml。并避免选用胀气的食物，以鸡蛋汤、菜汤、藕粉为宜。如一切正常，第4日可食用稀粥等低脂肪半流质饮食；逐渐食用软饭，10～14日可食用普食。主食与配菜都应软烂易于消化，每日5～6餐，忌食生、冷、油炸、刺激性及易胀气的食物。

3. 病情观察

（1）生命体征观察　病情较重或有休克者应及早观察病人神志、尿量、体温等。

（2）并发症的观察　①出血：术后24小时可以从胃管内引出暗红色胃液，一般不超过300ml，并逐渐减少。如胃管内短时间大量引出鲜红色胃液，病人头晕、脉快、恶心、呕吐、黑便、血压下降应考虑胃内出血。②倾倒综合征：由于胃大部切除后丧失了幽门括约肌，食物失去控制，未与胃液充分混合即过快地进入空肠，因渗透作用将大量体液“吸收”回肠组织，使循环血量骤然下降，病人在进食后出现上腹胀痛、心悸、头晕、出汗、呕吐、腹泻，甚至虚脱。应立即使病人平卧，数分钟后可缓解。应向病人解释发生这种现象的原因。帮助病人调节饮食种类，多食易消化食物，控制糖类的摄入。指导病人取半卧位缓慢进食，进餐时和进餐后不要饮水。多数病人在0.5～1年内能逐渐缓解。

4. 健康指导

（1）饮食要有规律，1个月内少食多餐，以后逐渐减少餐次，适应正常进餐时间。

（2）禁烟、酒，禁辛辣食物。

（3）生活有规律，保持良好心情，情绪稳定。

（4）注意劳逸结合。

第十节　胃　癌

一、疾病概述

【概念与特点】

胃癌是人类发病率最高的恶性肿瘤。男女发病率之比为2∶1，好发年龄在50岁以上。好发于胃窦部。饮食生活因素及幽门螺杆菌感染是其发生的主要因素。

【临床特点】

(1) 上腹痛，无规律，与饮食无关。

(2) 梗阻感，此多为贲门部癌。

(3) 呕吐、呕血、黑便。

(4) 体重减轻。

(5) 上腹部扪及肿块。

(6) 钡剂造影可见充盈缺损。

(7) 胃镜活检进行病理学诊断。

【辅助检查】

为提高胃癌早期诊断率，联合应用纤维胃镜检查、X线钡餐检查和胃液细胞学检查，可使胃癌早期诊断率提高达98%。超声检查、粪潜血试验有助于胃癌的诊断。血清癌胚抗原（CEA）对诊断意义不大。癌基因研究表明，P53基因表达为早期胃癌和判断胃癌预后有效指标。

【治疗原则】

以手术为主的综合治疗。

1. 手术方式

(1) 胃癌根治术。

(2) 胃癌姑息切除术。

(3) 短路手术。

2. 化学治疗

(1) 手术后早期开始全身化疗。

(2) 化疗方案以5－FU为主的联合化疗方案。

二、主要护理问题

(1) 恐惧　与死亡威胁、惧怕手术、环境改变有关。

(2) 清理呼吸道低效　与术后疼痛不敢用力咳嗽、应用麻醉剂后咳嗽反射减弱、过度疲劳、吸烟、病人咳嗽方式不正确等有关。

（3）疼痛　与手术创伤、癌肿侵及神经、个人耐受能力低等有关。

（4）口腔黏膜改变　与胃管刺激、术后禁食水、化疗、口腔不洁有关。

（5）营养失调，低于机体需要量　与术后禁食、禁水，胃肠吸收功能障碍、机体代谢率增加有关。

（6）体液不足　与胃肠减压、呕吐、术后禁食和禁水、出汗较多有关。

（7）潜在并发症——吻合口瘘　与吻合口血运欠佳、吻合口张力过大、吻合口愈合不良有关。

（8）知识缺乏　缺乏化疗相关知识，与未接触化疗的有关知识、惧怕化疗的不良反应有关。

三、护理措施

1. 术前护理

（1）心理护理　向病人耐心解释胃癌手术的必要性、可治性。用实例说明手术的效果，解除病人的顾虑，消除其悲观情绪，增强病人对治疗的信心，使其积极配合治疗和护理。

（2）增强营养的摄入量　因病人进食后常有胃部饱胀感及疼痛，导致食欲不振，进食量过少。指导病人进食新鲜易消化的食物，减少脂肪、蛋白含量多的食物，多食绿色蔬菜和水果，少量多餐。如病人进食量过少，可给予静脉补液或给肠外营养。

（3）洗胃　幽门梗阻病人术前3日用生理盐水洗胃，以减轻胃黏膜水肿。

2. 术后护理

（1）胃管的护理　胃管要妥善固定，严防脱出。保持胃管通畅，每日用生理盐水冲洗胃管4次，每次不超过10ml，冲洗胃管时动作要轻，胃管不通及时通知医生。注意观察胃液的颜色、性质和量，并准确记录24小时胃液量。

（2）饮食护理　术后待肛门排气后拔除胃管，拔管当日饮少量水，每次1～2汤匙，每1～2小时1次；第2日给清流质饮食，每次50～100ml，每2小时1次；第3～4日给流质饮食，每次100～200ml，拔管后第5日可给半流质饮食。术后1个月内应少食多餐，禁食酸辣和粗纤维食物。

3. 病情观察

（1）出血　术后24小时胃液量一般不超过600ml，呈咖啡色或暗红色。如胃管内每小时胃液量超过150ml，呈鲜红色，应考虑出血，应通知医生并立即建立两条静脉通路，给予心电监测，配血。

（2）梗阻　病人进食后腹胀、恶心呕吐，24小时内无排气，提示病人有肠梗阻，应立即嘱病人禁食并通知医师。

（3）倾倒综合征　病人进食时或进食后5～30分钟出现上腹饱胀、心悸、出汗、头晕、恶心、呕吐等症状。可持续15～30分钟，平卧15～30分钟后，症状可逐渐减轻或消失。这是吻合口过大，食物排空过快，高渗食物进入空肠，吸入大量细胞外液和刺激腹腔神经丛所致，应嘱病人少食多餐，饭后平卧20～30分钟，饮食以高蛋白质、高脂肪和低碳水化合物为主，不吃过甜、过咸、过浓的饮食，多数可在1～2年内自行减轻或消失。

4. 健康指导

（1）讲解手术后期并发症的表现和防治方法。

（2）讲解化疗的必要性，定期检查血象、肝功能等，注意预防感染。

（3）保持良好心理状态，适当活动。

（4）术后初期每3个月复查1次，以后每半年复查1次，若有腹部不适、腹胀、肝区胀痛等表现，应随时复查。

（5）饮食要有规律，1个月内少食多餐，禁食刺激性食物，1个月后可逐渐增加进食量，减少进餐次数。

第十一节　肠梗阻

一、疾病概述

【概念与特点】

任何原因引起肠内容物正常运行或顺利通过发生障碍，称为肠梗阻。按病因分为：机械性肠梗阻、动力性肠梗阻、血运性肠梗阻。按梗阻有无血运障碍分为：单纯性肠梗阻、绞窄性肠梗阻。根据梗阻的部位可分为高位和低位肠梗阻两种，根据梗阻的程度可分为完全性和不完全性肠梗阻，按发展过程快慢可分为急性和慢性肠梗阻。若一段肠管两端均受压且不通畅者称闭袢性肠梗阻，闭袢肠管中的气体和液体无法减压，易发生血运障碍。

【临床特点】

（1）腹痛、呕吐、腹胀、停止自肛门排气排便四大症状和腹部可见肠型或蠕动波，肠鸣音亢进，压痛和腹肌紧张。

（2）机械性肠梗阻具有上述典型临床表现，早期腹胀可不显著。麻痹性肠梗阻无阵发性绞痛等肠蠕动亢进的表现，相反肠蠕动减弱或消失，腹胀显著，而且多继发于腹腔内严重感染、腹膜后出血、腹部大手术后等。

（3）高位小肠梗阻的特点是呕吐发生早且频繁，腹胀不明显。低位小肠梗阻的特点是腹胀明显，呕吐出现晚而次数少，可吐粪便样容物。

（4）完全性梗阻呕吐频繁，如为低位梗阻腹胀明显，完全停止排气排便。

【辅助检查】

X 线检查在肠梗阻的诊断中具有较大价值。血常规检查、X 线检查有助于估计病情和术前准备。血清钾、钠、氯、二氧化碳结合力、血 pH 可了解水、电解质和酸碱平衡失调及其程度。血气分析可了解全身器官组织氧代谢情况。当怀疑肠套叠、乙状结肠扭转或结肠肿瘤时，可行钡灌肠检查以协助诊断。

【治疗原则】

尽快解除梗阻，纠正因梗阻引起的全身生理功能紊乱。无论是否手术，都需要基础治疗。包括：禁食、胃肠减压；纠正水、电解质紊乱及酸碱平衡失调；防治感染和中毒以及对症治疗，如明确诊断后应用镇静剂、镇痛剂等。必要时手术治疗。

二、主要护理问题

（1）舒适的改变　与腹胀、呕吐有关。

（2）体液不足　与禁食、频繁呕吐、梗阻引起的胃肠液大量丢失和吸收障碍有关。

（3）有口腔黏膜改变的危险　与较长时间禁食、呕吐、留置胃管有关。

（4）营养失调，低于机体需要量　与高消耗、吸收障碍、负氮平衡有关。

三、护理措施

1. 术前护理

（1）病人取半卧位，以减轻腹痛、腹胀和对膈肌的压迫有利于呼吸。

（2）保持胃肠减压的通畅，观察引流液的性质。如引出胃液、十二指肠液、胆汁说明为高位小肠梗阻。如胃液带有粪臭味，说明有低位梗阻。如为绞窄性肠梗阻则为棕褐色血性胃液。

（3）根据腹痛的程度，必要时可根据医嘱给予解痉药物，禁止使用吗啡类药物，防止应用后掩盖病情而延误治疗。

（4）准确记录出入量，保证液体的顺利滴入，以纠正水电酸碱平衡失调。

（5）胃肠减压的护理。

2. 术后护理

（1）血压平稳后取半卧位。

（2）术后禁饮食，给予胃肠减压，肠功能恢复后停止减压可给予流质饮食，进食后无不适可给予半流质饮食。肠吻合术后进食时间应适当推迟。

（3）根据病情协助病人早期活动，以预防肺部并发症和肠粘连的发生。

（4）遵医嘱给予营养支持，增加机体抵抗力，促进切口愈合。

3. 病情观察

（1）严密观察生命体征的变化。肠梗阻由于毒素的吸收和腹痛的刺激应定时测量体温、脉搏、呼吸、血压，并观察病人有无呼吸急促、脉搏增快、脉压差减小、烦躁不安等休克前期症状。

（2）了解病人有无口渴、尿量减少等脱水症状。如发生绞窄性肠梗阻应立即给予术前准备，行急诊手术。

（3）术后观察病人有无腹痛、腹胀、呕吐、排气和排便等，如有腹腔引流时应注意引流液的色、质、量。

4. 健康指导

（1）告诉病人及家属胃肠减压对治疗疾病的重要意义以取得其配合。

（2）鼓励病人早期下床活动，术后 1 个月可做适量体力活动，避免剧烈活动，做到劳逸结合。

（3）注意饮食卫生，避免不洁食物入口，经常保持大便通畅。

（4）饮食规律，做到定时、定量用餐，切忌暴饮暴食。

（5）术后肠功能恢复后方可进食，忌食产气的甜食和牛奶等。

（6）有腹痛等不适及时就诊。

第十二节　急性阑尾炎

一、疾病概述

【概念与特点】

急性阑尾炎是外科急腹症中最常见的疾病。在不少病例中，临床表现并不典型或不明确，容易误诊。其可发病于任何年龄。早期诊断和早期手术，在降低死亡率方面至关重要。急性阑尾炎病理类型分为：单纯性、化脓性和坏疽穿孔性三种。

【临床特点】

典型的急性阑尾炎开始有脐周疼痛呈阵发性，然后逐渐加重。数小时后腹痛转移并固定于右下腹。据统计70%～80%的病例有典型的转移性右下腹痛，有些病例可以一开始即表现为右下腹局限性疼痛。恶心、呕吐也是常见症状。一般发热不超过38℃，高热提示阑尾坏疽穿孔。

1. 症状

（1）腹痛　典型的腹痛发作始于上腹，逐渐移向脐部，数小时（6～8小时）后转移并局限在右下腹。此过程的时间长短取决于病变发展的程度和阑尾位置。70%～80%的病人具有这种典型的转移性腹痛的特点。部分病例发病开始即出现右下腹痛。

（2）胃肠道症状　发病早期可能有厌食，恶心、呕吐也可发生，但程度较轻。有的病例可能发生腹泻。盆腔位阑尾炎，炎症刺激直肠和膀胱，引起排便、里急后重症状。弥漫性腹膜炎时可致麻痹性肠梗阻、腹胀、排气排便减少。

（3）全身症状　早期乏力。炎症重时出现中毒症状，心率增快，发热，达38℃左右，阑尾穿孔时体温会更高至39～40℃。

2. 体征

（1）右下腹压痛　是急性阑尾炎最常见的重要体征。压痛点通常位于麦氏点，可随阑尾位置的变异而改变，但压痛点始终在一个固定的位置上。

（2）腹膜刺激征象　压痛、反跳痛（Blumberg 征）、腹肌紧张、肠鸣音减弱或消失等。这是壁腹膜受炎症刺激出现的防御性反应。提示阑尾炎症加重，出现化脓、坏疽或穿孔等此征尤为显著。腹膜炎范围扩大，说明局部腹腔内有渗出或阑尾穿孔。但在小儿、老人、孕妇、肥胖、虚弱者或盲肠后位阑尾炎时，腹膜刺激征象可不明显。

（3）右下腹包块　如查体发现右下腹饱满，扪及一压痛性包块，边界不清，固定，应考虑阑尾周围脓肿的诊断。

【辅助检查】

白细胞计数和中性粒细胞比例是临床诊断中的重要依据。腹腔镜对可疑病人可行此法检查，不但对诊断可起决定作用，并可同时行腹腔镜阑尾切除术。同时可查尿检查和腹部 X 线平片常规检查。B 型超声检查在诊断急性阑尾炎中具有一定的价值，同时对鉴别亦有意义。CT 检查与 B 超检查的效果相似，有助于阑尾周围脓肿的诊断。

【治疗原则】

1. 非手术治疗　急性阑尾炎处于早期单纯性炎症阶段时可考虑非手术治疗。

2. 手术治疗　绝大多数急性阑尾炎诊断明确后均应采用手术治疗，手术方式按照阑尾的解剖部位选择顺行或逆行切除。术后继续应用抗生素治疗。

二、主要护理问题

（1）疼痛　与炎症刺激或手术创伤有关。

（2）有体液不足的危险　与呕吐、腹泻、术后禁食有关。

（3）知识缺乏　与发病急、从未患过此病有关。

三、护理措施

1. 非手术护理

（1）卧位病人取半卧位。

（2）酌情禁食或流质饮食并做好输液的护理。

（3）未明确诊断前禁用止痛剂，遵医嘱使用抗生素。如经非手术治疗病情不见好转或加重应及时报告医师手术治疗。

（4）如物理降温、止吐，观察期间慎用或禁用止痛剂，禁服泻药及灌肠。

2. 术前护理

（1）同情安慰病人，认真回答病人的问题，解释手术治疗的原因。

（2）禁食并做好术前准备，对老年病人应做好心、肺、肾功能的检查。

3. 术后护理

（1）体位　按麻醉方式安置体位，血压平稳后取半卧位。

（2）用药护理　遵医嘱给予抗感染治疗。

（3）饮食护理　术后1～2日肠功能恢复后可给予流质饮食逐步过渡到软食、普食，但1周内忌牛奶或豆制品以免腹胀。同时1周内忌灌肠和泻剂。

（4）早期活动　鼓励病人早期下床活动，以促进肠蠕动恢复，防止肠粘连。

4. 病情观察

（1）严密观察病情　包括病人的精神状态、生命体征、腹部症状和体征以及白细胞计数的变化。

（2）并发症观察及护理　①腹腔内出血：常发生在术后24小时内，手术当日应严密观察脉搏、血压。病人如有面色苍白、脉速、血压下降等内出血的表现或腹腔引流管有血液流出，应立即将病人平卧，快速静脉补液做好手术止血的准备。②切口感染：表现为术后4～5日体温升高，切口疼痛且局部红肿、压痛或波动感，应给予抗生素、理疗等治疗，如已化脓应拆线引流。③腹腔脓肿：术后5～7日体温升高或下降后又上升，并有腹痛、腹胀、腹部包块或排便排尿改变等应及时与医生联系进行处理。④粘连性肠梗阻：常为慢性不完全性梗阻，可有阵发性腹痛、呕吐、肠鸣音亢进等表现。

5. 健康指导

（1）应给非手术治疗病人解释治疗目的，教会病人自我观察临床表现的变化。

（2）教会手术后病人有关饮食、活动的注意事项。

（3）嘱阑尾周围脓肿病人出院 3 个月后应再次入院行阑尾切除术。

（4）嘱病人出院后若发现异常，如腹痛、恶心、呕吐等，应及时就诊。

第十三节　直肠癌

一、疾病概述

【概念与特点】

直肠癌是乙状结肠直肠交界处至齿状线之间的癌，是消化道常见的恶性肿瘤，占消化道癌的第二位。

【临床特点】

（1）排便习惯的改变　出现腹泻或便秘，有里急后重、排便不尽感，随着肿瘤的增大，肠腔狭窄，大便逐渐变细。

（2）便血　为直肠癌常见的症状。在癌肿浸润至黏膜下血管时开始有出血，开始出血量少，见于粪便表面，有时出血呈间歇性，癌肿侵及大血管时，偶见大出血，出现休克症状。癌肿溃烂感染后有黏液排出。

（3）腹部不适　病变在直肠上段，随着肠腔的逐渐狭小出现梗阻症状，如腹部膨胀、肠鸣音亢进和阵发性腹痛。

（4）全身恶病质　癌肿晚期癌细胞已侵及其他脏器，病人出现食欲减退、消瘦、乏力、贫血、黄疸、腹水及排尿不畅，骶部、腰部有剧烈疼痛。

【辅助检查】

癌胚抗原（CEA）是目前较为常用且对诊断、随访很有价值的肿瘤标志物。直肠镜、乙状结肠镜与结肠镜可在镜下直接观察肿瘤的形状、范围，并可取活组织检查。X 线钡剂灌肠造影可排除直肠近侧其他病灶。B 超可对肿瘤向周围组织侵犯的程度进行评估。CT 可发现直肠内肿块影、向周围组织侵犯与盆腔转移的程度、肝脏有无转移等。阴道镜可对侵犯阴道的肿瘤进行观察。有轻度贫血应查血常规、大便隐血试验、尿检。

【治疗原则】

手术切除是直肠癌的主要治疗方法，同时配合化疗、放疗等综合治疗可在一定程度上提高疗效。

二、主要护理问题

（1）焦虑 与担心手术后留置假肛有关。

（2）营养失调，低于机体需要量 与便血有关。

（3）疼痛 与手术切口有关。

（4）生活自理能力缺陷（如厕、洗漱、更衣） 与术后留置引流管及使用假肛有关。

（5）自我形象紊乱 与永久性人工肛门有关。

（6）知识缺乏 缺乏人工肛门护理相关知识。

三、护理措施

1. 术前护理

（1）心理护理 对低位的直肠癌病人需要做永久性人工肛门，护士应耐心解释人工肛门的必要性，并说明术后只要经过一段时间的训练可自主排便，不会影响正常的生活，帮助病人树立自信心，使其积极配合手术前后的治疗。

（2）维持足够的营养 术前应尽量多给高蛋白、高热量、富含维生素、易消化的少渣饮食，必要时静脉输液纠正水、电解质及酸碱平衡失调，以提高病人手术的耐受性。

（3）肠道准备 ①饮食要求：无肠梗阻者，术前3日进少渣半流质饮食，术前2日进流质饮食，术前1日禁食，以减少肠道内有形成分的形成。②术前1日给予口服泻药（中药泻剂或20%甘露醇）清洁肠道，及时了解其导泻效果。③遵医嘱术前3日给予肠道不吸收抗生素，同时肌内注射维生素K，向病人讲解药物作用，抑制肠道细菌，预防术后感染，补充肠道因使用抑菌剂对维生素K的吸收障碍。④病人有肠梗阻症状时，术前肠道准备应延长。肠腔有狭窄时，灌肠应选择粗细合适的肛管轻轻通过狭窄部位，禁用高压洗肠，防止癌细胞扩散。⑤女病人如肿瘤已侵犯阴道后壁，术前3日每晚冲洗阴道。⑥手术当日晨禁食，留置胃管、尿管，由于直肠癌切除直肠后，膀胱后倾或骶前神经损伤易导致尿潴留，术后导尿管需保持的时间较长，可留置气囊尿管，以防尿管脱出。

2. 术后护理

（1）饮食护理　病人术后禁食，保持胃肠减压通畅，待肠蠕动恢复后拔除胃管，进流质饮食。保留肛门的病人术后1周进半流质饮食，2周进普通饮食，术后7～10日内不可灌肠，以免影响吻合口的愈合。施行人工肛门的病人，人工肛门排气后即可进半流质饮食及普食。

（2）会阴部切口的护理　①保持敷料的清洁干燥，如被污染或血液渗透，应及时更换，观察有无出血征象，如有异常则及时与医生联系。②换药：创口内填塞纱条于术后5日开始慢慢拔除，并观察无出血后再全部拔除，每日1次至切口全部愈合。③负压吸引护理：若会阴部切口做一期缝合时，由于残腔大，渗出液易潴留，给予留置引流管并持续负压吸引，保持引流管通畅，防止堵塞、弯曲、折叠，观察记录引流液的量和性质。引流管一般术后5～7日待引流液量减少后方可拔除。④会阴部的开放切口：因切口闭合需较长时间，应向病人说明其目的意义以取得合作。注意观察无效腔内部的情况，如有凝血块应除去，用碘酊消毒并填塞碘仿纱布，上面覆盖纱布包扎；渗液多时应及时更换碘仿纱布，如无渗液只需更换表面的纱布，无效腔内部闭合前，切口如有闭合倾向要填塞纱布防止无效腔只在表面封闭。

（3）导尿管的护理　①留置导尿管一般在2周左右，做好尿道口的护理。②拔除尿管，病人术后从5～7日起训练膀胱功能，每4小时开放尿管1次，防止出现排尿困难。

（4）人工肛门的护理　①人工肛门用钳夹或暂时封闭者，术后2～3日待肠蠕动恢复后开放。②因最初排便时粪便稀薄、次数多，病人行侧卧位。③初期粪便稀薄，不断流出对腹壁周围皮肤刺激大，极易引起皮肤糜烂并污染切口，需用塑料薄膜纸将切口与人工肛门隔开，用凡士林纱布在瘘口周围绕成圆圈，周围皮肤涂以氧化锌软膏保护。④勤换粪袋，保持腹部清洁。⑤训练定时排便。病人术后1周应下床活动并教会病人使用人工肛门袋的方法，训练定时排便，定期经造瘘口灌肠以建立定时排便的习惯。⑥防止腹泻或便秘。病人术后容易腹泻或便秘，应注意饮食调节，进少渣半流质饮食或软食。当进食后 3 ~4 日未排便或因粪块堵塞发生便秘者常用液状石蜡油或肥皂水灌肠，液量一般不超过 10ml，可用导尿管代替肛管，但注意压力不能过大，以防肠穿孔。为防止便秘，鼓励病人平时多吃新鲜蔬菜水果以及多运动。⑦防止瘘口狭窄。观察病人造瘘口有无水肿、缺血、坏死情况，术后 1 周用手指扩张瘘口，每周 2 次，每次 5 ~10 分钟，持续 3 个月，以免瘘口狭窄。

3. 病情观察

（1）术后每半小时测量血压、脉搏、呼吸，测量 4 ~6 次病情平稳后改为每小时 1 次，术后 24 小时病情平稳后延长间隔时间。

（2）留置导尿管期间观察病人尿液性质，若出现脓尿、血尿等，及时处理。

（3）观察肠造口的活力、高度、性状与大小。

4. 健康指导

（1）指导病人正确使用人工肛门袋，要求袋口大小合适，袋口对准造瘘口盖紧，袋囊向下，用有弹性的腹带勾住肛门袋圈固定好，肛门袋平时要勤倒、勤换，可用 1∶1000 氯己定溶液浸泡 30 分钟洗净备用。经济条件许可建议使用一次性肛门袋。如造瘘口皮肤湿润应及时清洁、擦干，防止皮炎。

（2）改善病人饮食调节知识的不足。告知病人尽量多吃产气少、易消化、少渣的食物，忌食生冷、辛辣刺激性食物，如空心菜、玉米、豆类等食物易产气体，进食太快而吞咽空气、咀嚼口香糖或饮产气饮料等也是造成肠内有气体的原因，应尽量避免。

（3）养成定时排便习惯。造瘘口病人在术后初期可能不太适应，但经过一段时间可对造瘘口排便习惯逐渐适应，此时可恢复日常正常生活，参加适量的运动和社交活动。

（4）指导病人生活规律，心情舒畅，出院后继续扩张造瘘口，如发现造瘘口狭窄，排便困难应及时去医院复查处理。

（5）会阴部创面未愈合者，应持续每日坐浴，教会其清洁切口更换敷料，直到创面完全愈合。

（6）出院后一般 3 ~6 个月复查。对化疗者，讲解相关知识，定期复查血白细胞计数及血小板计数。

第十四节　结肠癌

一、疾病概述

【概念与特点】

结肠癌是我国常见的恶性肿瘤之一，其好发部位依次为乙状结肠、盲肠、结肠肝、脾曲、降结肠、升结肠、横结肠，以 41～51 岁发病最高。结肠癌的病因虽未明确。但其相关因素渐被认识。如过多的动物脂肪及动物蛋白饮食；缺乏新鲜蔬菜及纤维素食品；缺乏适度的体力活动。家族性肠息肉病已被公认癌前期疾病，结肠腺瘤、溃疡性结肠炎以及结肠血吸虫病肉芽肿与结肠癌发生有密切的关系。

【临床特点】

（1）排便习惯与粪便性质的改变为最早出现的症状，多表现为排便次数的增加，腹泻、便秘，粪便中带血、脓或黏液。

（2）腹痛。

（3）腹部肿块。

（4）肠梗阻症状及贫血。

【辅助检查】

X 线钡剂灌肠造影可发现肿瘤所在肠管情况。结肠镜检列为首选，既可观察肿瘤的大小、浸润范围，又可通过活检获得病理诊断。大便潜血试验和血常规检查可协助诊断。B 超、CT 有助于了解形成肿块的肿瘤与肝脏转移情况。癌胚抗原（CEA）可作为术后监测肿瘤复发的指标。

【治疗原则】

手术治疗是治疗结肠癌最主要而有效的治疗方法。化疗用于术后辅助化疗或未能手术的晚期病人。放疗用于结肠癌骨转移，减轻肿瘤疼痛的效果较好。

二、主要护理问题

(1) 疼痛 与癌细胞侵犯神经有关。

(2) 排泄形态的改变 与疾病本身和术后肠麻痹有关。

(3) 营养失调，低于机体需要量 与腹泻、禁食有关。

三、护理措施

1. 术前护理

(1) 饮食护理 术前给予高蛋白、高热量、富含维生素及少渣饮食。

(2) 肠道准备 结肠内细菌种类和数量多，充分的肠道准备可减少手术并发症，促进切口愈合。①控制饮食：术前2～3日进流质饮食并酌情补液。有肠梗阻症状的禁食补液。②药物准备：一般术前2～3日口服肠道不易吸收的药物，以清洁肠道细菌，如甲硝唑0.2mg，每日3次；新霉素1g，每日2次。③清洁肠道：术前1日口服甘露醇或术前2日开始每晚口服硫酸镁30ml，术前1日清洁灌肠。

2. 术后护理

(1) 术后给予普外科术后护理常规。

(2) 病人无并发症一般术后3～4日可进流质饮食，1周后可进软食，2周后普通饮食，宜进易消化、少渣食物，避免产气刺激食品。

(3) 鼓励病人多翻身并早期坐起及下地活动以促进肠蠕动恢复。

3. 病情观察

(1) 术前观察 观察大便性状及有无脱水症状，发现问题及时与医师联系处理。

(2) 术后观察 ①排便的性状、次数及量和腹部体征、切口愈合情况。②对便秘、腹泻者遵医嘱服用缓泻剂、止泻剂，术后7～10日不可灌肠，以免影响切口愈合。

4. 健康指导

(1) 定期进行体格检查，合理饮食 改变高脂肪、高蛋白、低纤维素的饮食习惯，多食新鲜水果及蔬菜。

（2）手术前宣教　手术前应指导病人进行肠道准备，说明肠道准备的意义及方法；向病人解释其他准备的重要性及配合方法，使病人能够配合准备，提高手术耐受性，减少术后并发症的发生。

（3）饮食指导　有结肠造口的病人，需要了解下列食物对排出物的影响：鸡蛋、大蒜、洋葱、鱼、芦笋、甘蔗、大白菜等食物可使排出物有臭味；豆子、奶酪、洋葱、啤酒、碳酸饮料易产气；酒、绿豆、咖啡、辛辣食物、菠菜、水果等易引起腹泻。另外应指导病人注意饮食卫生。

（4）活动指导　鼓励病人保持心情舒畅，出院后参加适量活动及一定的社交活动。

（5）随访　一般在手术后3～6个月复查1次。化疗的病人需要指导病人坚持化疗，定期检查血常规，注意白细胞及血小板计数。

第十五节　门静脉高压

一、疾病概述

【概念与特点】

正常门静脉压力为1.25～2.35kPa，由于各种原因使门静脉血流受阻，血液淤滞时，则门静脉压力升高，从而出现一系列门静脉压力增高的症状和体征，称为门静脉高压。窦前性阻塞常见的原因是血吸虫病性肝硬化。窦后性阻塞的常见病因是肝炎后肝硬化。肝外型主要是肝外门静脉主干血栓形成，门静脉主要属支的阻塞所致。

【临床特点】

（1）有慢性肝炎病史，或长期饮酒史、疫水接触史。

（2）呈灰黑色慢性肝病面容、肝掌、蜘蛛痣、腹水。

（3）上消化道出血，止血药物治疗一般无效。

（4）黑便。

（5）体检发现脾大。

（6）肝功能检查常有氨基转移酶增高、血清胆红素增加、血浆蛋白减少、白蛋白/蛋白球比值倒置。

（7）血常规检查示白细胞、血小板及红细胞计数减少，尤以白细胞、血小板为甚。

【辅助检查】

血常规和肝功能检查应及时。同时根据具体可考虑做食管吞钡 X 线检查和纤维胃镜检查。乙型病毒性肝炎病原免疫学检查可了解门静脉高压的原因。超声检查可了解肝硬化、脾大和腹水的情况。超声多普勒检查可提供有关门静脉血流动力学资料。

【治疗原则】

（1）非手术治疗　黄疸、大量腹水、肝功能严重损害的病人大量出血时，外科手术治疗死亡率高达 50% 以上。

（2）介入治疗　胃冠状静脉栓塞术、脾动脉栓塞术。

（3）手术治疗　无论急性大出血或稳定期，病人能耐受手术治疗者均可手术治疗。

二、主要护理问题

（1）营养失调，低于机体需要量　与腹胀、食欲减退、肝脏代谢功能减退、胆汁分泌不足致消化障碍等有关。

（2）体液过多，腹水　与门静脉压增高、血浆胶体渗透压低等有关。

（3）有心排血量减少的危险　与摄入不足、液体丢失过多、门静脉高压、食管胃底静脉曲张破裂出血等有关。

（4）有皮肤完整性受损的危险　与水肿、胆红素水平增高导致皮肤瘙痒、局部受压时间过长等有关。

（5）有窒息的可能　与呕吐、放置三腔双囊管等有关。

（6）潜在并发症——肝昏迷、消化道大出血　与食管胃底静脉曲张破裂、饮食、情绪激动、紧张等有关。

三、护理措施

1. 非手术疗法的护理

（1）一般护理　①卧床休息，保持安静，减少机体能量消耗。②鼓励病人进食高热量、适量蛋白、富含维生素、低脂、无刺激性少渣饮食，如有腹水宜低盐饮食，如有消化道大出血禁饮食，必要时三腔管压迫止血。③定期为病人测体重、量腹围，详细记录24小时出入量，以便了解腹水变化情况。④定时监测中心静脉压，血压、心率、呼吸，密切观察是否有血容量的增加而导致的再出血。

（2）消化道出血护理　①绝对卧床休息，头偏向一侧，利于呕吐物排出，防止窒息。②尽快建立静脉通路，遵医嘱做好交叉配血，快速输液、输血，补充血容量。③遵医嘱应用止血药，注意药物不良反应，按时给药。④氧气吸入，以减轻组织缺氧。⑤插三腔双囊管止血，并保持其效能。

（3）肝昏迷护理　①禁食高蛋白饮食，给予碳水化合物为主的食物，保证水、电解质和其他营养平衡。②绝对卧床休息，避免剧烈活动，防止出血，如发生出血应及时处理，以免血液在肠道内分解成氨，吸收后血氨升高，并宜输新鲜血。③术前3日即给病人行肠道准备，口服抗生素，抑制肠道细菌。术前晚温水清洁灌肠，禁用肥皂水，以减少血氨的来源和消除术后诱发肝昏迷的因素。④根据医嘱给予保肝治疗，防止肝昏迷。⑤遵医嘱慎重选择止痛、麻醉、镇静类药物。

2. 手术疗法术前及术后护理

（1）术前护理　①饮食：帮助并指导病人进食高热能、低蛋白质、富含维生素的少渣饮食，有助于减少氨的吸收及对肝功能的损伤；避免进食粗硬、油炸及有刺激性的食物，防止损伤食管胃底静脉曲张破裂，引起大出血。②肠道准备：碱性溶液可促进氨的吸收，加重病情，故肠道准备时禁用肥皂水灌肠。可口服50%的硫酸镁或使用生理盐水清洁灌肠。术前置胃管要轻柔，选用细管，多涂润滑油，以免引起出血。③严重腹水的病人，使用利尿药时，密切监测水、电解质情况及24小时尿量。

（2）术后护理　正确记录出入量，注意水、电解质平衡　对使用利尿药的病人，应监测血钾及血钠，防止发生低钾和低钠血症。观察病人的尿量，以了解肾功能情况，防止肝肾综合征。

并发症的观察及护理 ①出血：病人肝功能障碍、凝血功能差，极易引起出血，要密切观察病人的生命体征、尿量及腹腔引流量，观察有无出血倾向。②血栓：观察病人有无急性腹痛、腹胀及腹膜刺激征，及时发现有无肠系膜血管栓塞或血栓形成。③肝昏迷：门静脉高压分流术致使大部分门静脉血流转流至腔静脉，来自肠道血液的代谢产物不经过肝脏解毒直接进入体循环，引起肝昏迷。因此，术后要观察病人意识情况，少用或不用吗啡类药物，慎用安眠药，监测体温变化。及时给予抗生素，预防感染。减少诱发肝昏迷的因素。

3. 病情观察

（1）严密观察生命体征，准确记录尿量及中心静脉压的变化，注意有无水、电解质及酸碱平衡失调。

（2）每日测量腹围 1 次，每周称体重 1 次，及时了解腹水的消退情况。

（3）病人尽量取平卧位，如有下肢水肿，可抬高患肢减轻水肿。

（4）密切观察意识状况，注意有无精神错乱，自我照顾能力降低，性格改变和行为失常等肝昏迷前期症状。

（5）术后严密观察病人生命体征，如有异常及时通知医师处理。

4. 健康指导

（1）病人应牢记饮食原则，宜进食新鲜、易消化、富含维生素、多糖饮食，适量食用蛋白质及脂肪类食物，忌烟、酒，忌过饱。

（2）病人应继续保肝治疗，不要服用对肝脏有毒的药物。

（3）病人生活要有规律，劳逸结合，自我监测有无出血征象，发现异常及时就诊。

第十六节　肝脓肿

一、疾病概述

【概念与特点】

肝脏受感染后，因未及时处理或不正确处理而形成脓肿。全身各部化脓性感染，尤其腹腔内感染，可通过胆管、门静脉、肝动脉或直接蔓延等途径进入肝脏，其他尚有创伤、异物等所引起者，亦有来源不明者。机体抵抗力减弱也是本病发病的重要内因。有细菌性和阿米巴性2种。

【临床特点】

（1）寒战高热，体温可高达39～40℃，多表现为弛张热，伴有或无大量出汗、恶心、呕吐、食欲不振和全身乏力。

（2）肝大和肝区疼痛，肝区持续性钝痛或胀痛，刺激性咳嗽和呼吸时疼痛加重，可伴有右肩牵涉痛。

（3）较重的病例可有黄疸、贫血或水肿。

（4）白细胞计数和中性粒细胞比例增高。

【辅助检查】

穿刺吸出脓液能明确诊断，也可进行细菌培养及药敏试验。B超可分辨直径2cm的脓肿病灶，并明确其部位和大小，为首选的检查方法，穿刺诊断不明确时可选用。CT及MRI能显示脓肿的部位、大小、数目及范围，必要时可以进行。血常规、肝功能、X线检查有助于估计病情和进一步确诊。

【治疗原则】

早期诊断，积极治疗，处理原发病，防治并发症。治疗方法包括非手术治疗和手术治疗。根据病人病情合理选择治疗方案。

二、主要护理问题

（1）疼痛　与腹腔内感染、手术切口、引流管摩擦等有关。

（2）体温过高　与感染、手术损伤等有关。

（3）焦虑　与环境改变、不清楚疾病的预后、病情危重等有关。

（4）有口腔黏膜改变的可能　与高热、进食减少等有关。

（5）有体液不足的可能　与高热后大汗、液体摄入不足、引流液不多等有关。

（6）潜在并发症——腹腔感染　与脓肿穿破、引流管滑脱、引流不畅等有关。

三、护理措施

1. 常规护理

（1）心理护理　了解病人及家属的心理活动，做好解释工作，尽量减轻其不良的心理反应，使其保持最佳心理状态，配合治疗和护理，以保证手术的顺利进行。

（2）饮食护理　给高热量、富含维生素易消化饮食。

（3）高热的护理　病人持续高热时应给予头部置冰袋等物理降温，鼓励病人多饮水，随时测体温、脉搏、呼吸，观察记录降温效果，必要时药物退热、镇静并给予吸氧，及时补充水、电解质，维持酸碱平衡。

（4）疼痛的护理　与病人交谈分散注意力，必要时遵医嘱应用止痛药物。

（5）引流者的护理　半卧位，有利于呼吸和引流。保持引流通畅，观察引流液的性质、脓液的黏稠度，有无坏死组织，用生理盐水反复冲洗腹腔，记录每日引流脓液量。少于 10ml 或脓腔容量少于 15ml 即可拔管，改换凡士林纱布条引流。

（6）术前准备　①了解病人的全身情况，协助病人做好各项术前检查及准备工作，如有异常及时通知医生择期手术。②做好卫生处置工作（洗澡、更衣、理发、剪指甲等），根据手术部位的不同做好手术区的皮肤准备，根据医嘱给病人做交叉配血的准备。③术前 12 小时禁食，4～6 小时禁水。④于术前晚、术日晨常规用 0.1%～0.2% 肥皂水清肠 1 次。必要时给予甘露醇进行全肠道灌洗。⑤术前晚根据病人情况酌情使用镇静剂，保证其充分休息。

2. 专科护理

（1）手术日晨护理　①测量体温、脉搏、呼吸、血压，如有异常报告医生，决定是否延期手术。②嘱病人排尿，必要时遵医嘱给予留置尿管，并妥善固定。③检查手术区皮肤准备是否符合要求。④根据医嘱留置胃管，并妥善固定。⑤取下义齿、发夹、贵重物品交于家属或护士长保管。⑥准备手术室所需的物品如病例、X 线片、CT 片、药品等一起带入手术室。⑦病人进入手术室后根据手术麻醉情况准备病床及物品，停止执行术前医嘱。

（2）术后护理　了解病人术中情况，当病人回房后，通过了解病人的手术方式和术中病情变化以及做了哪些相应的处理，以便制定相应的术后护理措施。①体位：根据病情及麻醉方式改变体位。②生命体征的监测：根据手术的大小及病情定时监测体温、血压、脉搏、呼吸，做好记录。③疼痛护理：麻醉作用消失后，病人会感到切口疼痛，24 小时内较明显，遵医嘱使用止痛药物，并观察止痛药应用后的效果。④恶心、呕吐、腹胀的护理：术后恶心、呕吐常为麻醉反应，待麻醉作用消失后症状自行消失。若持续不止或反复发作，应根据病人的情况综合分析、对症处理。防止水、电解质紊乱。⑤饮食和输液：手术后病人的营养和水的摄入非常重要，它直接关系到病人的代谢功能和术后的康复。禁食期间，应经静脉补充水、电解质和营养。⑥基础护理：加强口腔、尿道、压疮的护理，防止并发症发生。⑦活动：术后无禁忌，应早期活动，包括深呼吸、咳嗽、翻身和肢体活动，但对休克、极度衰弱或手术后需要限制活动者，则不宜早期活动。⑧换药：间隔换药至脓腔闭合。

3. 病情观察

（1）生命体征的观察　全身中毒症状严重者，应密切观察病人神志、体温、脉搏、呼吸、血压，有无感染性休克症状。一旦出现及时与医生联系进行处理。

（2）切口、引流物的观察　术后应观察切口有无出血、渗血、渗液、敷料脱落及感染的征象。引流管应保持通畅，防止阻塞、扭曲、折叠、脱落，严密观察并记录引流液的量、色及性状。发现异常及时通知医生。

（3）观察药物疗效　遵医嘱应用敏感抗生素，密切观察药物的疗效及不良反应。

（4）观察排尿情况　术后 6 ~ 8 小时未排尿者，观察膀胱充盈程度，先诱导排尿，必要时给予留置导尿管。

4. 健康指导

（1）根据手术方式及病人的情况，对其进行卫生宣教、术后注意事项及与医护配合等方面的指导。

（2）向病人家属交代疾病的转归及注意事项。

（3）鼓励病人摄入高蛋白、高热量、富含维生素、低脂肪、易消化食物。

第十七节　原发性肝癌

一、疾病概述

【概念与特点】

原发性肝癌是我国和某些亚非地区常见癌症，全世界每年约发生肝癌25万余例，其中45%发生在中国。我国肝癌的年死亡率约10/100000人，仅次于胃癌和肺癌居第三位。原发性肝癌多见于中壮年男性，男女之比为（3~6）：1。它可发生在任何年龄组，以30~60岁最多见，低发区老年发病率高，在高发区病人的年龄较轻。

【临床特点】

早期肝癌常无特异性表现，症状常有肝区持续性隐痛，夜间及劳累后尤甚，上腹饱胀，食欲减退，乏力消瘦，低热。多数病人在肝硬化基础上发生肝癌，可有鼻出血、牙龈出血等肝硬化的症状。肝癌进行性肿大或上腹扪及肿块，表面光滑或有结节感，多数已不属于早期。晚期常有黄疸、腹水、下肢水肿等，并发肝硬化病人有蜘蛛痣、腹壁静脉曲张、肝掌等。

【辅助检查】

（1）实验室检查　甲胎蛋白（AFP）检测是当前诊断肝细胞癌首选。γ－GT同工酶、甲胎蛋白异质体、异常凝血酶原血清岩藻糖苷酶、M2型丙酮酸激酶、同工铁蛋白、α－抗胰蛋白酶、醛缩酶同工酶肝癌标志物对原发性肝癌尤其是AFP阴性病例的诊断有辅助意义。生化肝功能检查在鉴别诊断与治疗的选择方面必不可少。肝炎标志物检查对鉴别诊断有一定帮助。

（2）影像学检查　B超检查最为常用可显示肿瘤大小、部位、门静脉有无癌栓及与主要血管的关系等。CT及MRI能清楚地显示肝癌的转移性病灶。选择性肝动脉造影或数字减影造影（DSA）属创伤性检查，故未作为常规使用。放射性核素肝脏扫描显像该方法的使用已日趋减少。X线检查可显示肺、骨有无转移灶，有无食管静脉曲张等。B超引导下肝穿刺活检，有助于确诊和提高阳性率。对肝癌各种检查不能诊断，如情况许可及时剖腹探查。

【治疗原则】

在“早期、安全、有效”的原则指导下，采用以手术治疗为主的综合治疗措施。不能手术切除者可采用肝动脉阻断治疗、肝癌的间质疗法。化学药物治疗包括全身化疗、肝动脉插管化疗，其他尚有放射治疗、免疫治疗、中医中药和肝移植治疗。

二、主要护理问题

（1）恐惧　与环境改变、手术、死亡威胁等有关。

（2）疼痛　与手术切口、腹腔内感染、引流管摩擦和癌症晚期等有关。

（3）营养失调，低于机体需要量　与饮食习惯不好、恶心、呕吐，肝功能减退或损害致消化不良、食欲不振和营养摄入不足等有关。

（4）有感染的危险　与各种治疗性的置管有关，如腹部引流管、导尿管等以及营养不良、痰液淤积肺部、口腔不卫生等有关。

（5）潜在并发症——腹腔内出血　与肝叶切除、癌肿破裂等有关。

（6）潜在并发症——肝昏迷　与肝功能衰竭、肝叶切除、肝破裂大出血、高蛋白饮食等有关。

（7）知识缺乏　缺乏手术方式、术前准备、术后康复保健相关知识。

三、护理措施

1. 常规护理

（1）心理护理　了解病人及家属的心理活动，做好解释工作，尽量减轻其不良的心理反应，使其保持最佳心理状态，配合治疗和护理，以保证手术的顺利进行。

（2）术前准备　①了解病人的全身情况，协助病人做好各项术前检查及准备工作，如有异常及时通知医生择期手术。②根据手术方式及病人的情况，对其进行卫生宣教、术后注意事项及与医护配合等方面的指导。③做好卫生处置工作（洗澡、更衣、理发、剪指甲等），根据手术部位的不同做好手术区的皮肤准备，根据医嘱给病人做交叉配血的准备。④术前12小时禁食，4～6小时禁水。⑤于术前晚、术日晨常规用0.1%～0.2%肥皂水灌肠1次，必要时给予甘露醇进行全肠道灌洗。⑥术前晚根据病人情况酌情使用镇静剂，保证其充分休息。

2. 专科护理

（1）手术日晨护理　①测量体温、脉搏、呼吸、血压，如有异常报告医生，决定是否延期手术。②嘱病人排尿，必要时根据医嘱留置尿管，并妥善固定。③检查手术区皮肤准备是否符合要求。④根据医嘱留置胃管，并妥善固定。⑤取下义齿、发夹、贵重物品交于家属或护士长保管。⑥准备手术室所需的物品如病例、X线片、CT片、药品等一起带入手术室。⑦病人进入手术室后根据手术麻醉情况准备病床及物品，停止执行术前医嘱。

（2）术后护理　了解病人术中情况，当病人回房后，通过了解病人的手术方式和术中病情变化及做了哪些相应的处理，以便制定相应的术后护理措施。①体位：根据病情及麻醉方式改变体位。环境要安静舒适，术后第2日可给予半卧位，避免剧烈咳嗽，过早活动有可能导致肝断面出血，半肝以上切除者需间断给氧3～4日。②疼痛护理：麻醉作用消失后，病人会感到切口疼痛，24小时内较明显，遵医嘱使用止痛药物，指导控制疼痛分散注意力的方法，并观察止痛药应用后的效果。③恶心、呕吐、腹胀的护理：术后恶心、呕吐常为麻醉反应，待麻醉作用消失后症状自行消失。若持续不止或反复发作，应根据病人的情况综合分析、对症处理。防止水、电解质紊乱。④排尿护理：术后6～8小时未排尿者，观察膀胱充盈程度，先诱导排尿，必要时给予留导尿管。⑤饮食和输液：手术后病人的营养和水的摄入非常重要，它直接关系到病人的代谢功能和术后的康复。禁食期间，应经静脉补充水、电解质和营养。肝癌病人宜食用适量高蛋白、高热量、富含维生素饮食，少食多餐，尽量使病人吃到喜爱的食物，适量补充白蛋白、维生素B、维生素C、维生素K。⑥基础护理：加强口腔、尿道、压疮的护理，防止并发症发生。⑦活动：术后无禁忌，应早期活动，包括深呼吸、咳嗽、翻身和肢体活动，但对休克、极度衰弱或手术后需要限制活动者，则不宜早期活动。⑧心理护理：对化疗及放疗的病人因头发脱落引起的心理不适，应做好心理护理，以消除其顾虑，必要时协助其佩戴假发。

3. 病情观察

（1）肝癌病人常有腹水和水肿，要注意监测电解质和血清蛋白水平，观察记录体重、出入量、腹围及水肿程度。

（2）根据手术的大小及病情定时监测体温、血压、脉搏、呼吸，做好记录。

（3）术后应观察切口有无出血、渗血、渗液、敷料脱落及感染的征象。引流管应保持通畅，防止阻塞、扭曲、折叠、脱落，严密观察并记录引流液的量、色及性状。发现异常及时通知医师。

4. 健康指导

（1）向病人家属交代疾病的转归及注意事项。

（2）肝功能失代偿的病人，应保持大便通畅，以减少肠内氨的吸收，预防肝性脑病；晚期肝癌伴肝硬化者，应忌饮浓茶、咖啡以及进食辛辣等刺激性食物，以防诱发出血。

（3）自我护理　在病情和体力允许的情况下可适量活动，但切忌过量、过度运动。选择富含营养、清淡、易消化的食物，少量多餐。伴有腹水、水肿者，应严格控制水和食盐的摄入。

（4）定期复查，一旦出现黄疸、腹水、体重减轻、出血倾向等症状时，应及时就诊。

第十八节　胆石症

一、疾病概述

【概念与特点】

胆石形成的原因目前尚不明确，可能与代谢失调或胆管感染有关。胆石症分胆囊结石、胆总管结石和肝内胆管结石。胆石症常伴有炎症。临床表现为腹痛、发热、恶心、呕吐，有时伴有黄疸。

【临床特点】

单纯胆囊结石常无明显症状，只有当结石嵌于胆囊颈部时，病人表现为胆绞痛、恶心、呕吐、发热、右上腹局部压痛、肌紧张，莫菲征阳性。

【辅助检查】

1. 胆囊结石 B 超检查诊断胆囊结石的准确率接近 100%，CT、MRI 也可显示胆囊，但不作为常规检查。

2. 胆管结石

（1）实验室检查 血常规检查白细胞计数及中性粒细胞比例明显升高；血清胆红素升高，其中直接胆红素升高明显，氨基转移酶、碱性磷酸酶升高。尿胆红素升高，尿胆原降低或消失。糖链抗原（CA19－9）明显升高时需进一步检查排除胆管癌的可能。

（2）影像学检查 B 超可发现结石并明确其大小和部位，作为首选检查。CT、MRI 或磁共振胰胆造影（MRCP）等可显示梗阻部位、程度及结石大小、数量等，并能发现胆管癌。经皮经肝胆管造影（PTC）、经内镜逆行性胆胰管造影（ERCP）为有创性检查，仅用于诊断困难及准备手术的病人。

【治疗原则】

胆石症诊断一旦明确，应手术治疗。原则是尽量取尽结石，接触胆道梗阻，去除感染灶，通畅引流胆汁，预防结石复发。

二、主要护理问题

（1）预感性悲哀 与疼痛迁延不愈、可能再次手术、自理能力下降、留置“T”管出院等有关。

（2）营养失调，低于机体需要量 与高热、呕吐、禁食；由于胆道梗阻，胆汁不能排入肠腔，致消化吸收障碍等有关。

（3）清理呼吸道低效 与切口疼痛、咳嗽无力、留置胃管、痰液黏稠、量多等有关。

（4）疼痛 与手术创伤大、留置引流管多等有关。

（5）有皮肤受损的危险 与血中胆汁酸和胆盐增加并沉积于皮肤上，刺激皮肤神经末梢，导致瘙痒等有关。

（6）有口腔溃疡的危险 与高热、长期禁食、留置胃管、机体抵抗力降低、大剂量联合使用抗生素等有关。

（7）潜在并发症——水、电解质紊乱 与长期禁食、高热、呕吐、大量胃液、胆汁丢失、胆瘘等有关。

（8）潜在并发症——胆道梗阻和感染　与胆道引流管引流效果降低、胆道系统局部炎症等有关。

（9）知识缺乏　缺乏引流管及饮食保健相关知识。

三、护理措施

1. 术前护理

（1）饮食　指导病人选用低脂肪、高蛋白质、高糖饮食。因为脂肪饮食可促进胆囊收缩排出胆汁，加剧疼痛。

（2）术前用药　严重的胆石症发作性疼痛可使用镇痛药和解痉药，但应避免使用吗啡，因吗啡有收缩胆总管的作用，可加重病情。

2. 术后护理

（1）T形管护理　胆总管切开放置T形管的目的是为了引流胆汁，使胆管减压：①T形管应妥善固定，防止扭曲、脱落；②保持T形管无菌，每日更换引流袋，下地活动时引流袋应低于胆囊水平，避免胆汁回流；③观察并记录每日胆汁引流量、颜色及性质，防止胆汁淤积引起感染；④拔管：如果T形管引流通畅，胆汁色淡黄、清澄、无沉渣且无腹痛无发热等症状，术后10～14日可夹闭管道。开始每日夹闭2～3小时，无不适可逐渐延长时间，直至全日夹管。在此过程中要观察病人有无体温增高、腹痛、恶心、呕吐及黄疸等。经T形管造影显示胆管通畅后，再引流2～3日，以及时排出造影剂。经观察无特殊反应，可拔除T形管。

（2）适当体育锻炼，提高机体抵抗力。

3. 病情观察

（1）应注意观察胆石症急性发作病人的体温、脉搏、呼吸、血压、尿量及腹痛情况，及时发现有无感染性休克征兆。注意病人皮肤有无黄染及粪便颜色变化，以确定有无胆管梗阻。

（2）定时监测病人生命体征的变化，注意有无血压下降、体温升高及尿量减少等全身中毒症状，及时补充液体，保持出入量平衡。

（3）术后观察每日引流胆汁的量、颜色、性质及其有无沉淀物。

4. 健康指导

（1）进少油腻、富含维生素、低脂饮食。烹调方式以蒸煮为宜，少吃油炸类的食物。

（2）告诉病人手术可能放置引流管及其重要性，带T形管出院的病人解释T形管的重要性，告知出院后注意事项。

（3）指导饮食，告诉病人理解低脂肪饮食的意义并能够执行。

（4）低脂肪饮食，避免暴饮暴食，劳逸结合、保持良好心态。

（5）不适随诊，告诉胆囊切除术后常有大便次数的增多，数周数月后逐渐减少。由于胆管结石复发率高，若出现腹痛、发热、黄疸等不适时应及时来医院复诊。

第十九节　胆道肿瘤

一、疾病概述

【概念与特点】

胆囊癌是指发生在胆囊的癌性病变，以胆囊体和底部多见。胆管癌是原发于肝外胆管包括左、右肝管至胆总管下端的癌性病变。

【临床特点】

（1）胆囊癌　最常见为右上腹痛，可放射至肩部，食欲可下降，胆囊管受阻时可触及肿大的胆囊。能触及右上腹肿物时往往已经到晚期，常伴有腹胀、体重减轻或消瘦、食欲差、贫血、肝大，甚至出现黄疸、腹水、全身衰竭。

（2）胆管癌　胆管阻塞的症状和体征常呈进行性加重，可见黄疸。有不同程度的腹部不适，厌食、体重下降，皮肤瘙痒，腹部可触及包块或肿大的胆囊和肝脏。如伴发胆道感染，可出现胆管炎表现。

【辅助检查】

（1）实验室检查　血清癌胚抗原或肿瘤标记物CA19－9、CA125等均可能升高。

（2）影像学检查　B 超检查可见胆内、胆管新生物，作为首选检查。B 超引导下细针穿刺抽吸活检，可帮助明确诊断。CT、MRI、PTC、MRCP 有助于确定诊断。

【治疗原则】

主要为手术治疗，可根据病情及病理分期采取不同的手术方式。

二、主要护理问题

（1）焦虑　与担心肿瘤预后及病后家庭、社会地位改变有关。

（2）疼痛　与肿瘤浸润、局部压迫及手术创伤有关。

（3）营养失调，低于机体需要量　与肿瘤所致的高代谢状态、摄入减少及吸收障碍有关。

三、护理措施

1. 常规护理

（1）减轻焦虑　根据病人的心理特点及心理承受能力情况提供相应的护理措施和心理支持。

（2）缓解疼痛　根据疼痛的程度采取非药物或药物方法止痛。

（3）营养支持　创造良好的进餐环境，提供清淡爽口的饮食。不能经口进食或经口摄入不足时，根据营养状况，给予肠内、肠外营养支持，以改善病人营养状况提高对手术及其他治疗的耐受性，促进康复。

2. 专科护理　按腹部和胆道手术病人护理措施进行相应的护理。

3. 病情观察

（1）腹痛性质、程度。

（2）黄疸出现时间、变化过程及程度。

（3）消化道症状。

（4）心理反应。

4. 健康指导

（1）饮食宜清淡易消化，忌食生冷刺激食物。

（2）如有不适，应随时复查。

（3）保持良好的心理状态，适当活动。

第二十节 急性胰腺炎

一、疾病概述

【概念与特点】

急性胰腺炎是常见的外科急腹症之一，是胰酶消化胰腺和其周围组织所引起的炎症。分间质性水肿型胰腺炎和出血坏死性胰腺炎。病因有很多种，主要与胆管疾病或过量饮酒有关。

【临床特点】

（1）酗酒或饱餐后出现上腹剧痛，可向左腰背放射。

（2）并发恶心、呕吐、腹胀。

（3）不同程度和范围的腹膜刺激征。

（4）既往有胆管疾病、高脂血症等病史。

【辅助检查】

（1）血、尿淀粉酶升高。血清淀粉酶 >500U/dl 及尿淀粉酶 >300U/dl（Somogyi 法）。

（2）B 超和 CT 可协助确诊。

【治疗原则】

急性胰腺炎尚无继发感染者，均首先采取非手术治疗，目的是减少胰腺分泌，防止感染及多器官功能障碍综合征（MODS）的发生。急性出血坏死性胰腺炎继发感染者需手术治疗，手术包括：清除胰腺和周围坏死组织，腹腔灌洗引流，若为胆源性胰腺炎则应同时切除胆道梗阻，畅通引流。术后胃造瘘可引流胃酸，减少胰腺分泌，空肠造瘘可提供肠内营养。

二、主要护理问题

(1) 恐惧　与死亡威胁、疼痛等有关。

(2) 焦虑　与病程过长、病情反复、预后不清楚、住院费用高、经济负担重等有关。

(3) 疼痛　与手术切口、腹部引流管牵拉、局部炎症、切口感染等有关。

(4) 自理缺陷　与疼痛，多处置管如腹部引流管、颈静脉置管、胃管等，活动无耐力、腹部存在开放性切口等有关。

(5) 清理呼吸道低效　与全身麻醉后痰液黏稠，痰量多；久病体弱，咳嗽无力；腹部切口疼痛，不敢咳嗽；体位不当等有关。

(6) 营养失调，低于机体需要量　与营养物质吸收障碍、机体消耗大、长期禁食等有关。

(7) 有体液不足的危险　与腹腔内、腹膜后间隙大量渗出，大量液体丢失在第三间隙、摄入不足、丢失过多、持续胃肠减压等有关。

(8) 有口腔黏膜改变的危险　与禁食时间过长、体温过高、营养状况差、口腔不卫生等有关。

(9) 潜在并发症——成人呼吸窘迫综合征（ARDS）　与肺泡萎缩、肺间质水肿、出血、灶性肺泡塌陷、肺不张等有关。

(10) 潜在并发症——出血　与应激性溃疡、局部组织被胰液侵蚀等有关。

三、护理措施

1. 一般护理

(1) 保持病室内空气新鲜，严格无菌操作。

(2) 病人绝对卧床休息，禁食水、胃肠减压。

(3) 遵医嘱给予止痛药物，如阿托品、丙胺太林，禁用吗啡。

(4) 病人由于病情重、术后引流管多，恢复时间长，易产生急躁情绪，因此应关心、体贴、鼓励病人，使其做好心理护理。

2. 术前护理

（1）禁食水、胃肠减压，引出胃内容物，避免呕吐并减少胃液刺激肠黏膜产生促胰腺分泌激素，使胰腺分泌增多加重自身消化。

（2）应用抑制胰腺分泌的药物。

（3）抗休克治疗。重症胰腺炎在监测中心静脉压和尿量下，补充血容量，补充钾、钙，纠正酸碱平衡失调。

（4）抗感染，遵医嘱应用抗生素。

（5）必要时做好术前准备。

3. 术后护理

（1）禁食水、胃肠减压，保持引流管通畅，防止扭曲、折叠、阻塞，保持水、电解质平衡。

（2）病人需长期禁食，留置胃管，同时又有多根引流管机体消耗量大，因此要注意补充营养，使机体达到正氮平衡以利于组织修复。营养支持分三个阶段：第一个阶段完全胃肠外营养（TPN）2～3 周，以减少对胰腺分泌的刺激。第二个阶段肠道营养（TEN），采用经肠道造瘘口注入要素饮食，3～4 周。第三阶段逐步恢复到经口饮食，应做好 TPN 与 TEN 护理，防止并发症。

（3）保持各种引流管通畅，彻底引流渗液和坏死组织以减轻病情，减少并发症的发生。

（4）腹腔灌洗，以生理盐水 1000ml 加庆大霉素 16 万 U 15 分钟内灌入腹腔，保留 30 分钟协助翻身放出灌洗液。记录灌入液的性质及引流液量，每次应准确记录，防止灌洗液潴留腹腔。每次灌洗将皮肤擦净并涂以氧化锌软膏保护皮肤。

（5）腹腔冲洗，以生理盐水 3000ml 加庆大霉素 24 万 U，经双套管 24 小时持续均匀冲洗腹腔，根据引流液性质调节冲洗速度，增加冲洗液量。

4. 病情观察

（1）术前严密观察病人生命体征、神志及皮肤颜色、温度，注意有无休克、呼吸功能不全、肾功能不全等并发症，监测血糖及血钙水平。

（2）术后密切病情观察，及时发现休克、呼吸功能不全、肾功能不全等征象。

（3）观察引流液的性质，如为淡红色或浑浊液或呈洗肉水样，应加强灌洗次数，灌洗液清亮后可减少灌洗次数。

（4）观察病人体温及血象变化，遵医嘱应用抗生素，防止感染所致的并发症，做好口腔护理，预防腮腺炎的发生。

5. 健康指导

（1）帮助病人及家属正确认识胰腺炎，强调复发的重要性。出院后 4 ~ 6 周，避免举重物和过度疲劳。避免情绪激动，保持良好的精神状态。

（2）告知病人油腻食物、暴饮暴食、饮酒、胆道疾病等是急性胰腺炎的诱发因素，以利病人及其家属防范，尤其强调戒酒的重要性。

（3）急性期告诫病人严格禁食。症状缓解后从低糖、低脂流质饮食开始，逐渐恢复正常饮食。应忌油腻。出院后饮食应少量多餐，食用富有营养易消化食物。

（4）如有高糖血症，应定时查血糖、尿糖，遵医嘱使用降血糖药，控制血糖。

（5）加强自我观察，定期随访，若出现左上腹剧烈疼痛应及时就诊。

第二十一节　胰腺癌

一、疾病概述

【概念与特点】

胰腺癌是消化系统较常见的恶性肿瘤，40 岁以上好发，男性比女性多见。90% 的病人在诊断后一年内死亡。5 年生存率仅 1% ~3% 。胰腺癌包括胰头癌、胰体尾部癌和胰腺囊腺癌等，其中胰头癌，约占胰腺癌的 2/3。

【临床特点】

（1）腹痛　持续而进行性加重的上腹部饱满、闷胀和隐痛。

（2）黄疸和腹水　梗阻性黄疸是胰头癌最突出的症状，呈进行性加重可伴茶色尿，色似酱油，陶土色大便，癌细胞腹膜种植或门静脉回流受阻时腹水形成。

（3）消化道症状　食欲减退，厌食油腻和动物蛋白食物，消化不良或腹泻。

（4）其他 乏力和消瘦及恶病质。

【辅助检查】

应首先测定恶性肿瘤的酶标记物、诊断胰腺癌的肿瘤标记物（CA19－9、POA、PCAA、CEA、CA50、Span－1、DU－PAN－2），其中 CA19－9 是特异性和敏感性较高的一种。B 超检查能发现直径 <2cm 的小胰癌，超声内镜可发现直径更小的肿瘤。CT 检查是胰腺疾病具有高度可靠性的检查方法。ERCP 可观察十二指肠乳头改变。PTC 可显示肝内、外胆管改变。磁共振胰胆管成像（MRCP）能反映胰胆管系统的全貌。

【治疗原则】

（1）手术治疗包括胰头十二指肠切除术、扩大切除术、全胰切除术，胰体尾癌可行胰体尾切除术。

（2）对不能切除的胰腺癌，为了解除黄疸可行胆总管或胆囊与空肠或十二指肠吻合，也可行外引流，如 PTCD 引流、胆囊造瘘。

（3）其他疗法，包括化学疗法、免疫疗法、放射疗法和中医中药治疗。

二、主要护理问题

（1）焦虑 与手术有关。

（2）有体液不足的危险 与胰腺疾病有关。

（3）知识缺乏 缺乏手术相关知识。

（4）疼痛 与手术切口有关。

（5）清理呼吸道无效 与全身麻醉气管插管、留置胃管有关。

（6）生活自理能力部分缺陷（如厕、洗漱） 与术后留置引流管有关。

（7）潜在并发症 出血、感染。

三、护理措施

1. 术前护理

（1）改善营养状况 体弱、贫血或低蛋白血症的病人，可多次少量输新鲜血液制品，进食高蛋白质、高热量食物。胃肠道反应严重的病人可静脉给予高营养，补充蛋白或留置鼻饲管（经鼻至十二指肠或空肠）给予胃肠内营养。胃肠内营养可给予营养素或回输胰液、胆汁等引流液，并根据病人情况给予适宜的浓度和温度，以利于病人对脂类的吸收。术前改善病人的营养状态，对降低术后并发症有重要的作用。

（2）增强凝血功能　梗阻性黄疸病人，因胰胆管阻塞影响脂类食物的消化、吸收，致维生素 K 及依赖维生素 K 的一些凝血因子缺乏；长期胆管梗阻所致的肝功能损害，亦可导致其他不依赖维生素 K 的凝血因子缺乏，容易发生纤维蛋白溶解现象，使手术野广泛出血。故术前应注射维生素 K，同时给予保肝治疗，以改善肝功能。

（3）经皮肝胆管引流（PTCD）管护理　①检查出凝血时间、血小板、凝血酶原活动度、血红蛋白。②肌内注射维生素 K_1。③做碘过敏试验。④检查日需禁食、禁水。⑤检查前半小时可肌内注射地西泮 10mg。⑥监测生命体征。

（4）皮肤护理　黄疸病人皮肤瘙痒，注意勤沐浴、勤更衣，不要搔抓。

（5）心理护理　乐观的情绪有利于手术的成功。

2. 术后护理

（1）体位　早期半卧位有利于病人的呼吸及引流。

（2）密切监测生命体征　监测 T、P、R、BP 的变化。观察神志、精神状态。给予吸氧，必要时给予心电、血氧、血压监测，使其在正常范围。监测血糖，以了解胰腺的内分泌功能。

（3）妥善固定并观察引流管　防止胃管、胰肠引流管、胆肠引流管、PTCD 管和胰支架管的滑脱、扭曲、堵塞和污染。嘱病人翻身时保护好引流管，胃管定时冲洗，每 6 小时 1 次。保证胃肠减压的有效性，避免胃酸通过体液因子刺激胰腺分泌。引流管位置要低于引流管皮肤出口处。观察引流液的颜色、性质并记录 24 小时量。如有异常，及时通知医师给予相应处理。

（4）营养　胰腺癌病人由于术前营养状况较差，术后禁食时间较长，各种引流较多，病人体液丢失较多。要保证静脉通畅，及时补充营养物质，维持正常的入量，保证水和电解质的平衡。

（5）活动　术后第 1 日，可鼓励病人坐起及在床上活动。术后第 2 日可鼓励病人床边活动。以促进胃肠功能恢复，尽快排气，预防肠粘连及肺部感染。

3. 病情观察

（1）生命体征的观察 严密观察生命体征。如出现面色苍白、脉搏细速、血压下降、出冷汗等休克症状，应及时报告医师进行处理。

（2）常见并发症的观察 ①出血：胰液消化腐蚀手术区血管或病人凝血功能改变，可导致大出血。若病人血性引流液较多，或P、BP有变化时，应及时给予止血处理。②胰腺炎：查血淀粉酶和胰液淀粉酶，有异常及时处理。③胰瘘：术后1周左右发生，表现为上腹部突然剧烈疼痛或持续性胀痛，发热，腹膜刺激征（+）。胰液从引流管里流出，引流液淀粉酶明显升高。胰瘘发生后应保持引流管通畅，保护好引流管周围皮肤，经常换药，保持干燥，防止胰液外渗引起皮肤糜烂。遵医嘱给予病人输注抑制胰腺分泌的药物，以争取最佳疗效。④胆汁性腹膜炎：发热，腹膜刺激征（+），引流液为胆汁样液体。⑤胃排空障碍：病人术后7日仍不排气，每日胃液量大于500ml，称胃排空障碍。可经胃镜或上消化道造影明确诊断，应给予胃肠减压，营养支持，并使用促进胃肠动力的药物、理疗等方法处理。胃排空障碍的病人心理负担较重，应给予有利的心理支持。⑥胰腺假性囊肿：多由于炎性渗出物不能吸收而外溢，周围被增生的纤维组织包裹而成。囊肿成熟后可手术治疗。

4. 健康指导

（1）早诊断、早发现、早治疗 预防胰腺癌的发生，年龄在40岁以上，短期内出现食欲明显减退、消瘦、持续上腹部疼痛、闷胀不适，尤其是男性病人，应注意对胰腺作进一步检查，警惕胰腺癌的发生。

（2）饮食 少量多餐，以均衡饮食为主。同时采用高糖、高蛋白、低脂肪、富含脂溶性维生素的饮食。

（3）按计划放疗或化疗 放疗和化疗期间定期复查血常规，一旦血白细胞计数小于4×10^9/L，应暂停放、化疗。

（4）定期复查 出院后3~6个月复查1次，如出现发热、贫血、乏力、进行性消瘦等症状，及时就诊。

第二十二节　急腹症

一、疾病概述

【概念与特点】

急腹症是指以急性腹痛为主要表现，需要紧急处理的腹部疾病的总称。

【临床特点】

临床特点是发病急、进展快、变化多、病情重，一旦延误诊断、抢救不及时，就可能给病人带来严重危害和生命危险。可分为炎症性、脏器穿孔性或破裂性、脏器梗阻性或绞窄性、脏器扭转性、出血性、损伤性六种类型。

【辅助检查】

纤维胃镜、结肠镜具有诊断、治疗双重作用。诊断性穿刺（腹部穿刺和阴道后穹窿穿刺）对急腹症诊断困难的病例有重要诊断价值。穿刺抽取液做淀粉酶、胆红素测定及细菌培养、药敏试验，对明确诊断有重要意义。实验室检查（血常规、尿常规、尿淀粉酶测定、大便常规隐血试验、血生化检查、血清淀粉酶、测血清钾、钠、氯及二氧化碳结合力、测血糖）可根据病情有针对性地选做。胸腹立体片可了解有无膈下游离气体、胃扩张及肠积气、液气平面及结石阴影。B 超主要用于实质脏器的损伤、破裂及占位的检查，也可用于腹腔内出血和积液的量的检测。CT 对早期急性坏死性胰腺炎、胰腺脓肿有重要诊断价值。此外对腹腔脓肿及肿物诊断有一定意义。

【治疗原则】

（1）密切观察全身状态及腹痛的表现，一旦有外科情况，及时进行处理。

（2）针对腹痛的病因，给予相应治疗。如抗感染、驱虫、使用抗酸剂等。

（3）对症处理如输液、使用阿托品类药物抑制胃肠道平滑肌的痉挛。严禁随意注射吗啡、哌替啶等强止痛剂，以免掩盖病情。

二、主要护理问题

(1) 恐惧　与发病急、病情重，从未患过此类病；疼痛、出血；诊断未明确，对死亡的恐惧；环境刺激，如病室、抢救病人、手术室；各种诊疗性检查、手术等有关。

(2) 疼痛　与组织创伤、炎症；组织缺血、缺氧；体位不适、局部受压过久；癌瘤破裂，脏器穿孔、扭转、梗阻等有关。

(3) 体液不足　与禁食、呕吐、出汗、胃肠减压；脏器破裂出血；肠梗阻致体内液体重新分布；液体摄入不足有关。

(4) 自理缺陷　与体力和耐力降低、疼痛和不适、意识障碍等有关。

(5) 潜在并发症——出血　与开放性腹部损伤；腹腔脏器破裂、穿孔；血管损伤等有关。

(6) 潜在并发症——感染　与开放性损伤；各种穿刺、注射、检查等侵入性操作；各种引流管、手术切口等有关。

(7) 知识缺乏　与发病急、病情重、从未患过此类疾病；对疾病的严重程度估计不够，未能及时就医；来院途中，搬动运送病人体位不当，致使病情加重；在未确诊前，对疼痛、饮食的处理原则不了解；对诊断性检查的目的缺乏了解等有关。

三、护理措施

1. 专科护理

（1）恐惧的护理　①病人入院时热情接待并及时安置床位，立即通知医生为其诊治。②提供安静、整洁、舒适的环境，避免各种不良刺激。③对病人的恐惧表示理解和同情，鼓励其说出自己心中的感受，并耐心倾听，给予帮助。④操作轻柔，尽量减少引起病人恐惧的医源性因素。⑤加强心理护理，详细介绍治疗、护理、检查的目的以及手术的必要性，使病人对诊治充满信心。⑥避免在病人面前谈论病情的严重性。

（2）疼痛的护理　①病人主诉疼痛时应立即采取相应的处理措施，如给予舒适的体位、同情安慰病人、让病人做深呼吸等。②提供清洁、安静、舒适、安全的环境。③按医嘱使用抗生素，预防和控制感染。

（3）体液不足的护理　①按医嘱为病人静脉输液，补充足够的水、电解质，必要时输血浆或全血。②记录24小时出入水量，为补液提供有效的依据。③有胃肠减压者观察记录胃液色、量和性质。

（4）自理缺陷的护理　①评估病人自理缺陷的程度。②为病人提供有关疾病预后的信息，指导和鼓励病人最大限度地完成生活自理。③协助卧床病人完成洗漱、进食、排便及个人卫生。④预防病人不活动的并发症。保持肢体功能位置；协助翻身，防止局部受压过久；定期用红花乙醇按摩骨突处，促进局部血液循环，防止压疮发生；适当使用气圈、气垫床等保护性措施；鼓励深呼吸，防止肺部并发症。

（5）出血的护理　①给予输液、止血、输血治疗，观察止血药物的疗效。②尽量减少搬动病人，保持适宜体位，防止窒息或加重休克。③给予氧气吸入，观察病人末梢循环情况。④嘱病人绝对卧床休息，及时清除血迹，减少或消除不良刺激。⑤同情安慰病人，消除其紧张心理，使其能积极配合治疗和护理。

（6）感染的护理　①接触病人前后均用消毒水洗手，防止交叉感染。②为病人执行各项治疗、操作时严格遵守无菌技术。③有引流管者，应每日更换引流袋，防止管道扭曲、受压，保持引流通畅。④加强营养支持治疗，补充足够水分，必要时输注白蛋白、同型血浆，增强病人抗病能力，促进切口愈合。⑤禁食、发热、持续胃肠减压者，应用生理盐水或复方硼砂溶液口腔护理，每日3次，防止口腔炎的发生。⑥病情许可的情况下，适当进行室内活动，做深呼吸，防止坠积性肺炎、下肢静脉血栓形成。⑦留置导尿管者应用0.25%络合碘消毒尿道口或擦洗外阴，每日3次。⑧加强皮肤护理，多汗者及时擦干汗液、更换衣被，经常变换体位，按摩骨突部位，防止压疮的发生。⑨按医嘱使用抗生素。⑩监测体温，每日4次，发热者应增加测量次数并及时给予降温处理。

2. 病情观察

（1）观察病人疼痛的性质、程度、时间及发作规律、伴随症状、诱发因素。

（2）严密观察病情变化，尽早确诊，积极完善术前准备，有异常情况及时通知医师处理，但在明确诊断前禁用强镇痛药物。

（3）观察记录病人尿色、量，必要时记录每小时尿量。

（4）注意观察病人皮肤、黏膜情况。

（5）根据病情监测血压、脉搏、呼吸，每0.5～1小时1次，并记录。

（6）严密观察记录病人呕血、便血、切口出血的色、量，协助医师积极处理。

（7）监测病人血压、脉搏、呼吸，每15～30分钟1次，注意有无突发的剧烈腹痛、腹胀明显加重等异常情况。

3. 健康指导

（1）告知病人及家属可以导致急腹症的相关疾病，如阑尾炎、胰腺炎、肠梗阻等。

（2）在诊断未完全清楚前，告知病人及家属保守疗法的重要性。

（3）向病人及家属解释手术治疗的必要性。

（4）向病人解释所有诊断性检查的目的、重要性，取得其合作。

（5）告知病人要随时报告疼痛的性质和变化情况。

（6）安慰体贴病人，认真倾听其主诉，并及时给予反馈。

（7）告知病人诊断未清楚前禁止使用强镇痛剂、滥用腹部热敷的意义。

第二十三节　下肢静脉曲张

一、疾病概述

【概念与特点】

下肢静脉曲张是下肢静脉瓣功能减弱，使下肢静脉内血液淤滞，血液回流受阻，引起大隐静脉及小隐静脉异常扩张。多见于长期体力劳动或站立工作者。临床表现为病人久站或行走后感患肢酸软无力、肿胀及隐痛。患肢皮下可见浅静脉扩张，成囊袋状隆起或卷曲成团。严重者常并发血栓性静脉炎、湿疹性皮炎及小腿溃疡。

【临床特点】

（1）下肢静脉曲张　病人站立时，病肢浅静脉隆起、扩张、纡曲甚至卷曲成团，一般在小腿和足踝部明显，以大隐静脉走行区为重，单纯的小隐静脉曲张少见，常无肢体肿胀。

（2）下肢不适　早期可无明显症状，曲张较重时，大多数病人都有走路过多或站立过久后，感到下肢沉重、胀痛、麻木、易疲劳乏力甚至疼痛，平卧、休息或抬高患肢后症状缓解。

（3）血栓性浅静脉炎　由于曲张静脉内的血流缓慢，易发生血栓性浅静脉炎。表现局部疼痛，静脉表面皮肤潮红、肿胀，静脉呈条索状，压痛，范围较大者可发热。血栓机化及钙化后，可形成静脉结石。

（4）局部组织营养障碍　病程长、静脉曲张较重者，足靴区皮肤可出现萎缩、脱屑、色素沉着、湿疹及慢性溃疡等，慢性溃疡为最常见的并发症，多发生在小腿下端的内侧和足踝部，溃疡样变化，有时呈急性炎症发作。

（5）出血　曲张静脉因溃疡侵蚀或创伤致破裂，可发生急性出血。

【辅助检查】

临床主要是行常规的血、尿及肝肾功能检查以了解病人全身情况。下肢静脉造影对诊断与鉴别有重要价值。一般并无必要，当疑有深静脉病变时可采用。多普勒超声检查以确定大小隐静脉及深静脉的瓣膜功能及通畅程度，并可了解功能不全的交通静脉瓣膜的位置。

【治疗原则】

下肢静脉曲张的治疗原则：

（1）非手术治疗　主要是采用弹力绷带包扎或穿弹力袜，使曲张的静脉处于萎陷状态。同时注意休息，抬高患肢，避免久站，以减轻症状使静脉曲张不再发展。但非手术治疗仅能改善症状，不能达到治愈的目的。

（2）硬化剂注射疗法　硬化剂注射疗法是将硬化剂注入曲张静脉内，使曲张静脉产生化学性炎症，进而使曲张静脉闭塞。

（3）手术治疗　手术是治疗下肢静脉曲张根本的有效方法，凡深静脉通畅、无手术禁忌证的病人均可手术治疗。最常用的手术方法为大隐静脉或小隐静脉高位结扎+剥脱术，结扎功能不全的交通静脉。

二、主要护理问题

(1) 有皮肤完整性受损的危险 与患肢皮肤炎性瘙痒及溃疡有关。

(2) 潜在并发症——出血 与创伤或溃疡引起曲张静脉破裂有关。

(3) 生活自理能力缺陷 与术后患肢疼痛有关。

(4) 有受伤的危险 与术后包扎过紧或深静脉回流障碍性疾病有关。

三、护理措施

1. 术前护理

(1) 注意与病人交谈，向病人说明手术过程，配合医护人员的工作。

(2) 如有小腿合并症，术前需卧床休息，抬高患肢休息 5 ~7 日，待肿胀及炎症消退后施行手术，术前应将曲张静脉用甲紫标记。

2. 术后护理

(1) 术后用弹力绷带或弹力袜包扎，包扎不应妨碍关节活动。注意观察末梢血液循环情况，如有改变，应判断是否包扎过紧或是有无其他并发症。

(2) 患肢抬高 30°，勿将膝交叉，鼓励病人早期离床活动，术后 12 小时即可开始离床活动，促进下肢静脉回流。

(3) 注意观察有无切口或皮下渗血，应注意绷带包扎是否牢靠，如有松脱应重新包扎。

(4) 注意观察有无并发症的出现，如小腿慢性溃疡，应及时换药，保持创面清洁，如疑有溃疡恶变，应做组织活检，证实后做溃疡广泛切除。

3. 病情观察 除生命体征外，还应重点观察敷料有无渗血，切口有无疼痛、肿胀、压痛等感染表现，患肢有无疼痛、肿胀及体温升高等深静脉血栓形成征象。一旦发现上述情况，应及时通知医师，并协助处理。

4. 健康指导

(1) 指导病人进行适当的体育锻炼，增强血管壁弹性。

(2) 非手术治疗病人应坚持长期使用弹力袜或弹力绷带，术后宜继续应用1～3个月。

（3）平时应避免久站、久坐，保持良好的姿势，坐时避免双膝交叉过久，休息时抬高患肢。

（4）避免用过紧的腰带和紧身衣物，避免肥胖，保持大便通畅。

第二十四节　深静脉血栓形成

一、疾病概述

【概念与特点】

深静脉血栓形成（DVT）是临床上常见病。血流淤滞、静脉壁损伤和高凝状态是静脉血栓形成的三要素。下肢DVT可分为小腿肌肉静脉丛血栓形成（周围型）、髂静脉血栓形成（中央型）、全下肢深静脉及肌肉静脉丛均有血栓形成（混合型）。

【临床特点】

（1）一侧肢体的突然肿胀，并感局部疼痛，行走时加重。

（2）查体见患肢肿胀，血栓形成部位常用压痛，Homans征呈阳性。

（3）如果患肢整个静脉系统广泛性血栓形成，同时引起动脉强烈痉挛者，即形成股青肿，即发病急，患肢明显肿胀，疼痛剧烈皮肤呈青紫色，足背动脉搏动消失，全身反应强烈，体温可超过39℃，常常出现静脉性坏疽。

【辅助检查】

下肢静脉造影一直作为诊断下肢DVT的金标准。目前在临床上正逐步被超声检查所替代。血常规、肝功能、肾功能等生化检查了解病人一般状况。静脉测压、放射性核素检查能判断有无血栓形成。电阻抗体描记检查可判断下肢静脉通畅度，以确定有无静脉血栓形成。D－二聚体浓度测定是用于肺栓塞的鉴别诊断。

【治疗原则】

急性期以血栓消融为主，中晚期则以减轻下肢静脉淤血和改善生活质量为主。

二、主要护理问题

(1) 疼痛　与静脉阻塞有关。

(2) 周围组织灌注量改变　与静脉血流回流受阻有关。

(3) 自理缺陷　与肢体活动受限有关。

(4) 有出血的潜在危险　与抗凝治疗有关。

(5) 焦虑　与对本病的预后不了解有关。

三、护理措施

1. 非手术病人的护理

(1) 急性期绝对卧位休息 10 ~ 14 日，患肢高出心脏平面 20 ~ 30cm，床上活动时避免动作过大，禁止按摩患肢，以免血栓脱落，发生肺动脉栓塞。

(2) 鼓励尽早活动，以免血栓再次形成、延伸而并发肺栓塞。

(3) 观察肢体远端的皮肤温度、色泽、感觉和脉搏强度来判断血管通畅情况。

(4) 全身使用抗生素预防感染。

(5) 观察有无出血倾向。

(6) 逐渐增加活动量，以促进下肢深静脉再通和建立侧支循环。

2. 手术护理

(1) 术前护理　①给予普外科术前护理常规。②卧床休息，防止血栓脱落，引起肺栓塞。③抬高患肢，以促进静脉回流，防止下肢水肿的加重。④卧床时，鼓励病人多做足部和脚趾活动。⑤使用抗凝剂（肝素）期间应监测出凝血时间，避免用量过大引起的大出血。⑥溶栓治疗最好在血栓形成后 3 日内进行。⑦使用抗凝和溶栓药物时，避免剧烈运动，以免栓子脱落，引起肺栓塞等并发症。必要时可先行下腔静脉置网术，再进行溶栓。

(2) 术后护理　①给予普外科术后护理常规。②卧床抬高患肢，以利于静脉回流。③进食低脂、富含维生素的饮食，保持排便通畅，以减少用力排便引起腹压增高，影响下肢静脉回流。④继续给予抗凝溶栓治疗，同时要防止创伤。

3. 病情观察

（1）全面了解病情，密切观察生命体征变化。

（2）详细观察并记录肢体温度，双下肢周径，足背动脉搏动情况，末梢循环色泽变化。

4. 健康指导

（1）告诫病人要绝对戒烟，防止烟草中尼古丁刺激引起血管收缩。

（2）进食低脂、高纤维素的饮食；保持大便通畅。

（3）鼓励病人加强日常锻炼，对于长期卧床或制动的病人应同时指导其家属，加强床上运动，如定时翻身。避免用过紧的腰带和紧身衣物而影响静脉回流。

（4）长期静脉输液者，应尽量保护静脉，避免在同一时间反复穿刺。

（5）若突然出现下肢剧烈胀痛、浅静脉曲张伴有发热等，应警惕下肢深静脉血栓形成的可能，及时就诊。

第二十五节　血栓闭塞性脉管炎

一、疾病概述

【概念与特点】

血栓闭塞性脉管炎又称 Buerger 征，是一种进行缓慢的动脉和静脉节段性炎症病变，主要侵袭四肢中小动静脉，以下肢为主，是多层血管炎症、血管内膜增生、血栓形成致血管腔闭塞，导致严重肢体缺血，与感染、寒冷、吸烟、激素等有关。临床上分为三期：①局部缺血期：患肢麻木、发凉、怕冷、轻度间歇性跛行，皮温低、色苍白、足背动脉搏动减弱；②营养障碍期：以上症状逐渐加重，持续性静息痛、皮温低、足背动脉搏动消失；③组织坏死期：末梢出现坏疽或溃疡。

【临床特点】

（1）患肢疼痛　是主要症状，由血管炎及供血不足引起，全部病例都有疼痛，而且常为首发症状，起病隐匿，进展缓慢，有时可同时累及两个或两个以上肢体。按其发展过程分为：第一期（局部缺血期），表现为间歇性跛行；第二期（营养障碍期），表现为缺血症状逐步发展，出现静息痛，夜间尤甚，坐起放低患肢可缓解；第三期（组织坏死期），此时患肢静息痛明显，常整夜无法入睡。

（2）患肢感觉异常　可相继出现下肢发凉、麻木、感觉异常。

（3）血运循环障碍　早期表现皮肤干燥、脱屑、肌肉萎缩，进一步发展为患肢趾端干性坏死，多为足趾；严重者可累及小腿，继发感染后，可变为湿性坏死，严重者出现全身中毒性症状，危及生命。

（4）游走性浅静脉炎　50%病人可出现患肢游走性浅静脉炎。

【辅助检查】

肢体血流图显示本病改变与病变严重程度成正比应作为首选。超声多普勒检查可显示动脉的形态、直径和流速等。动脉造影可以明确患肢动脉阻塞的部位、程度、范围及侧支循环建立情况。

【治疗原则】

血栓闭塞性脉管炎的治疗原则主要是促进侧支循环，重建血流、改进肢体血供，减轻或消除疼痛，促进溃疡愈合及防治感染，保存肢体，以恢复劳动力。重点是改善患肢血液循环。

二、主要护理问题

（1）疼痛　与动脉痉挛、炎症所致缺血有关。

（2）皮肤完整性受损　与患肢溃疡、动脉营养障碍有关。

（3）自理缺陷　与患肢疼痛或截肢有关。

（4）自我形象紊乱　与截肢或患肢溃疡有关。

（5）潜在的并发症　感染。

（6）焦虑　与对疾病和预后不了解有关。

三、护理措施

1. 术前护理

（1）给予普外科术前护理常规。

（2）戒烟，以消除烟碱对血管的毒性作用。

（3）保护患肢，防止创伤，注意保暖，但不能局部加温，以免加重组织缺氧、坏死。保持局部清洁、干燥。坏疽部位应保持干燥，温热络合碘浸泡后，无菌敷料包扎。继发感染者可应用抗生素治疗。

（4）疼痛的护理　长期的剧烈疼痛使病人丧失治疗的信心，可适当应用镇痛药。

2. 术后护理

（1）给予普外科术后护理常规。

（2）监测体温、脉搏、呼吸、血压、尿量等，观察尿液颜色。

（3）注意患肢皮肤的颜色、温度、动脉搏动及感觉，预防人工血管的感染。

（4）术后抗凝治疗，遵医嘱用抗凝药物，注意保护病人，防止创伤。

3. 病情观察　术后密切观察血压、脉搏、肢体温度及伤口渗血或血肿情况；对血管重建术及动脉血管内膜剥脱术的病人，应观察肢体远端的皮肤温度、色泽、感觉和脉搏强度，以判断血管通畅情况。如出现肢体肿胀、发绀、皮温下降，考虑重建血管发生痉挛或继发血栓形成，应立即报告医师。

4. 健康指导

（1）劝告病人坚持戒烟。

（2）避免久站或久坐影响血液循环的姿势。

（3）保护患肢，适当保暖，避免发生外伤。选择舒适的鞋、袜和衣裤，避免肢体受压。

（4）坚持适当的肢体功能锻炼，促进侧支循环建立。

第二章
神经外科疾病

第一节　颅骨骨折

一、疾病概述

【概念与特点】

颅骨骨折指颅骨受暴力作用致颅骨结构的改变。颅骨骨折提示受伤者受暴力较重，其严重性并不在于骨折本身，而在于可能合并脑、脑膜、血管和神经损伤。颅骨骨折按骨折部位分为颅盖骨折和颅底骨折；按骨折态分为线性骨折和凹陷性骨折；按骨折是否与外界相通分为开放性骨折和闭合性骨折。

【临床特点】

（1）颅盖骨折　线性骨折发生率最高，局部压痛、肿胀，病人常伴有局部骨膜下血肿；凹陷性骨折好发于额、顶部，多为全层凹陷，局部可扪及下陷区，部分病人仅有内板凹陷，若骨折片损伤脑功能区，可出现偏瘫、失语、癫痫等神经系统定位体征。

（2）颅底骨折　多为颅盖骨折延伸到颅底，或由强烈的间接暴力作用于颅底所致，常为线性骨折。颅底部的硬脑膜与颅骨贴附紧密，故颅底骨折时易撕裂硬脑膜，产生脑脊液外漏而成为开放性骨折。依骨折的部位可分为颅前窝、颅中窝和颅后窝骨折，主要临床表现为皮下或黏膜下瘀斑、脑脊液外漏和脑神经损伤 3 个方面。

【辅助检查】

（1）X 线检查　颅盖骨折依靠头颅 X 线摄片确诊，凹陷性骨折者可显示骨折片陷入颅内的深度；颅底骨折X线摄片检查价值不大。

（2）CT检查　有助于了解骨折情况和有无合并脑损伤。

【治疗原则】

1. 颅盖骨折　单纯线形骨折或凹陷性骨折下陷较轻，一般无须特殊处理；合并脑损伤或大面积骨折片陷入颅腔导致颅内压升高有脑疝可能者、骨折片压迫脑重要部位引起神经功能障碍者、开放性粉碎性凹陷骨折者，则需手术整复或摘除陷入的骨片。

2. 颅底骨折　本身无须特殊处理，重点是预防颅内感染。出现脑脊液漏时即属开放性损伤，应使用破伤风抗毒素，同时应用抗生素预防感染。大部分脑脊液漏在伤后1～2周自愈，4周以上仍未停止，可行手术修补硬脑膜。若骨折片压迫视神经，应尽早手术减压。

二、主要护理问题

（1）有感染的危险　与脑脊液外漏有关。

（2）潜在并发症　颅内出血、颅内压增高、颅内低压综合征。

三、护理措施

1. 常规护理

（1）体位　病人取半坐卧位，头偏向患侧，借重力作用使脑组织移至颅底，促使脑膜形成粘连而封闭漏口，待脑脊液漏停止3～5日后可改平卧位。如果脑脊液外漏多，应取平卧位，头稍抬高，以防颅内压过低。

（2）保持局部清洁　每日2次清洁、消毒外耳道、鼻腔或口腔，注意消毒棉球不可过湿，以免液体逆流入颅。劝告病人勿挖鼻、抠耳。

2. 专科护理

（1）预防颅内逆行感染　脑脊液漏者，禁忌堵塞、冲洗鼻腔、耳道和经鼻腔、耳道滴药，禁忌作腰椎穿刺。脑脊液鼻漏者，严禁从鼻腔吸痰或放置鼻胃管。注意有无颅内感染迹象：如头痛、发热等。遵医嘱应用抗生素和破伤风抗毒素。

（2）避免颅内压骤升 嘱病人勿用力屏气排便、咳嗽、擤鼻涕或打喷嚏等，以免颅内压骤然升降导致气颅或脑脊液逆流。

3. 病情观察 主要是并发症的观察与处理。

（1）脑脊液漏 病人鼻腔、耳道流出淡红色液体，可疑为脑脊液漏。但需要鉴别血性脑脊液与血性渗液。可将血性液滴于白色滤纸上，若血迹外周有月晕样淡红色浸渍圈，则为脑脊液漏；或行红细胞计数并与周围血的红细胞比较，以明确诊断。另外，还应区别血性脑脊液与鼻腔分泌物。根据脑脊液中含糖而鼻腔分泌物中不含糖的原理，用尿糖试纸测定或葡萄糖定量检测以鉴别是否存在脑脊液漏。在鼻前庭或外耳道口松松地放置干棉球，随湿随换，记录24小时浸湿的棉球数，以估计脑脊液外漏量。有时颅底骨折虽伤及颞骨岩部，且骨膜及脑膜均已破裂但鼓膜尚完整时，脑脊液可经耳咽管流至咽部进而被病人咽下，故应观察并询问病人是否经常有腥味液体流至咽部。

（2）颅内继发性损伤 颅骨骨折病人可合并脑挫伤、颅内出血，因继发性脑水肿导致颅内压增高。脑脊液外漏可推迟颅内压增高症状的出现，一旦出现颅内压增高的症状，救治更为困难。因此，应严密观察病人的意识、生命体征、瞳孔及肢体活动等情况，以及时发现颅内压增高及脑疝的早期迹象。

（3）颅内低压综合征 若脑脊液外漏多，可使颅内压过低而导致颅内血管扩张，出现剧烈头痛、眩晕、呕吐、厌食、反应迟钝、脉搏细弱、血压偏低。头痛在立位时加重，卧位时缓解。若病人出现颅内压过低表现，可遵医嘱补充大量水分以缓解症状。

4. 健康指导 颅骨缺损者应避免局部碰撞，以免损伤脑组织，嘱咐病人在伤后半年左右作颅骨成形术。

第二节 脑震荡

一、疾病概述

【概念与特点】

脑震荡是指头部受到撞击后，立即发生一过性脑功能障碍，无肉眼可见的神经病理改变，但在显微镜下可见神经组织结构紊乱。

【临床特点】

病人在伤后立即出现短暂的意识障碍，持续数秒或数分钟，一般不超过30分钟。同时可伴有皮肤苍白、出汗、血压下降、心动徐缓、呼吸浅慢、肌张力降低、各生理反射迟钝或消失等自主神经和脑干功能紊乱的表现。清醒后大多不能回忆受伤当时及伤前近期的情况，而对往事记忆清楚，称为逆行性遗忘。常有头痛、头晕、失眠、耳鸣、恶心、呕吐、情绪不稳、记忆力减退等症状，一般可持续数日或数周。神经系统检查无阳性体征。

【辅助检查】

脑脊液检查无红细胞，CT检查颅内亦无异常发现。

【治疗原则】

一般卧床休息1~2周，可适当给予镇静、镇痛药物。多数病人2周内恢复正常。

二、主要护理问题

（1）焦虑　与缺乏脑震荡相关知识、担心疾病预后有关。

（2）急性疼痛　与脑震荡有关。

三、护理措施

1. 缓解病人焦虑情绪　讲解疾病相关知识，缓解其紧张情绪。对少数症状迁延者，加强心理护理，帮助其正确认识疾病。

2. 镇痛、镇静　疼痛明显者遵医嘱适当给予镇静、镇痛药物。

3. 病情观察　少数病人可能合并存在颅内血肿，故应密切观察其意识状态、生命体征及神经系统体征。

4. 健康指导　嘱病人保证充足睡眠，适当进行体能锻炼（气功、太极拳等），避免过度用脑和劳累。解除思想上对所谓“后遗症”的紧张和忧虑，保持心情愉快。加强营养，多食健脑食品（如栗子、核桃等）。

第三节 脑挫裂伤

一、疾病概述

【概念与特点】

脑挫裂伤是常见的原发性脑损伤，既可发生于着力部位，也可在对冲部位。脑挫裂伤包括脑挫伤及脑裂伤，前者指脑组织遭受破坏较轻，软脑膜完整；后者指软脑膜、血管和脑组织同时有破裂，伴有外伤性蛛网膜下隙出血。由于两者常同时存在，合称为脑挫裂伤。

【临床特点】

因损伤部位和程度不同，临床表现差异很大。轻者仅有轻微症状，重者昏迷，甚至迅速死亡。

【辅助检查】

（1）影像学检查 CT检查是首选项目，可了解脑挫裂伤的部位、范围及周围脑水肿的程度，还可了解脑室受压及中线结构移位等。MRI检查有助于明确诊断。

（2）腰椎穿刺检查 腰椎穿刺脑脊液中含大量红细胞，同时可测量颅内压或引流血性脑脊液，以减轻症状。但颅内压明显增高者禁忌腰穿。

【治疗原则】

以非手术治疗为主，防治脑水肿，减轻脑损伤后的病理生理反应，预防并发症。

经非手术治疗无效或颅内压增高明显，甚至出现脑疝迹象时，应及时手术去除颅内压增高的病因，以解除脑受压。手术方法包括脑挫裂伤灶清除、额极或颞极切除、去骨瓣减压术或颞肌下减压术。

二、主要护理问题

（1）清理呼吸道无效　与脑损伤后意识障碍有关。

（2）营养失调，低于机体需要量　与脑损伤后高代谢、呕吐、高热等有关。

（3）有失用综合征的危险　与脑损伤后意识和肢体功能障碍及长期卧床有关。

（4）潜在并发症　颅内压增高、脑疝、蛛网膜下隙出血、癫痫发作、消化道出血。

三、护理措施

1. 保持呼吸道通畅

（1）体位　意识清醒者取斜坡卧位，以利于颅内静脉回流。昏迷或吞咽功能障碍者取侧卧位或侧俯卧位，以免呕吐物、分泌物误吸。

（2）及时清除呼吸道分泌物　颅脑损伤病人常有不同程度的意识障碍，丧失正常的咳嗽反射和吞咽功能，不能有效排出呼吸道分泌物、血液、脑脊液及呕吐物。因此，应及时清除口腔和咽部血块或呕吐物，定时吸痰。呕吐时将头转向一侧以免误吸。

（3）开放气道　深昏迷者，抬起下颌或放置口咽通气道，以免舌根后坠阻碍呼吸。短期不能清醒者，必要时行气管插管或气管切开。呼吸减弱并潮气量不足不能维持正常血氧者，及早使用呼吸机辅助呼吸。

（4）加强气管插管、气管切开病人的护理　保持室内适宜的温度和湿度，湿化气道，避免呼吸道分泌物黏稠，利于排痰。

（5）预防感染　使用抗生素防治呼吸道感染。

2. 加强营养　创伤后的应激反应可产生严重分解代谢，使血糖增高、乳酸堆积，后者可加重脑水肿。因此，必须及时、有效补充能量和蛋白质以减轻机体损耗。早期可采用肠外营养，待肠蠕动恢复后，无消化道出血者尽早行肠内营养支持，以利于胃肠功能恢复和营养吸收。昏迷病人通过鼻胃管或鼻肠管给予每日所需营养，成人每日补充总热量约 8400kJ 和 10g 氮。当病人肌张力增高或癫痫发作时，应预防肠内营养反流导致误吸。

3. 并发症的观察与护理

（1）压疮　保持皮肤清洁干燥，定时翻身，尤应注意骶尾部、足跟、耳廓等骨隆突部位，不可忽视敷料覆盖部位。消瘦者伤后初期及高热者常需每小时翻身 1 次，长期昏迷、一般情况较好者可每 3 ~ 4 小时翻身 1 次。

（2）呼吸道感染　加强呼吸道护理，定期翻身叩背，保持呼吸道通畅，防止呕吐物误吸引起窒息和呼吸道感染。

（3）失用综合征　脑损伤病人因意识或肢体功能障碍，可发生关节挛缩和肌萎缩。保持病人肢体于功能位，防止足下垂。每日四肢关节被动活动及肌按摩 2 ~ 3 次，防止肢体挛缩和畸形。

（4）泌尿系感染　昏迷病人常有排尿功能紊乱，短暂尿潴留后继以尿失禁。长期留置导尿管是引起泌尿系感染的主要原因。必须导尿时，严格执行无菌操作；留置尿管过程中，加强会阴部护理，夹闭导尿管并定时放尿以训练膀胱贮尿功能；尿管留置时间不宜超过 3 ~ 5 日；需长期导尿者，宜行耻骨上膀胱造瘘术，以减少泌尿系感染。

（5）暴露性角膜炎　眼睑闭合不全者，角膜涂眼药膏保护；无须随时观察瞳孔者，可用纱布遮盖上眼睑，甚至行眼睑缝合术。

（6）蛛网膜下隙出血　因脑裂伤所致，病人可有头痛、发热、颈项强直表现。可遵医嘱给予解热镇痛药物对症处理。病情稳定，排除颅内血肿及颅内压增高、脑疝后，为解除头痛可以协助医师行腰椎穿刺，放出血性脑脊液。

（7）消化道出血　多因下丘脑或脑干损伤引起的应激性溃疡所致，大量使用皮质激素也可诱发。除遵医嘱补充血容量、停用激素外，还应使用止血药和抑制胃酸分泌的药物，如奥美拉唑、雷尼替丁等。及时清理呕吐物，避免消化道出血发生误吸。

（8）外伤性癫痫　任何部位的脑损伤均可能导致癫痫，尤其是大脑皮质运动区受损。早期癫痫发作的原因是颅内血肿、脑挫裂伤、蛛网膜下隙出血等；晚期癫痫发作主要是脑的瘢痕、脑萎缩、感染、异物等引起。可采用苯妥英钠预防发作。癫痫发作时使用地西泮10～30mg静脉缓慢注射，直至控制抽搐为止。

4. 病情观察

（1）意识　意识障碍是脑损伤病人最常见的变化之一。观察病人意识状态，不仅应了解有无意识障碍，还应注意意识障碍程度及变化。意识障碍的程度可辨别脑损伤的轻重。意识障碍出现的迟早和有无继续加重可作为区别原发性和继发性脑损伤的重要依据。

（2）生命体征　为避免病人躁动影响结果的准确性，应先测呼吸，再测脉搏，最后测血压。①体温：伤后早期，由于组织创伤反应，可出现中等程度发热；若损伤累及间脑或脑干，可导致体温调节紊乱，出现体温不升或中枢性高热；伤后即发生高热，多系视丘下部或脑干损伤；伤后数日体温升高，常提示有感染性并发症。②脉搏、呼吸、血压：注意呼吸节律和深度、脉搏快慢和强弱以及血压和脉压变化。若伤后血压上升、脉搏缓慢有力、呼吸深慢，提示颅内压升高，警惕颅内血肿或脑疝发生；枕骨大孔疝病人可突然发生呼吸心跳停止；闭合性脑损伤呈现休克征象时，应检查有无内脏出血，如迟发性脾破裂、应激性溃疡出血等。

（3）瞳孔变化　可因动眼神经、视神经及脑干部位的损伤引起。观察两侧睑裂大小是否相等，有无上睑下垂，注意对比两侧瞳孔的形状、大小及对光反应。伤后一侧瞳孔进行性散大、对侧肢体瘫痪、意识障碍，提示脑受压或脑疝；双侧瞳孔散大、对光反应消失、眼球固定伴深昏迷或去皮质强直，多为原发性脑干损伤或临终表现；双侧瞳孔大小形状多变、对光反应消失，伴眼球分离或异位，常是中脑损伤的表现；眼球不能外展且有复视者，多为展神经受损；眼球震颤常见于小脑或脑干损伤。有无间接对光反应可以鉴别视神经损伤与动眼神经损伤。观察瞳孔时应注意某些药物、剧痛、惊骇等也会影响瞳孔变化，如吗啡、氯丙嗪可使瞳孔缩小，阿托品、麻黄碱可使瞳孔散大。

（4）神经系统体征　原发性脑损伤引起的偏瘫等局灶症状，在受伤当时已出现，且不再继续加重；伤后一段时间才出现一侧肢体运动障碍且进行性加重，同时伴有意识障碍和瞳孔变化，多为小脑幕切迹疝压迫中脑的大脑脚，损害其中的锥体束纤维所致。

（5）其他　观察有无脑脊液漏，有无剧烈头痛、呕吐、烦躁不安等颅内压增高表现或脑疝先兆。注意 CT 和 MRI 扫描结果及颅内压监测情况。

5. 健康指导

（1）心理指导　对恢复过程中出现头痛、耳鸣、记忆力减退的病人，给予适当解释和宽慰，使其树立信心，帮助病人尽早自理生活。

（2）控制外伤性癫痫　坚持服用抗癫痫药物至症状完全控制后 1～2 年，逐步减量后才能停药，不可突然中断服药。癫痫病人不能单独外出、登高、游泳等，以防意外。

（3）康复训练　脑损伤后遗留语言、运动或智力障碍，在伤后 1～2 年内有部分恢复的可能。提高病人自信心，协助病人制订康复计划，进行语言、运动、记忆力等方面的训练，以提高生活自理能力及社会适应能力。

第四节　颅内压增高

一、疾病概述

【概念与特点】

颅内压增高是指安静状态下，侧卧位腰椎穿刺测得的脑脊液压力成人 > 1.96kPa（200mmH_2O）；儿童 > 0.98kPa（100mmH_2O）。

【临床特点】

（1）头痛　是最常见的症状，是颅内压增高使脑膜血管和神经受刺激与牵拉所致。以清晨和晚间多见，多位于前额及颞部，程度随颅内压增高而进行性加重，咳嗽、打喷嚏、用力、弯腰、低头时可加重。

（2）呕吐　呈喷射状，常出现于剧烈头痛时，亦易发生于饭后。可伴恶心，是因迷走神经受刺激所致。呕吐后头痛可有所缓解；病人因此常拒食，导致水、电解质紊乱及体重减轻。

（3）视神经水肿　因视神经受压、眼底静脉回流受阻引起。表现为视神经充血、边缘模糊、中央凹陷变浅或消失，视网膜静脉怒张、迂曲、搏动消失，动、静脉比例失调，静脉管径增粗，严重时视神经周围可见火焰状出血。早期视力无明显障碍，晚期可因视神经萎缩而失明。

（4）意识障碍及生命体征变化　慢性颅内压增高病人，往往神志淡漠，反应迟钝；急性颅内压增高者，常有明显的进行性意识障碍甚至昏迷。病人可伴有典型的生命体征变化，出现库欣综合征，即血压升高，尤其是收缩压增高，脉压增大；脉搏缓慢，洪大有力；呼吸深慢等。严重病人可因呼吸循环衰竭而死亡。

（5）其他症状和体征　颅内压增高还可以引起展神经麻痹或复视、头晕、猝倒等。婴幼儿颅内压增高时可见头皮静脉怒张，囟门饱满，张力增高，骨缝分离。

【辅助检查】

1. 影像学检查

（1）头颅 X 线摄片　慢性颅内压增高病人可见脑回压迹增多、加深，蛛网膜颗粒压迹增大、加深，蝶鞍扩大，颅骨的局部破坏或增生等；小儿可见颅缝分离。

（2）CT 及 MRI　可见脑沟变浅、脑室、脑池缩小或脑结构变形等，通常能显示病变的位置、大小和形态，对判断引起颅内压增高的原因有重要参考价值。

（3）脑血管造影或数字减影脑血管造影　主要用于疑有脑血管畸形等疾病等。

2. 腰椎穿刺　可以测定颅内压力，同时取脑脊液作检查。但有明显颅内压增高者可能引发脑疝，应禁忌腰穿。

【治疗原则】

（1）对于颅内占位病变，争取手术切除。有脑积水者，行脑脊液分流术。颅内压增高造成急性脑疝时应紧急手术处理。

（2）对于原因不明或一时不能解除病因者，可采取脱水治疗、激素治疗、冬眠低温治疗、脑室穿刺外引流等治疗。

二、主要护理问题

(1) 疼痛 与颅内压增高有关。

(2) 组织灌注不足 与颅内压增高有关。

(3) 体液不足 有体液不足的危险，与颅内压增高引起剧烈呕吐及应用脱水药有关。

(4) 有受伤的危险 与意识障碍有关。

(5) 潜在并发症 脑疝。

三、护理措施

1. 常规护理

(1) 一般护理 ①体位：床头抬高15°～30°，以利于颅内静脉回流，减轻脑水肿。昏迷病人取侧卧位，便于呼吸道分泌物排出。②给氧：持续或间断给氧，降低 $PaCO_2$，使脑血管收缩，减少脑血流量，降低颅内压。③饮食与补液：不能进食者，成人每日补液量控制在1500～2000ml，其中等渗盐水不超过500ml。保持每日尿量不少于600ml。控制输液速度，防止短时间内输入大量液体加重脑水肿。神志清醒者给予普通饮食，但需适当限盐。④维持正常体温和防治感染：高热可使机体代谢率增高，加重脑缺氧，故应及时给予有效的降温措施。遵医嘱应用抗生素预防和控制感染。⑤加强生活护理：适当保护病人，避免意外损伤。

(2) 药物治疗的护理 ①脱水治疗：最常用的高渗性脱水剂是20%甘露醇，成人每次250ml，15～30分钟内滴完，每日2～4次，滴注后10～20分钟颅内压开始下降，维持4～6小时，可重复使用。使用脱水剂可使钠、钾等排出过多，引起电解质紊乱，脱水治疗期间记录24小时出入液量，遵医嘱合理输液。使用高渗性液体后，血容量突然增加，可加重循环系统负担，有导致心力衰竭或肺水肿的危险，尤其是儿童、老人及心功能不全者，应注意观察和及时处理。停药前应逐渐减量或延长给药间隔，防止颅内压反跳现象。②激素治疗：常用地塞米松5～10mg静脉或肌内注射，每日2～3次；或氢化可的松100mg静脉注射，每日1～2次。治疗期间注意观察有无因应用激素诱发应激性溃疡和感染等不良反应。

（3）辅助过度换气的护理　过度换气的目的是排出体内CO_2，减少脑血流量。$PaCO_2$每下降1mmHg，可使脑血流量递减2%，从而使颅内压相应降低。但脑血流量显著减少会加重脑缺氧，故应监测血气分析，维持病人PaO_2于90～100mmHg（12～13.33kPa）、$PaCO_2$于25～30mmHg（3.33～4.0kPa）水平为宜。过度换气持续时间不宜超过24小时，以免引起脑缺血。

2. 专科护理

（1）冬眠低温治疗的护理　①目的：应用药物和物理方法降低病人体温，以降低脑耗氧量和新陈代谢率，减少脑血流量、改善细胞膜通透性、增加脑对缺氧缺血的耐受力、防止脑水肿的发生和发展，同时有一定的降低颅内压的作用。当体温降至30℃时，脑代谢率仅为正常体温时的50%左右，脑脊液压力较降温前低56%。体温每下降1℃，脑血流量平均减少6.7%。低温还能显著提高组织中三磷腺苷（ATP）含量及腺苷激酶的活性，后者能使二磷腺苷（ADP）迅速转化为ATP，而ATP是维持脑组织生理活动的主要能源物质。儿童和老年人慎用，休克、全身衰竭或有房室传导阻滞者禁用。②环境和物品准备：将病人安置于单人病房，室内光线宜暗，室温18～20℃。室内备氧气、吸引器、血压计、听诊器、水温计、冰袋或冰毯、导尿包、集尿袋、吸痰盘、冬眠药物、急救药物及器械和护理记录单等，由专人护理。③降温方法：遵医嘱给予冬眠药物，如冬眠Ⅰ号合剂（氯丙嗪、异丙嗪及哌替啶）或冬眠Ⅱ号合剂（哌替啶、异丙嗪、二氢麦角碱），待自主神经被充分阻滞，病人御寒反应消失，进入昏睡状态后，方可加用物理降温措施。若未进入冬眠状态即开始降温，御寒反应会使病人出现寒战，机体代谢率增高、耗氧量增加，反而增高颅内压。物理降温方法可采用头部戴冰帽或在颈动脉、腋动脉、肱动脉、股动脉等主干动脉表浅部放置冰袋。此外，还可采用降低室温、减少被盖、体表覆盖冰毯或冰水浴巾等方法，使病人体温稳定在治疗要求的范围内，避免大起大落。降温速度以每小时下降1℃为宜，体温降至肛温32～34℃、腋温31～33℃较为理想。体温过低易诱发心律失常、低血压、凝血障碍等并发症。冬眠药物最好经静脉滴注，便于调节给药速度、控制冬眠深度。④饮食：冬眠期间机体代谢率降低，对能量及水分的需求减少。每日液体入量不宜超过1500ml。鼻饲者，流质饮食或肠内营养液温度应与当时体温相同。低温时病人肠蠕动减弱，观察有无胃潴留、腹胀、便秘、消化道出血等，防止反流和误吸。⑤预防并发症：冬眠病人肌肉松弛，易出现舌后坠，吞咽、咳嗽反射减弱，应保持呼吸道通畅，加强肺部护理，以防肺部并发症；搬动病人或为其翻身时，动作要缓慢、轻稳，以防发生直立性低血压；加强皮肤护理，防止压疮和冻伤发生。⑥缓慢复温：冬眠低温治疗时间一般为2～3日，停用冬眠低温治疗时先停物理降温，再逐步减少药物剂量直至停用。为病人加盖被毯，待其自然复温。

（2）脑室引流的护理　①引流管的安置：病人回病室后，在严格无菌操作下连接引流瓶（袋），妥善固定引流管及引流瓶（袋），使引流管开口高于侧脑室平面10～15cm，以维持正常的颅内压。需要搬动病人时，应将引流管暂时夹闭，防止脑脊液反流颅内引起感染。②控制引流速度和量：术后早期若引流过快、过多，可使颅内压骤然降低，导致脑移位。故早期应适当抬高引流瓶（袋）的位置，以减慢流速，每日引流量以不超过500ml为宜，待颅内压力平衡后再降低引流瓶（袋）。正常脑脊液每日分泌400～500ml，颅内感染病人脑脊液分泌增多，引流量可适当增加，但同时应注意补液，以免水、电解质紊乱。③保持引流通畅：引流管不可受压和折叠；适当限制病人头部活动范围，活动及翻身时避免牵拉引流管。注意观察引流管是否通畅：若引流管内不断有脑脊液流出、管内的液面随病人呼吸、脉搏等上下波动表明引流管通畅；若引流管无脑脊液流出，应查明原因。可能的原因有：颅内压低于120～150mmH_2O（1.18～1.47kPa），证实的方法是将引流瓶（袋）降低高度后有脑脊液流出；引流管在脑室内盘曲成角，可请医师对照X线片，将过长的引流管缓慢向外抽出至有脑脊液流出，再重新固定；管口吸附于脑室壁，可将引流管轻轻旋转，使管口离开脑室壁；引流管被小凝血块或碎的脑组织阻塞，可在严格消毒管口后，用无菌注射器轻轻向外抽吸，切不可注入生理盐水冲洗，以免管内阻塞物被冲至脑室系统，日后引起脑脊液循环受阻。经上述处理后若仍无脑脊液流出，必要时更换引流管。④严格无菌操作：保持整个装置无菌状态，每日更换引流袋时先夹住引流管，防止进入空气或脑脊液逆流入颅内。必要时作脑脊液常规检查或细菌培养。⑤拔管：脑室引流管一般放置3～4日，此时脑水肿已消退，颅内压逐渐降低。脑室引流放置时间不宜超过 5～7 日，以免时间过长发生颅内感染。拔管前行头颅 CT 检查，并试行抬高引流瓶（袋）或夹闭引流管 24 小时，以了解脑脊液循环是否通畅。若颅内压再次升高，并出现头痛、呕吐等症状，立即放低引流瓶（袋）或开放夹闭的引流管，并告知医师。拔管时先夹闭引流管，以免管内液体逆流入脑室引起感染。拔管后切口处若有脑脊液漏出，告知医师处理，以免引起颅内感染。

（3）防止颅内压骤然升高诱发脑疝　①卧床休息：保持病室安静，清醒病人不要突然坐起。②稳定病人情绪：避免情绪激动，以免血压骤升，增加颅内压。③保持呼吸道通畅：呼吸道梗阻时，病人用力呼吸致胸腔内压力增高，由于颅内静脉无静脉瓣，胸腔内压力可直接逆行传导到颅内静脉，增加颅内压；呼吸道梗阻使 $PaCO_2$ 增高，致脑血管扩张，脑血容量增多，也加重颅内高压。防止呕吐物吸入气道，及时清除呼吸道分泌物；舌根后坠影响呼吸者，及时安置口咽通气管；对意识不清的病人及咳痰困难者，配合医师尽早行气管切开；重视基础护理，定时为病人翻身叩背，以防肺部并发症。④避免剧烈咳嗽和便秘：剧烈咳嗽和用力排便均可使胸腹腔内压力骤然升高而导致脑疝。预防和及时治疗感冒，避免咳嗽。颅内压增高病人因限制水分摄入及脱水治疗，常出现大便干结，鼓励病人多吃蔬菜和水果，促进肠蠕动以免发生便秘；已发生便秘者切勿用力屏气排便，可用开塞露、缓泻剂或低压小量灌肠通便，禁忌高压灌肠，必要时戴手套掏出粪块。⑤控制癫痫发作：癫痫发作可加重脑缺氧及脑水肿，遵医嘱定时定量给予抗癫痫药物；一旦发作应协助医师及时给予抗癫痫及降颅内压处理。⑥躁动的处理：颅内压增高、呼吸道不通畅、尿潴留、便秘及冷、热、饥饿等不舒适均可引起病人躁动。积极寻找并解除引起躁动的原因，避免盲目使用镇静剂或强制性约束，以免病人挣扎而使颅内压进一步增高，适当加以保护，以防意外伤害。

3. 病情观察　观察病人意识、生命体征、瞳孔和肢体活动变化，在治疗前应观察并记录生命体征、意识状态、瞳孔和神经系统病征，作为治疗后观察对比的基础。冬眠低温治疗期间，若脉搏超过 100 次/分，收缩压低于 100mmHg（13.3kPa），呼吸次数减少或不规则时，应及时通知医师，停止冬眠疗法或更换冬眠药物。警惕颅高压危象的发生，有条件者可监测颅内压。

（1）意识状态　意识反映大脑皮质和脑干的功能状态，意识障碍的程度、持续时间和演变过程是分析病情进展的重要指标。目前临床对意识障碍程度的分级有多种方法，现介绍其中2种。①传统方法：分为清醒、模糊、浅昏迷、昏迷和深昏迷5级。②格拉斯哥昏迷评分法：依据病人睁眼、语言及运动反应进行评分，三者得分相加表示意识障碍程度。最高15分，表示意识清醒，8分以下为昏迷，最低3分，分数越低表明意识障碍越严重。

（2）生命体征　注意呼吸节律和深度、脉搏快慢和强弱及血压和脉压的变化。血压上升、脉搏缓慢有力、呼吸深而慢，同时有进行性意识障碍，是颅内压增高所致的代偿性生命体征改变。

（3）瞳孔变化　正常瞳孔等大、圆形，在自然光线下直径3～4mm，直接、间接对光反应灵敏。严重颅内压增高继发脑疝时可出现异常变化。

（4）颅内压监护　将导管或微型压力传感器探头置于颅内，导管或传感器另一端与ICP监护仪连接，将ICP转变为电信号，显示于示波屏或数字仪上，并用记录器连续描记压力曲线，动态反映ICP变化。病人平卧或头抬高10°～15°，保持呼吸道通畅，躁动病人适当使用镇静药，避免外来因素干扰监护。防止管道阻塞、扭曲、打折及传感器脱出。监护过程严格无菌操作，预防感染，监护时间不宜超过1周。

（5）观察并记录脑脊液的颜色、量及性状　正常脑脊液无色透明，无沉淀。术后1～2日脑脊液可略呈血性，以后转为橙黄色。若脑脊液中有大量血液，颜色逐渐加深，常提示脑室内出血，需紧急手术止血；若脑脊液混浊呈毛玻璃状或有絮状物，提示有颅内感染。

4. 健康指导

（1）提供疾病护理知识　向病人及家属说明疾病及可能出现的各种症状和对症治疗后会出现的改善情况。

（2）饮食指导　神志清醒者，给予普通饮食，但需要适量限盐，注意防止水、电解质紊乱。

（3）康复指导　康复期要适量运动，促进体力恢复，促进肠蠕动，注意安全，避免发生外伤。

（4）出院病人的健康指导　定期复查，如有不适及时就诊。

第五节　颅脑损伤

一、疾病概述

【概念与特点】

颅脑损伤是暴力直接或间接作用于头部引起颅骨及脑组织的损伤。可分为开放性颅脑损伤和闭合性颅脑损伤。颅脑损伤临床表现为意识障碍、头痛、恶心、呕吐、癫痫发作、肢体瘫痪、感觉障碍、失语及偏盲等。颅底骨折可出现脑脊液耳漏、鼻漏。脑干损伤时可出现意识障碍、去大脑强直，严重时发生脑疝危及生命。重度颅脑损伤以紧急抢救、纠正休克、清创、抗感染及手术为主要治疗方法。

【临床特点】

脑震荡病人表现为短暂意识丧失，意识恢复后常有头痛、恶心、呕吐、眩晕等症状；脑挫裂伤和颅内血肿的病人有意识障碍（硬膜外血肿典型的表现为昏迷－清醒－再昏迷，有中间清醒期）、颅内压增高的表现、神经损害体征、脑膜刺激症状和生命体征的改变等临床特点。

【辅助检查】

颅骨 X 线片可明确有无凹陷骨折。CT 扫描一般均可见受伤处头皮软组织高密度肿胀影，发现颅骨骨折线及颅内血肿存在与否。

【治疗原则】

（1）一般处理　静卧、休息，床头抬高 15°～30°，宜取侧卧位。保持呼吸道通畅。维持水、电解质平衡。对症处理，如镇静、止痛、抗癫痫；严密观察病情变化。

（2）防治脑水肿　是治疗脑挫裂伤的关键。

（3）促进脑功能恢复　应用营养神经药物。

（4）手术。

二、主要护理问题

（1）躯体移动障碍　与意识障碍、疼痛、四肢瘫痪等有关。

（2）自理缺陷　与意识、精神障碍、瘫痪、卧床、耐力下降有关。

（3）意识障碍　与脑水肿致脑组织发生功能和结构上的损害、脑缺氧致脑细胞代谢障碍、颅内压升高致脑血液循环障碍有关。

（4）清理呼吸道低效　与气管插管、气管切开或呼吸机的使用，使咳嗽、排痰受到限制；因意识障碍而不能自行排痰；脑神经损伤致咳嗽反射障碍；卧床使痰液淤积等有关。

（5）营养失调，低于机体需要量　与意识障碍致不能进食、高热致代谢增加、缺乏营养知识、伤后机体修复需要量增加等有关。

（6）体温升高　与伤后头皮、颅内感染，中枢体温调节失常，继发肺部、泌尿系感染有关。

（7）有压疮发生的危险　与意识障碍、肢体瘫痪病人不能自行改变体位，局部长时间受压；躁动造成皮肤摩擦；被动、限制体位；营养不良、年老、消瘦；局部物理、化学刺激，如尿液、汗液、渗出液等有关。

（8）有颅内压升高的可能　与脑水肿使脑体积增大、继发性颅内出血、脑缺氧造成脑水肿、护理不当造成颅内压升高等有关。

（9）有植物生存的可能　与重症脑创伤后持续昏迷不醒；脑干损伤过重；持续颅内高压引起严重脑缺血、缺氧；呼吸、心搏骤停复苏后等有关。

（10）潜在并发症——颅内感染　与头皮损伤使屏障功能破坏、开放性颅脑损伤、脑脊液外漏有关。

（11）知识缺乏　缺乏脑创伤康复相关知识。

三、护理措施

1. 术前护理

（1）迅速建立静脉通路，脑疝病人立即静脉快速输入脱水药。

（2）积极做好手术前病人的各项工作，如剃头、清洁头部皮肤等。

（3）保持呼吸道通畅，重度颅脑损伤病人伴有不同程度意识障碍，应采取侧卧位或半卧位，头偏向一侧，以利于呼吸道分泌物排出，防止呕吐物误吸引起窒息。舌后坠阻塞呼吸道时，应放置导气管或用舌钳将舌拉出，必要时可行气管切开。

（4）纠正休克，开放性颅脑损伤引起失血性休克，应使病人保持平卧，注意保暖，补充血容量。

（5）有脑脊液耳漏者，头偏向患侧，以便引流，防止脑脊液逆流造成颅内感染。

（6）预防颅内感染，开放性颅脑损伤应及时清创和常规应用抗生素。有脑脊液耳、鼻漏者要注意保持耳、鼻孔及口腔的清洁，尽可能避免挖鼻孔、打喷嚏和咳嗽，严禁填塞或用水冲洗耳、鼻以及经鼻吸痰和置胃管，以免引起逆行感染。定时测体温，密切观察有无颅内感染征象。

2. 术后护理

（1）卧位　术后均应抬高床头15°～30°，以利于静脉回流，减轻脑水肿。

（2）生命体征的观察　定时监测意识、瞳孔、呼吸、血压等，做好记录。

（3）高热护理　感染或脑损伤均引起高热，应查明原因。体温高时应及时给予降温，保持体温在正常或接近正常范围内。可采用药物及物理降温。对中枢性高热多以物理降温为主，如酒精擦浴、冰水灌肠、冰水洗胃或应用冰毯；必要时行低温冬眠疗法。

（4）预防并发症的发生　加强基础护理。昏迷病人要注意保暖，定时拍背排痰，清理呼吸道，预防坠积性肺炎。按时翻身，保持床单清洁、干燥，每日按摩骨突部位，做好皮肤护理，防止发生压疮。躁动病人谨慎使用镇静剂，应设专人守护，给予适当约束，防止坠床及意外发生。

（5）冬眠的护理　冬眠疗法是采用冬眠药物和物理降温的方法使机体处于低温状态。广泛脑挫裂伤、脑干及丘脑下部损伤伴有中枢高热者，采用此疗法，以达到镇静、安眠、减低脑组织新陈代谢、提高脑组织对缺氧的耐受力，以保护受伤脑组织，减轻脑水肿。常用药物有冬眠Ⅰ号、Ⅱ号、Ⅳ号合剂。护理时应注意：①遵医嘱选用适当的冬眠合剂，待自主神经受到充分阻滞、机体御寒反应消除，病人进入昏睡状态后，再加用物理降温措施。因为无冬眠药物的保护，36℃以下的体温可使机体产生寒战，增加机体耗氧，并消耗热能。降温以肛温32～34℃为宜，冬眠时间一般为3～5日。②病人房间应保持安静，光线较暗，室温在18～20℃。有专人看护，并备好急救药品和物品。病人应平卧，搬动病人或翻身时，动作要轻柔、缓慢，以防止发生直立性低血压。③冬眠药物最好经静脉滴注，以便通过滴速的调节控制冬眠的深度，使体温稳定在治疗要求的范围内。④保持呼吸道通畅，定时翻身、拍背、雾化吸入，以防止肺炎发生；仔细观察皮肤及肢体末端的血液循环情况，并给予按摩以防止发生冻伤及压疮等并发症。⑤停止冬眠治疗时，应首先停止物理降温，再停止冬眠药物。停止冬眠措施后，病人体温会自然升高，当药物蓄积致使复温困难时，可使用热水袋等方法复温。

（6）营养支持　颅脑外伤或术后采用静脉补充热量，补液总量一般不宜超过1500ml，以防止脑水肿的发生或发展。以后可根据病人的意识状态和胃肠功能改为流质饮食或鼻饲饮食。

3. 病情观察

（1）严密观察病人生命体征及意识、瞳孔、肢体活动情况，及时判断病人是否出现休克、脑疝。

（2）治疗期间严密观察病情，特别是血压和体温的变化，发现异常及时采取措施。

4. 健康指导

（1）提供疾病护理知识　向病人及家属说明注意事项及重要性。

（2）饮食指导　鼓励病人少食多餐。多食富含蛋白质、能量和维生素的食物，促进创口的修复和愈合。

（3）出院病人的健康指导　定期复查，如有不适及时就诊。

第六节　脑膜瘤

一、疾病概述

【概念与特点】

脑膜瘤是常见的良性颅内肿瘤，占颅内肿瘤的15%～20%，仅次于胶质瘤。其好发于成年人，老年人与儿童较少，女性发病率稍高于男性。脑膜瘤起源于蛛网膜内皮细胞，少数起源于脉络丛组织。其好发部位为大脑凸面、矢状窦旁、大脑镰旁，其次为蝶骨嵴、鞍结节、小脑脑桥角及小脑幕等部位。脑膜瘤多为良性，通常呈实质性，极少数可伴有囊变。肿瘤多为单发，常由颈外与颈内（或椎基）动脉双重供血，血循环相当丰富。肿瘤常侵犯或浸润硬脑膜与颅骨，特别多见于大脑凸面脑膜瘤、矢状窦旁或蝶骨嵴脑膜瘤，使该处颅骨增生而形成隆起，或造成颅骨破坏而变薄。

【临床特点】

（1）症状　良性脑膜瘤生长慢，病程长，其出现早期症状平均约为2.5年，长者可达6年之久，一般来讲，肿瘤平均年增长体积为3.6%，因肿瘤的膨胀性生长，病人往往以头痛和癫痫为首发症状，依肿瘤部位不同，可以出现视力、视野、嗅觉或听觉障碍及肢体运动障碍等。老年病人以癫痫为首发症状者多见。

（2）体征　除常规各系统检查外，特别注意神经系统的检查，注意有无神经定位症状与颅内压增高，有时可有头部肿块，为脑膜瘤使局部颅骨增生或侵蚀所致。

【辅助检查】

（1）颅骨X线平片　30%～60%的脑膜瘤病人颅骨X线平片可显示脑膜间接征象：局部颅骨增生、破坏或隆起；脑膜动脉沟增宽、增多；肿瘤钙化；局部骨质变薄等。

（2）头颅CT或MRI扫描　可以明确诊断。CT平扫时可出现一境界清楚的等密度或稍高密度的占位病灶。增强扫描时呈现均匀一致的明显的增强肿块。MRI扫描：T_1像呈现与灰质信号相同或低信号；T_2像为等信号或高信号的占位病灶，肿块可有明显增强，并可出现特征性的“脑膜尾征”（MRI如不增强，约10%脑膜瘤难以诊断）。

（3）DSA脑血管造影　对某些深部脑膜瘤、脑血管造影仍是必要的。血管造影可了解肿瘤的供血来源、回流渠道，这对制定手术入路和手术方法都有重要价值。同时，还可选择性地栓塞供血的颈外动脉分支，以减少术中出血。

【治疗原则】

1. 手术治疗　手术切除脑膜瘤是最有效、最基本的治疗方法。应在最大限度保护神经功能的基础上，尽量争取“全切”，以达到治愈的目的。

2. 放射治疗 用于手术残余的脑膜瘤和恶性脑膜瘤术后的辅助治疗，但也有学者反对脑膜瘤术后放疗，因为脑膜瘤对放疗不敏感。

二、主要护理问题

（1）疼痛 与颅内压增高和手术伤口有关。

（2）清理呼吸道无效 与意识障碍、肿瘤手术有关。

（3）营养失调 与呕吐、食欲下降有关。

（4）潜在并发症 脑疝、癫痫、感染。

三、护理措施

1. 术前护理

（1）应注意病人安全，外出时有人陪同。

（2）有癫痫病史者要观察癫痫时的情况、时间、次数，并按时服药，卧床休息，加强防护。

（3）术前有偏瘫失语的病人，生活上应给予照顾。

2. 术后护理

（1）麻醉清醒后血压平稳，床头抬高15°～30°，以利于颅内静脉回流。

（2）严密观察意识、瞳孔、生命体征变化，出现颅内压增高的症状及时通知医师，给予对症处理。

（3）注意病人精神症状、肢体活动情况，出现精神症状者，遵医嘱对症用药，注意保护病人，并需专人陪护。

（4）有癫痫史者应用抗癫痫的药物，观察癫痫发作的先兆、持续时间、性质、次数，加床档或约束带保护。

（5）有脑神经损伤者症状可能加重，病人可出现焦虑，做好心理护理。

3. 病情观察

（1）肢体活动情况。

（2）生命体征，意识、瞳孔变化。

(3) 有无癫痫发作史，癫痫发作的先兆症状，持续时间、次数。

(4) 如有精神症状的病人，加强巡视，专人陪护。

4. 健康指导

(1) 提供疾病护理知识　向病人及家属说明疾病可能出现的各种症状及对症治疗后会出现的改善情况。

(2) 饮食指导　神志清醒者可给予普通饮食，但需要适量限盐，注意防止水、电解质紊乱。

(3) 康复指导　康复期要适量运动，促进体力恢复，促进肠蠕动，注意安全，避免发生外伤。

(4) 出院病人的健康指导　定期复查，如有不适及时就诊。

第七节　垂体腺瘤

一、疾病概述

【概念与特点】

垂体腺瘤是一种常见的颅内良性肿瘤，其发生率仅次于胶质细胞瘤和脑膜瘤，居第三位，据报道，垂体腺瘤占颅内肿瘤 12.4%，男女发病率无明显差异，31～40 岁年龄组发病率最高。垂体腺瘤发病率近年来有增高的趋势，主要可能与内分泌诊断技术的发展，神经放射学的进步以及脑垂体显微外科技术的提高等因素有关，有认为饮食中含性激素或口服避孕药物可能也是原因之一，但目前尚无确切资料证实这一点。

【临床特点】

(1) 颅内压增高　90% 的病人可出现颅内压增高的表现和体征。

(2) 内分泌功能紊乱　早期即出现内分泌紊乱。如女性停经、泌乳、不育，男性性功能障碍，肢端肥大症和巨人症、库欣综合征等。

【辅助检查】

(1) 磁共振影像（MRI）　是诊断此病的较好检查。磁共振能区别微小的组织差异，对垂体及肿瘤成像好，而对蝶鞍致密骨质不敏感。MRI

(1.5Tesla) 增强薄层断层扫描，对 <5mm 微腺瘤发现率为 50% ~60%。但要了解蝶鞍区骨质的改变，不如 CT 和 X 线片。

(2) 内分泌学检查 应用内分泌放射免疫超微量法直接测定脑垂体的生长激素、催乳素、促肾上腺皮质激素、甲状腺刺激素、黑色素刺激素、滤泡刺激素、黄体生成激素等，对垂体腺瘤的早期诊断有很大帮助。

【治疗原则】

手术治疗。

二、主要护理问题

(1) 自我形态紊乱 与疾病产生的特殊改变有关。

(2) 焦虑 与肿瘤诊断和预后有关。

(3) 潜在并发症 尿崩症、脑脊液漏、颅内感染、水及电解质紊乱。

三、护理措施

1. 术前护理

(1) 常规检查 肝肾功能、血常规、血生化系列、凝血功能、血型、胸部 X 线透视、心电图、头颅 CT 或 MRI 检查、必要时摄蝶鞍片。

(2) 内分泌学检查 如生长激素 (GH)、泌乳素 (PRL)、促肾上腺皮质激素 (ACTH)、甲状腺刺激素、黑色素刺激素、滤泡刺激素、黄体生成激素等系列检查，必要时检查糖耐量胰岛素释放试验、皮质醇节律等。

(3) 眼科检查 包括视力、视野、眼底等检查。

(4) 药物准备 术前 3 日常规给予泼尼松片 5 ~10mg 顿服。

(5) 严格记录 24 小时出入量 至少 3 日，观察有无尿崩现象。

(6) 术前配血 经单鼻孔入路者一般配血浓缩红细胞 2 ~4 单位，开颅手术者配浓缩红细胞 4 ~8 个单位。

(7) 皮肤准备 开颅手术者术晨剃头 (含眉毛)，经单鼻孔入路手术者术前 1 日剪鼻毛，0.25% 氯霉素眼药水每日 4 ~6 次滴鼻。

(8) 术前禁饮食 成人术前6 ~8 小时禁饮食，小儿术前4 ~6 小时禁饮食。

（9）心理护理　消除恐惧心理。

2. 术后护理

（1）给予开颅术后护理常规。

（2）观察室环境安静舒适、温度适宜。

（3）术后体位一般全身麻醉未清醒前取去枕平卧位，头偏向一侧，清醒后血压平稳者床头抬高15°～30°，可取自由卧位。

（4）全身麻醉未清醒前，专人守护床旁，每15～30分钟观察意识瞳孔及生命体征变化。

3. 病情观察

（1）生命体征，视力视野。

（2）24小时出入量，有无尿崩现象。

（3）有无脑脊液漏情况。

（4）有无体温升高及水、电解质紊乱。

4. 健康指导

（1）提供疾病护理知识　向病人说明手术治疗期间禁食、练习床上使用便器和准确记录出入量的重要性。

（2）饮食指导　多食富含蛋白质、能量和纤维素的食物，促进伤口愈合和修复。必要时口服淡盐水及含钾食物。

（3）康复指导　鼓励病人尽早进行肢体运动康复训练，询问病人术前术后视力恢复情况。

（4）出院病人的健康指导　避免重体力活动，劳逸结合，定期复查，不适随诊。

第八节　脑脊液漏

一、疾病概述

【概念与特点】

脑脊液漏是指外伤后脑脊液从外耳道、鼻腔或开放创口流出导致颅内感染，而引起的一系列临床症状的疾病。

【临床特点】

（1）病人伤后常有血性液体自鼻腔溢出、眼眶皮下淤血（俗称熊猫眼）、眼结膜下出血，可伴有嗅觉丧失或减退。

（2）延迟性脑脊液漏往往发生于颅前窝骨折后由于突然咳嗽、用力引起颅内压骤然升高，使脑膜破孔开裂，漏出液体为清亮的液体。病人在坐起、垂头时漏液增加，平卧时停止。

【辅助检查】

（1）葡萄糖定量分析　其含量需在 1.7mmol/L 以上，排除泪液及血液的污染即可确诊为脑脊液。

（2）影像学的检查方法　应用高分辨率 CT 或 MRI 脑池造影也有助于脑脊液漏的定位诊断。

【治疗原则】

本病多采用内科治疗，病人应取头高位卧床休息，用降压药物（甘露醇等）为愈合创造条件；同时应避免咳嗽、喷嚏及用力，以免加剧脑脊液的流失，限制饮水量和食盐摄入量，预防便秘。抗生素预防逆行颅内感染。鼻部不冲洗不填塞。超过 1 个月仍有漏液者可采用手术治疗。自发性鼻漏自行停止者较少，一般主张早期手术。

二、主要护理问题

颅内感染　与脑脊液从外耳道、鼻腔或开放创口流出有关。

三、护理措施

1. 常规护理

（1）保持正确体位　取平卧位或患侧卧位，头部抬高 30°，减少脑脊液外流，使漏口自然愈合。

（2）保持局部清洁　注意无菌操作，防止颅内感染，每日用酒精棉球消毒局部 1～2 次，保持头部清洁，枕上铺无菌巾。

（3）注意事项　使用酒精棉球时棉球不要过于饱和；禁止用棉球堵塞漏液耳鼻；避免用力咳嗽、打喷嚏、大笑、抽泣等。勿做鼻腔冲洗和外耳道滴药。严禁在患侧鼻孔安置胃管及吸痰，以免颅内压骤升骤降，使空气逸入颅内发生颅内感染和颅内积气。

（4）加强口腔护理　昏迷病人，每日 2 次，清醒者嘱饭后漱口。

2. 病情观察

（1）严密观察病人的病情变化，术后监测脉搏呼吸、血压，直至平稳，术后 24 小时内，每 4 小时测体温 1 次，正常后改为每日 2 次。

（2）观察病人头晕、头痛及腰部疼痛症状并记录头痛性质、程度，及时报告医师。

（3）严密观察引流管引流是否有效、通畅、固定，并准确记录引流液的量、色、质。

3. 健康指导

（1）提供疾病护理知识　向病人说明注意事项及重要性。

（2）饮食指导　鼓励病人少食多餐。多食富含蛋白质、能量和维生素的食物，促进创口的修复和愈合。

（3）出院病人的健康指导　定期复查，如有不适及时就诊。

第九节　脑动脉瘤

一、疾病概述

【概念与特点】

脑动脉瘤是局部动静脉异常改变产生的脑动静脉瘤样突起，好发于组成脑底动脉环（Willis 动脉环）的大动脉分支或分叉部。因为这些动脉位于脑底的脑池中，所以动脉瘤破裂出血引起动脉痉挛、栓塞及蛛网膜下隙出血（SAH）等症状，主要见于中年人。脑动脉瘤的病因尚未完全明了，但目前多认为与先天性缺陷、动脉粥样硬化、高血压、感染、创伤有关。临床表现为突然头痛、呕吐、意识障碍、癫痫样发作、脑膜刺激征等。以手术治疗为主，常采用动脉瘤栓塞术、开颅动脉瘤夹闭术及穿刺栓塞动脉瘤。

【临床特点】

颅内压增高症状和局部压迫症状。

【辅助检查】

数字减影脑血管造影（DSA）是确诊脑动脉瘤的检查方法，可判断动脉瘤的位置、数目、形态、内径、有无血管痉挛。头颅 CT 检查或 MRI 扫描也有助于诊断。

【治疗原则】

1. 非手术治疗 主要是防止出血或再出血，控制动脉痉挛。卧床休息，对症处理，控制血压，降低颅内压。经颅多普勒超声监测脑血流变化，发现脑血管痉挛时，早期使用钙拮抗剂等扩血管药物治疗。使用氨基己酸抑制纤溶酶的形成，预防再次出血。

2. 手术治疗 开颅动脉瘤蒂夹闭术是首选方法，既不阻断载瘤动脉，又完全彻底消除动脉瘤。也可采用颅内动脉瘤介入栓塞治疗，具有微创、简便、相对安全、恢复快等优点。

二、主要护理问题

(1) 恐惧 与突然发病，个人感觉改变大如肢体瘫痪；死亡的威胁；环境刺激，如监护抢救设备、抢救场面、邻床病人死亡；治疗、护理操作，如翻身、腰穿、脑血管造影检查等有关。

(2) 昏迷 与脑出血使脑组织损害，脑水肿、颅内压升高，脑栓塞、脑梗死使脑组织局部缺血等有关。

(3) 自我形象紊乱 与动眼神经损伤眼睑下垂、视力障碍使自理生活受限、肢体偏瘫等有关。

(4) 有脑出血、再出血的可能 与颅内动脉瘤、颅内血管畸形、动脉硬化的血管易破裂；血压突然升高；情绪激动、进食呛咳，使颅内压升高等有关。

(5) 知识缺乏 缺乏健康宣教。

三、护理措施

1. 预防出血或再次出血

（1）卧床休息　抬高床头15°～30°以利静脉回流，减少不必要的活动。保持病房安静，尽量减少外界不良因素的刺激，稳定病人情绪，保证充足睡眠，预防再出血。

（2）保持适宜的颅内压　①预防颅内压骤降：颅内压骤降会加大颅内血管壁内外压力差，诱发动脉瘤破裂，应维持颅内压在100mmH_2O左右；应用脱水药时，控制输注速度，不能加压输入；行脑脊液引流者，引流速度要慢，脑室引流者，引流瓶位置不能过低。②避免颅内压增高的诱因：如便秘、咳嗽、癫痫发作等。

（3）维持血压稳定　动脉瘤破裂可因血压波动引起，应避免引发血压骤升骤降的因素。一旦发现血压升高，遵医嘱使用降压药物，使血压下降10%即可。用药期间注意血压的变化，避免血压偏低造成脑缺血。

2. 术前护理　除按术前常规准备外，介入栓塞治疗者还应双侧腹股沟区备皮。动脉瘤位于Willis环前部的病人，应在术前进行颈动脉压迫试验及练习，以建立侧支循环。颈动脉压迫试验：用特制的颈动脉压迫装置或手指按压患侧颈总动脉，直到同侧颞浅动脉搏动消失。开始每次压迫5分钟，以后逐渐延长压迫时间，直至持续压迫20～30分钟病人仍能耐受，不出现头晕、眼黑、对侧肢体无力和发麻等表现时，方可实施手术。

3. 术后护理

（1）体位　待意识清醒后抬高床头15°～30°，以利颅内静脉回流。避免压迫手术伤口。介入栓塞治疗的病人术后绝对卧床休息24小时，术侧下肢制动8～12小时。搬动病人或为其翻身时，应扶持头部，使头颈部成一直线，防止头颈部过度扭曲或震动。

（2）一般护理　①保持呼吸道通畅，给氧；②密切观察生命体征、意识、瞳孔对光反射、肢体活动、伤口及引流液等变化，注意有无颅内压增高或再出血迹象；③遵医嘱使用抗癫痫药物和抗生素；④术后当日禁食，次日给予流质或半流质饮食，昏迷病人经鼻饲提供营养。

4. 病情观察　主要是术后并发症的观察与护理。

（1）脑血管痉挛 动脉瘤栓塞治疗或手术刺激脑血管，易诱发脑血管痉挛，表现为一过性神经功能障碍，如头痛、短暂的意识障碍、肢体瘫痪和麻木、失语症等。早期发现及时处理，可避免脑缺氧缺血造成不可逆的神经功能障碍。为预防脑血管痉挛，术后常用尼莫地平治疗，给药期间观察有无胸闷、面色潮红、血压下降、心率减慢等不良反应。

（2）脑梗死 因术后血栓形成或血栓栓塞引起，若病人出现一侧肢体无力、偏瘫、失语甚至意识障碍，应考虑有脑梗死的可能。嘱病人绝对卧床休息，保持平卧姿势，遵医嘱予扩血管、扩容、溶栓治疗。若术后病人处于高凝状态，常应用肝素预防脑梗死。

（3）穿刺点局部血肿 常发生于介入栓塞治疗术后 6 小时内。可能因动脉硬化、血管弹性差，或术中肝素过量、凝血机制障碍，或术后穿刺侧肢体活动频繁、局部压迫力度不够所致。颈动脉穿刺术后穿刺点加压包扎，并用沙袋压迫 8～10 小时，绝对卧床 24 小时。

5. 健康指导

（1）疾病预防 ①指导病人注意休息，避免情绪激动和剧烈运动；②合理饮食，多食蔬菜、水果，保持大便通畅；③遵医嘱服用降压药物；④尽量不要单独外出活动或锁上门洗澡，以免发生意外时影响抢救。

（2）疾病相关知识宣教 ①动脉瘤栓塞术后，定期复查脑血管造影；②出现动脉瘤破裂出血表现，如头痛、呕吐、意识障碍和偏瘫时，应及时治疗。

第十节 脑动静脉畸形

一、疾病概述

【概念与特点】

脑动静脉畸形（AVM）是指脑血管发育障碍引起的脑局部血管数量和结构异常，并对正常脑血流产生影响。动静脉畸形是一团异常的畸形血管，其间无毛细血管，常有一支或数支增粗的供血动脉，引流动脉明显增粗曲张，管壁增厚，内为鲜红动脉血，似动脉，故称之为静脉的动脉化。动静脉畸形引起的继发性病变有出血、盗血。

【临床特点】

颅内压增高症状和局部压迫症状。

【辅助检查】

脑血管造影是确诊本病的检查方法。头颅 CT 检查或 MRI 扫描也有助于诊断。

【治疗原则】

手术切除是最根本的治疗方法，目的在于减少或消除脑动静脉畸形再出血机会，减轻盗血现象。手术方法包括：血肿清除术、畸形血管切除术、供应动脉结扎术。还可应用介入法治疗栓塞术。对位于脑深部或重要功能区的、直径小于3cm 的 AVM 可采用伽马刀治疗，对血流丰富、体积较大者可行血管内栓塞术。各种治疗后都应择期复查脑血管造影，了解畸形血管是否消失。

二、主要护理问题

(1) 恐惧　与突然发病，个人感觉改变大，如肢体瘫痪；死亡的威胁；环境刺激：监护抢救设备、抢救场面、邻床病人死亡；治疗、护理操作：如翻身、腰穿、脑血管造影检查等有关。

(2) 昏迷　与脑出血使脑组织损害；脑水肿、颅内压升高；脑栓塞、脑梗死使脑组织局部缺血等有关。

(3) 自我形象紊乱　与动眼神经损伤眼睑下垂、视力障碍使自理生活受限、肢体偏瘫等有关。

(4) 有脑出血、再出血的可能　与颅内动脉瘤、颅内血管畸形、动脉硬化的血管易破裂；血压突然升高；情绪激动、进食呛咳，使颅内压升高等有关。

(5) 知识缺乏　与缺乏诊断性检查、治疗、护理知识等有关。

三、护理措施

生活规律，避免剧烈运动、情绪激动、暴饮暴食和酗酒，以防颅内出血。对高血压和癫痫发作者，遵医嘱按时服用降压药及抗癫痫药。其他护理措施参见脑动脉瘤。

第十一节 脑卒中

一、疾病概述

【概念与特点】

脑卒中是各种原因引起的脑血管疾病急性发作，造成脑的供应动脉狭窄或闭塞及非外伤性的脑实质性出血，并出现相应临床症状及体征。它包括缺血性脑卒中及出血性脑卒中，前者发病率高于后者。部分脑卒中病人需要外科治疗。

【临床特点】

（1）缺血性脑卒中　根据脑动脉狭窄和闭塞后，神经功能障碍的轻重和症状的持续时间，分为 3 种。①短暂性脑缺血发作（TIA）：神经功能障碍持续时间不超过 24 小时，病人表现为突发的单侧肢体无力、感觉麻木、一过性黑矇及失语等大脑半球供血不足表现；椎基底动脉供血不足表现以眩晕、步态不稳、复视、耳鸣及猝倒为特征。症状反复发作，可自行缓解，大多不留后遗症。②可逆性缺血性神经功能障碍（RIND）：发病似 TIA，但神经功能障碍持续时间超过 24 小时，可达数日，也可完全恢复。③完全性脑卒中（CS）：症状较上述 2 个类型严重，常伴意识障碍，神经功能障碍长期不能恢复。

（2）出血性脑卒中　突然出现意识障碍和偏瘫；重症者可出现昏迷、完全性瘫痪、去皮质强直、生命体征紊乱。

【辅助检查】

主要为影像学检查。缺血性脑卒中经脑血管造影可发现病变的部位、性质、范围及程度；急性脑缺血性发作 24～48 小时后，头部 CT 可显示缺血病灶；磁共振血管造影（MRA）可提示动脉系统的狭窄和闭塞；颈动脉B型超声检查和经颅多普勒超声探测亦有助于诊断。对于急性脑出血首选CT检查。

【治疗原则】

1. 缺血性脑卒中 一般先行非手术治疗，包括卧床休息、扩血管、抗凝、血液稀释疗法及扩容治疗等。脑动脉完全闭塞者，在24小时内进行手术治疗，可行颈动脉内膜切除术、颅外－颅内动脉吻合术等，以改善病变区的血供情况。

2. 出血性脑卒中 经绝对卧床休息、控制血压、止血、脱水降颅内压等非手术治疗，病情仍继续加重时应考虑手术治疗。可选开颅血肿清除术，或锥颅穿刺血肿抽吸加尿激酶溶解引流术。对出血破入脑室及内侧型脑内血肿病人，手术效果欠佳；若病情过重，如深昏迷、双瞳孔散大或年龄过大、伴重要脏器功能不全者，不宜手术治疗。

二、主要护理问题

（1）躯体移动障碍　与脑组织缺血或脑出血有关。

（2）急性疼痛　与开颅手术有关。

（3）潜在并发症　脑脊液漏、颅内压增高及脑疝、颅内出血、感染、中枢性高热、癫痫发作等。

三、护理措施

1. 术前护理 手术治疗前除了常规护理外，还应采取控制血压、减轻脑水肿、降低颅内压、促进脑功能恢复的措施；在溶栓、抗凝治疗期间，注意观察药物效果及不良反应。

2. 术后护理

（1）加强生活护理　①饮食：鼓励病人进食，有吞咽障碍者应鼻饲流质饮食；防止进食时误吸，导致窒息或肺部感染；面瘫病人进食时食物易残留于麻痹侧口颊部，需特别注意清洁该侧颊部黏膜。②防止意外损伤：肢体无力或偏瘫者，加强生活护理，防止坠床、跌倒或碰伤。③促进沟通：对语言、视力、听力障碍的病人，采取不同的沟通方法，及时了解病人需求，给予满足。④促进肢体功能恢复：病人卧床休息期间，定时翻身，保持肢体于功能位，并及早进行肢体被动或主动功能锻炼。

（2）有效缓解疼痛　了解术后病人头痛的性质和程度，分析其原因，对症治疗和护理。①止痛：切口疼痛多发生于术后24小时内，给予一般止痛药可缓解。应注意颅脑手术后不论何种原因引起的头痛，均不可使用吗啡或哌替啶，因为此类药物可抑制呼吸，影响气体交换，还有使瞳孔缩小的不良反应，影响病情观察。②降低颅内压：颅内压增高所引起的头痛，多发生在术后2~4日脑水肿高峰期，常为搏动性头痛，严重时有烦躁不安、呕吐，伴有意识、生命体征改变、进行性瘫痪等。注意鉴别术后切口疼痛与颅内压增高引起的头痛，后者需依赖脱水剂、激素治疗，头痛方能缓解。③腰椎穿刺：若系术后血性脑脊液刺激脑膜引起的头痛，需于术后早期行腰椎穿刺引流出血性脑脊液。该法不仅可以减轻脑膜刺激症状，还可降低颅内压。但颅内压增高者禁忌使用。

3. 病情观察　主要是并发症的观察与护理。

（1）脑脊液漏　注意观察切口敷料及引流情况。一旦发现有脑脊液漏，及时通知医师妥善处理。病人取半卧位、抬高头部以减少漏液；为防止颅内感染，使用无菌绷带包扎头部，枕上垫无菌治疗巾并经常更换，定时观察有无浸湿，并在敷料上标记浸湿范围，以估计脑脊液漏出量。

（2）颅内压增高、脑疝　术后均有脑水肿反应，应适当控制输液量和输液速度；遵医嘱按时使用脱水药和激素；维持水、电解质的平衡；观察生命体征、意识状态、瞳孔、肢体活动状况；监测颅内压变化；及时处理咳嗽、便秘、躁动等使颅内压升高的因素，避免诱发脑疝。

（3）颅内出血　是术后最危险的并发症，多发生在术后24~48小时。主要原因是术中止血不彻底或电凝止血痂脱落；病人呼吸道不通畅、二氧化碳蓄积、躁动不安、用力挣扎等引起颅内压骤然增高也可造成术后出血。病人往往先有意识改变，表现为意识清楚后又逐渐嗜睡、反应迟钝甚至昏迷。大脑半球手术后出血常有幕上血肿表现，或出现颞叶钩回疝征象；颅后窝手术后出血具有幕下血肿特点，常有呼吸抑制甚至枕骨大孔疝表现；脑室内出血可有高热、抽搐、昏迷及生命体征紊乱。故术后应严密观察，避免增高颅内压的因素。一旦发现病人有颅内出血征象，应及时报告医师，并作好再次手术止血的准备。

（4）感染　常见的感染有切口感染、肺部感染及脑膜脑炎。严重的切口感染可波及骨膜，甚至发生颅骨骨髓炎和脑膜脑炎。肺部感染可因高热及呼吸功能障碍加重脑水肿。脑膜脑炎常继发于开放性颅脑损伤后，或因切口感染伴脑脊液外漏而致颅内感染。表现为术后3～4日外科热消退之后再次出现高热，或术后体温持续升高，伴头痛、呕吐、意识障碍，甚至出现谵妄和抽搐，脑膜刺激征阳性。腰椎穿刺见脑脊液混浊、脓性，白细胞计数升高。预防脑手术后感染的主要护理措施是常规使用抗生素、严格无菌操作、加强营养及基础护理。

（5）中枢性高热　下丘脑、脑干及上颈髓病变和损害可使体温调节中枢功能紊乱，以高热多见，偶有体温过低。中枢性高热多出现于术后12～48小时，体温达40℃以上，常伴有意识障碍、瞳孔缩小、脉搏快速、呼吸急促等自主神经功能紊乱症状。一般物理降温效果差，需及时采用冬眠低温治疗。

（6）癫痫发作　多发生在术后2～4日脑水肿高峰期，系因术后脑组织缺氧及皮层运动区受激惹所致。当脑水肿消退、脑循环改善后，癫痫常可自愈。对拟作皮层运动区及其附近区域手术的病人，术前常规给予抗癫痫药物以预防。癫痫发作时，应及时给予抗癫痫药物控制；病人卧床休息，给氧，保证睡眠，避免情绪激动；注意保护病人，避免意外受伤，观察发作时表现并详细记录。

4. 健康指导

（1）加强功能锻炼　康复训练应在病情稳定后早期开始，包括肢体的被动及主动运动、语言能力及记忆力；教会病人自我护理方法，如翻身、起坐、穿衣、行走及上下轮椅等，尽早、最大限度恢复其生活自理及工作能力，早日回归社会。

（2）避免再出血　出血性脑卒中病人避免导致再出血的诱发因素。高血压病人特别注意气候变化，规律服药，保持情绪稳定，将血压控制在适当水平，切忌血压忽高忽低。一旦发现异常应及时就诊。

第十二节 脑脓肿

一、疾病概述

【概念与特点】

脑脓肿是细菌侵入脑组织引起化脓性炎症，并形成局限性脓肿。可发生于任何年龄，以中青年占多数。脑脓肿多单发，也有多发，可发生在脑内任何部位。

【临床特点】

多数病人有原发化脓性感染病史，如慢性中耳炎或鼻窦炎的急性发作、肺或胸腔的化脓性感染等。

（1）病程早期　出现全身和颅内急性化脓性感染症状，如高热、头痛、呕吐、乏力及颈项强直。

（2）脓肿形成后　急性脑膜炎症状逐渐消退，随着脑脓肿包膜形成和脓肿增大，可出现局部脑受压和颅内压增高或加剧症状，严重者可致脑疝。若脓肿接近脑表面且脓腔壁较薄，可突然溃破，造成急性化脓性脑膜炎或脑室炎，病人突发高热、昏迷、全身抽搐、角弓反张，甚至死亡。

【辅助检查】

（1）实验室检查　血常规检查示白细胞计数及中性粒细胞比例增高。疾病早期，脑脊液检查示白细胞计数明显增多，糖及氯化物含量可在正常范围或降低；脓肿形成后，脑脊液压力显著增高，白细胞计数可正常或略增高，糖及氯化物含量正常，蛋白含量增高；若脓肿溃破，脑脊液白细胞计数增多，甚至呈脓性。

（2）CT　可确定脓肿的位置、大小、数目及形态，是诊断脑脓肿的首选方法。

【治疗原则】

急性期脓肿尚未完全局限时，在严密观察下使用高效广谱抗生素控制感染，同时进行降颅内压治疗；脓肿局限、包膜形成后可行脓肿穿刺术或切除术。对位于脑深部或功能区的脓肿并已出现脑疝或全身衰竭者，紧急行颅骨钻孔穿刺抽脓，待病情稳定后，再行脓肿切除。若在初次抽脓时，脓腔内留置导管，术后可定时抽脓、冲洗和注入抗生素。

二、主要护理问题

（1）体温过高　与颅内感染有关。
（2）潜在并发症　颅内压增高、脑疝。

三、护理措施

1. 控制感染　遵医嘱给予抗生素控制感染。若出现高热，及时给予药物或物理降温。

2. 脓腔引流护理　病人取利于引流的体位；引流瓶（袋）至少低于脓腔30cm，引流管的开口在脓腔的中心，故需根据X线检查结果加以调整。须待术后24小时才能囊内冲洗，此时创口周围已初步形成粘连，可避免颅内感染扩散。冲洗时先用生理盐水缓慢注入腔内，再轻轻抽出，注意不可过分加压。冲洗后注入抗生素，然后夹闭引流管2～4小时。待脓腔闭合后拔管。

3. 降低颅内压　遵医嘱采取降低颅内压的措施。

4. 病情观察　密切观察生命体征、神志、瞳孔、肢体功能等情况。

5. 健康指导　指导病人进食高蛋白、高营养、易消化的食物（谷类、鱼、瘦肉、蛋类、牛乳、豆制品、蔬菜、水果等），以提高机体抵抗力，改善全身状况。及时治疗身体其他部位感染，防止病变再次发生。注意劳逸结合，加强锻炼。因故不能住院治疗者，应给予抗生素治疗，注意病情变化，发现异常，及时就诊。行手术治疗的病人，术后3～6个月门诊复查CT或MRI。

第十三节　脊髓疾病

一、疾病概述

【概念与特点】

脊髓疾病包括脊髓空洞、脊膜膨出、脊髓肿瘤、脊髓血管病等。

【临床特点】

（1）运动症状　可出现肌肉萎缩、肌张力减低，晚期可致瘫痪。

（2）感觉症状　痛、温感消失，大小便失禁。

（3）营养障碍　皮肤可出现多汗、无汗、颜色改变、角化过度，指甲粗糙、变脆等。

【辅助检查】

CT 检查、X 线检查、体感诱发电位（SEP）及 MRI（磁共振）检查对判定脊髓病变及程度极有价值。颈静脉加压试验对判定脊髓受伤和受压有一定参考意义。脊髓造影对陈旧性外伤性椎管狭窄诊断有意义。

【治疗原则】

原则上均应采取手术治疗，通常手术时期愈早，则效果愈好。

二、主要护理问题

（1）疼痛　与疾病有关。

（2）有受伤的危险　与肢体活动障碍有关。

（3）自我形态紊乱　与不能控制大小便、肢体运动障碍有关。

（4）潜在并发症　压疮、便秘。

三、护理措施

1. 术前护理

（1）观察肢体活动情况及肌力，与术后情况作对比。

（2）观察大小便情况。有大小便失禁的情况，应做好臀部皮肤护理。

（3）常规术前准备。

（4）加强心理护理。

2. 术后护理

（1）搬运病人时要保持水平位。尤其是高颈位手术。颈部不能过伸过屈。

（2）卧硬板床，俯卧位或侧俯卧位。必要时伤口压沙袋，定时轴线翻身，做好皮肤护理。

（3）感觉功能障碍者远离冷热源。

（4）保持创口敷料的干燥，如有渗出或敷料脱落，应通知医师及时更换。

（5）疼痛的护理，必要时给予止痛剂。

（6）预防泌尿系感染，鼓励病人多饮水，讲解膀胱功能训练的方法和训练中可能出现的反应情况，长期留置尿管者需定时开放尿管，每日 2 次尿道口护理。每周更换抗反流尿袋。

（7）预防便秘，告知病人多食蔬菜水果及含膳食纤维素多的食品，促进肠蠕动，必要时采用缓泻剂，如开塞露。

（8）不可过早坐起，一般需平卧 4 周。

3. 病情观察

（1）观察生命体征及肢体活动情况。

（2）高颈位手术注意观察四肢活动及呼吸情况。

（3）胸椎手术上肢不受影响。观察下肢活动、肌力腹胀排泄情况。

（4）马尾部手术观察下肢活动，肌力情况及大小便情况有无改善。

4. 健康指导

（1）提供疾病护理知识　向病人说明手术治疗期间禁食、练习床上使用便器的重要性。

（2）饮食指导　多食富含蛋白质、能量和纤维素的食物，促进肠蠕动及伤口愈合和修复。

（3）康复指导　鼓励病人尽早进行肢体运动康复训练，防止和改善肌肉萎缩等失用综合征的症状。

（4）出院病人的健康指导　避免重体力活动，劳逸结合，定期复查，不适随诊。

第十四节　脑积水

一、疾病概述

【概念与特点】

单纯脑积水是指脑脊液在颅内过多蓄积。其常发生在脑室内，也可累及蛛网膜下隙。脑脊液动力学障碍性脑积水是指脑脊液的产生或吸收过程中任何原因的失调所产生的脑脊液蓄积。如脑积水是由于脑脊液循环通道阻塞，引起其吸收障碍，脑室系统不能充分地与蛛网膜下隙相通称梗阻性脑积水。如阻塞部位在脑室系统以外，蛛网膜下隙为脑脊液吸收的终点，称为交通性脑积水。

【临床特点】

（1）高颅内压性脑积水　是由于脑脊液循环通路上的脑室系统和蛛网膜下隙阻塞，引起脑室内平均压力或搏动性压力增高产生脑室扩大，以致不能代偿。主要表现如下。①头痛：以双额部疼痛最常见，在卧位及晨起较重。②恶心、呕吐：常伴有头痛。③共济失调：多属躯干性，表现站立不稳、宽足距、大步幅。④视物障碍：视物不清、视力丧失、因外展神经麻痹产生复视。

（2）正常颅内压脑积水　指脑室内压力正常，有脑室扩大。临床表现为步态不稳、反应迟钝和尿失禁。

【辅助检查】

X 线颅骨摄片示颅腔扩大、颅骨变薄囟门增大和骨缝分离；CT 所示脑室扩大程度和脑皮质厚度，有助推断梗阻的部位；MRI 能准确显示脑室和蛛网膜下隙各部的形态、大小和存在的狭窄，有助于判断脑积水的原因。

【治疗原则】

对颅内压高性脑积水引起视力急剧减退或丧失者，应按急症处理，行脑脊液分流术或行暂时的急症脑室穿刺持续外引流。对于梗阻性脑积水还可以选择第三脑室造瘘术。

二、主要护理问题

（1）有外伤的危险。

（2）舒适的改变。

（3）潜在并发症　颅内压增高、感染、癫痫、低颅内压、颅内出血。

（4）腹胀。

三、护理措施

1. 术前护理

（1）共济失调及视力障碍病人，加强病房设施的检查，保持地面的清洁、干燥，物品放置有序，并做好安全保护，防止外伤。

（2）做好基础护理，满足病人的基本生活需要。

（3）备好抢救设备、物品及药品。

（4）加强与病人的沟通，了解其心理需求，耐心解答病人提出的问题并向其讲解所患疾病相关知识，向病人提供本病成功病例的相关信息，以减轻病人紧张、恐惧心理，增强病人手术治疗疾病的信心。

（5）认真倾听病人主诉，对于病人出现不适症状时，及时报告医师，给予相应的治疗和护理措施，以减轻其症状及不适。

（6）加强营养，告诉病人尽量不偏食，多食用水果蔬菜，增加肉、蛋、奶的食用，并保证充足的水分（1500～2000ml/d），以保证大便通畅及增加机体的抵抗力，适应手术。

（7）做好基础护理工作，防止合并症的发生。

（8）做好手术前准备工作，根据手术要求做好皮肤及用物准备；指导病人练习床上大小便和床上肢体活动、轴位翻身的方法；遵医嘱完成抗生素皮肤试验及手术前备血工作。

（9）病人于手术前一天晚10点禁食，12点禁水，防止麻醉插管时呕吐、窒息。

（10）术前晚沐浴后及早睡觉，如有入睡困难，可以口服镇静药，以保证较好的身体状况。

（11）手术晨，洗漱完毕，排空大小便，摘下首饰、手表、义齿等，更换清洁病服。

（12）按要求做护理记录。

2. 术后护理

（1）麻醉清醒前应去枕平卧，头偏向一侧，防止分泌物、呕吐物误吸而引起窒息。麻醉清醒后可取平卧或侧卧位，床头抬高15°～20°，有利于颅内静脉回流，减轻术后脑水肿。

（2）按全身麻醉手术准备吸引器、吸痰用物、吸氧装置及监护仪器等。

（3）与手术室护士和麻醉师认真交接病人手术中的情况；出室生命体征指标；手术切口敷料包扎及有无渗血、渗液；各种管道是否通畅及皮肤受压情况。

（4）遵医嘱观察病人神志、瞳孔、体温、脉搏、呼吸、血压情况，尤其要密切观察有无颅内压增高的症状。

（5）遵医嘱正确给予抗癫痫药物。

（6）做好基础护理，防止并发症的发生。

（7）按要求进行护理记录。

3. 病情观察

（1）严密观察生命体征及颅内压增高症状，发现异常及时报告医师，给予处理。

（2）观察手术伤口有无渗血、渗液，发现异常及时报告医生给予处理。

（3）观察病人有无过度引流症状（颅内低压）：姿势性头痛，平卧可缓解，恶心、呕吐、嗜睡，经补液、降低头部高度可以缓解。

4. 健康指导

（1）保持伤口清洁干燥，如果伤口有红、肿、热、痛或渗液，说明有感染迹象应及时到医院处理。

（2）如果发现头痛伴恶心、呕吐、视物模糊说明有颅内压增高症状，首先要进行颈部引流泵的按压，如未好转必须到医院来检查、治疗，以免延误病情。

（3）严格遵医嘱服药，不可随意减量、漏服、停服。

（4）遵医嘱定期复查（3个月）。复查时带好检查结果及其他客观资料。

（5）加强营养，多食用新鲜水果、蔬菜，增加肉、蛋、奶的食用，做到饮食均衡。

第三章

胸外科疾病

第一节　肋骨骨折

一、疾病概述

【概念与特点】

肋骨骨折是指肋骨的连续性或完整性中断。

【临床特点】

（1）症状　肋骨骨折断端可刺激肋间神经产生局部疼痛，当深呼吸、咳嗽或转动体位时疼痛加剧；部分病人可因肋骨折断向内刺破肺组织而出现咯血；由于肋骨骨折损伤程度不同，可有不程度的呼吸困难、发绀或休克等。

（2）体征　受伤胸壁肿胀，可有畸形；局部明显压痛，挤压胸部疼痛加重，甚至产生骨擦音；多根多处肋骨骨折者，伤处可见反常呼吸运动；部分病人出现皮下气肿。

【辅助检查】

（1）实验室检查　出血量大者，血常规检查示血红蛋白和血细胞比容下降。

（2）影像学检查　胸部 X 线和 CT 检查可显示肋骨骨折的断端错位、断裂线及血气胸等，但前胸肋软骨折断征象不能显示；肋骨三维重建 CT 可以更好地显示肋骨骨折情况。

【治疗原则】

（1）闭合性单根肋骨骨折处理原则　止痛，固定胸廓，防止并发症。

（2）闭合性多根多处肋骨骨折处理原则　止痛，局部固定或加压包扎，建立人工气道，防止反常呼吸，处理合并症，抗感染。

（3）开放性肋骨骨折处理原则　清创固定，胸腔闭式引流术，抗感染治疗。

二、主要护理问题

（1）疼痛　与胸部损伤有关。

（2）焦虑、恐惧　与病人突然受伤、无心理准备有关。

（3）气体交换受损　与疼痛、胸廓运动受限、肺压缩有关。

（4）潜在并发症　胸腔感染、肺部感染、心脏压塞等。

三、护理措施

1. 非手术治疗护理和术前护理

（1）维持有效气体交换　①现场急救：对于严重肋骨骨折，尤其是胸壁软化范围大，出现反常呼吸且危及生命的连枷胸病人，应协助医师采取紧急措施给予急救。②保持呼吸道畅通，及时清理呼吸道分泌物，鼓励病人咳出分泌物和血性痰；对气管插管或切开、应用呼吸机辅助呼吸者。应加强呼吸道护理，主要包括湿化气道、吸痰及保持管道畅通等。

（2）减轻疼痛　①妥善固定胸部。②遵医嘱镇痛。③病人咳嗽、咳痰时，协助或指导其双手按压患侧胸壁，以减轻疼痛。

（3）术前　日护理　做好血型及交叉配血试验、术区备皮等术前准备。

2. 术后护理

（1）协助并鼓励病人深呼吸、咳嗽、排痰，以减少呼吸系统并发症。

（2）及时更换创面敷料，保持敷料清洁干燥和引流管畅通。

3. 病情观察

（1）密切观察生命体征、神志、胸腹部活动及呼吸等情况，若有异常及时报告医师并协助处理。

（2）观察病人有无皮下气肿。记录气肿范围，若气肿迅速蔓延，应立即告知医师。

（3）术后监测体温变化，若体温超过38.5℃且持续不退，通知医师及时处理。

4. 健康指导

（1）提供疾病护理知识　指导病人腹式深呼吸及有效咳嗽，进行有效的腹式呼吸可以缓解疼痛，减轻呼吸困难，有效的咳嗽、排痰，可保持呼吸道通畅，预防呼吸道感染，防止肺部并发症。

（2）饮食指导　高蛋白易消化饮食。

（3）活动　根据体力适当活动。坚持术侧抬手、扩胸运动。注意安全，防止意外发生。

（4）出院病人的健康指导　术后 1 个月门诊复查，3 个月以后复查 X 线片，以了解骨折愈合情况。

第二节　血　胸

一、疾病概述

【概念与特点】

血胸是指胸膜腔积血。

【临床特点】

随出血量、出血速度、胸内器官创伤情况和病人体质而差异。积血压迫肺脏和纵隔会出现呼吸困难、发绀症状，气管向健侧移位，呼吸音减弱或消失。

【辅助检查】

（1）实验室检查　血常规和尿常规必须急诊检查，成年病人如果 Hb < 80g/L，失血量至少 > 1000ml；尿常规检查排除肾挫伤引起的血尿。出凝血时间测定、血型、血交叉和备血均需同时进行，以免抢救时因此延误时机。

（2）特殊检查　①胸部 X 线平片：是胸壁损伤最常用、最有效的辅助检查，在病情允许的情况下，最好能够拍正、侧位胸片，最理想的摄片体位依次为站立位→端坐位→半坐位→平卧位。②超声波检查：主要为了排除胸腔积液或心包积液，对于驾驶员车祸所致的胸创伤必须排除急性创伤性主动脉瘤的可能。此外，超声检查对胸腔积液的多少及穿刺点的定位也有帮助。对于下胸背部创伤 7～11 肋骨骨折的病人，一定要用超声波检查腹腔脏器的情况，尤其注意肝、脾、肾有无破裂、腹腔有无出血及后腹膜有无血肿的征象。

【治疗原则】

制止出血，排出积血，使肺膨胀。

二、主要护理问题

(1) 气体交换受损　与胸膜腔积血压迫肺部有关。

(2) 体液不足　与大量出血有关。

(3) 有感染的危险　与组织损伤、积血有关。

三、护理措施

1. 术前护理

(1) 现场急救　胸部有较大异物者，不宜立即拔除，以免出血不止。

(2) 维持有效循环血量和组织灌注量　建立静脉通路，积极补充血容量和抗休克，根据血压和心肺功能状态控制补液速度。

2. 术后护理

(1) 血流动力学监测　监测生命体征及血流变化，若发现有活动性出血的征象，立即报告医师，病情危重者，可监测中心静脉压。

(2) 维持呼吸功能　①密切观察呼吸形态、频率及呼吸音变化。②根据病情给予吸氧，观察血氧饱和度变化。③若生命体征平稳，可取半卧位，以利呼吸。④协助病人叩背、咳痰，教会其深呼吸和有效咳嗽的方法，以清除呼吸道分泌物。

(3) 预防并发症　①遵医嘱合理使用抗生素。②密切观察体温、局部伤口和全身情况的变化。③鼓励病人咳嗽、咳痰，保持呼吸道通畅，预防肺部并发症的发生。④在进行胸腔闭式引流护理过程中，严格遵循无菌操作原则，保持引流通畅，以防胸部继发感染。

3. 病情观察

（1）严密监测生命体征，注意呼吸形态、频率及呼吸音的变化，有无缺氧征象，如有异常，立即报告医生给予处理。

（2）观察胸腔引流液的量、色、质和性状。若每小时引流量超过200ml并持续3小时以上，引流出的血液很快凝固，持续脉搏加快，血压降低，补充血容量后血压仍不稳定，血红细胞计数、血红蛋白及血细胞比容持续下降，胸部X线显示胸腔大片阴影，提示有活动性出血的可能，应积极做好开胸手术的准备。

4. 健康指导

（1）休息与营养　指导病人合理休息，加强营养，提高机体免疫力。

（2）呼吸与咳嗽　指导病人腹式呼吸及有效咳痰方法，咳嗽时用双手按压患侧胸壁，以免切口疼痛。

（3）自我保健　定期复诊，出现呼吸困难、高热等不适随时就诊。

第三节　脓　胸

一、疾病概述

【概念与特点】

脓胸是指胸膜腔受致病菌感染，形成脓液的积聚按其病程长短可分为急性和慢性脓胸。急性脓胸经6～8周后，即转入慢性期。急性脓胸主要是由于胸膜腔的继发性感染所致。

【临床特点】

（1）急性脓胸　急性炎症和呼吸困难为急性脓胸的两个主要症状。病人常有胸痛、高热、呼吸急促、食欲不振等。肺炎后的急性脓胸，多在肺炎消退后1～2周又突然胸痛，体温升高；有时持续高热，肺炎尚未消退，随之出现脓胸。重症脓胸可出现咳嗽、咳痰、发绀等症状。体检可见急性病容，有时不能平卧，患侧呼吸运动减弱，肋间隙饱满。叩诊浊实音，纵隔向对侧移位，气管和心浊音界均偏向健侧。听诊呼吸音减弱或消失，语颤减弱。局限性脓胸时，有炎症、发热、胸痛等症状。

（2）慢性脓胸　由于长期感染和慢性消耗，病人出现慢性全身中毒症状，如低热、乏力、食欲不振、消瘦、营养不良、贫血、低蛋白血症等。查体可见胸廓下陷，肋间隙变窄，呼吸运动降低或消失，纵隔向患侧移位，脊柱侧弯，杵状指（趾），患侧胸部叩诊呈实音，听诊呼吸音减弱或消失。

【辅助检查】

（1）胸部X线检查　因胸膜腔积液的量和部位不同而表现各异。少量胸腔积液可见肋膈窦消失的模糊阴影；积液量多时可见肺组织受压萎陷，积液呈外高内低的弧形阴影；大量积液使患侧胸部呈一片均匀模糊阴影，纵隔向健侧移位；脓液局限于肺叶间，或位于肺与纵隔、横膈或胸壁之间时，局限性阴影不随体位改变而变动，边缘光滑，有时与肺不张不易鉴别。有支气管胸膜瘘或食管吻合口瘘者可见气液平面。

（2）超声波检查　可见积液反射波，能明确积液范围并可做出准确定位，有助于确定穿刺部位。

【治疗原则】

急性脓胸的治疗原则包括全身治疗、抗感染和脓液引流三个主要方面。

二、主要护理问题

（1）焦虑　与脓胸病程迁延、抗生素使用费用高有关。

（2）自我形象紊乱　与脓胸穿破胸壁、脓胸臭味、脓胸胸腔闭式引流时间长、常带管出院、旁人带厌恶的评价言行有关。

（3）营养失调，低于机体需要量　与急性脓胸高热；慢性脓胸，病程迁延；长期咳脓痰，进食不佳有关。

（4）清理呼吸道低效　与脓胸脓痰较多、长期排脓痰、体质弱有关。

（5）体温升高　与急性感染、脓胸有关。

三、护理措施

1. 常规护理

（1）给病人安静、舒适的环境。

（2）每日用紫外线照射消毒病室 1 小时。

2. 专科护理

（1）合理调配饮食、积极加强营养，纠正贫血、低蛋白血症和水及电解质紊乱，增强病人的抗病能力，必要时少量多次输血或静脉高营养。

（2）吸氧，必要时协助医师进行胸膜腔穿刺术抽取脓液。

（3）高热给予物理降温，并鼓励病人多饮水。

（4）保证胸腔引流通畅，引流口周围皮肤涂氧化锌软膏，防止发生皮炎。

（5）痰量较多者，应协助病人排痰或体位引流，保证呼吸道通畅。

（6）病人营养状况差，机体抵抗力明显下降，易发生压疮，应定时协助病人翻身和床上肢体活动，及时更换汗湿的衣被，保持床单平整干净，防止压疮。

3. 病情观察 注意生命体征及临床表现，如出现胸闷、心悸、气促、脉搏增快、口唇发绀、鼻翼扇动，应立即通知医师进行相应处理。观察胸腔闭式引流情况，观察引流液的量、性状。

4. 健康指导

（1）积极有效地治疗急性脓胸。

（2）说明饮食与疾病的关系，指导病人进食高营养、易消化的饮食以增强机体抵抗力，促进康复。安抚病人情绪，鼓励树立信心，保持乐观态度，积极配合治疗和护理，让病人理解，及时有效地治疗急性脓胸是预防慢性脓胸的根本。

（3）康复训练，指导病人进行功能锻炼，要求病人采取正确姿势。

第四节 支气管扩张

一、疾病概述

【概念与特点】

支气管扩张是由于支气管壁及其周围肺组织的炎症性破坏所造成的 1 根或多根支气管异常性、永久性扩张的慢性呼吸道疾病。

【临床特点】

（1）症状　主要为咳痰、咯血。反复发作的呼吸道和肺部感染。病人排痰量较多，呈黄绿色脓性黏液，甚至有恶臭。体位改变，尤其是清晨起床时可诱发剧烈咳嗽伴咳大量痰，这可能是扩张支气管内积存的脓液引流入近端气道，引起刺激所致。咯血可反复发生，痰中带血或大量咯血，咯血量与病情严重程度不一致。病程久者可能有贫血、营养不良或杵状指（趾）等。

（2）体征　肺部听诊可闻及局限的湿啰音和呼气性啰音。

【辅助检查】

影像学检查可明确诊断支气管扩张的部位、范围和程度。支气管造影是特异诊断方法之一，但目前已较少应用。高分辨率、薄层 CT 及支气管影像重建有很好的诊断价值。

【治疗原则】

手术是治疗的主要手段，目的是切除病变组织、保存正常肺组织、避免感染和其他并发症。一般可作肺叶或肺段切除，少数病人需作全肺切除。①病变局限于一段、一叶或多段者，可作肺段或肺叶切除术。②病变若侵犯一侧多叶甚至全肺而对侧肺功能良好者，可做多叶甚至一侧全肺切除术。③双侧病变、若一侧肺的肺段或肺叶病变显著而对侧病变轻微者，估计痰或血主要来自病重的一侧，可作单侧肺段肺叶切除术。④双侧病变，若病变范围总容量不超过50%，切除后不致严重影响呼吸功能者，可根据情况一期或分期作双侧手术，一般先作病变重的一侧。分期手术间隔时间至少半年。⑤双侧病变范围广泛者，一般不宜手术治疗。但若反复大咯血不止，经内科治疗无效，能明确出血部位，可行支气管动脉栓塞等介入治疗或切除出血的病肺以抢救生命。

二、主要护理问题

（1）清理呼吸道无效　与肺部感染、肺组织破坏等有关。

（2）营养失调，低于机体需要量　与营养素摄入不足、代谢增高、消耗增加有关。

（3）潜在并发症　窒息、肺部或胸腔感染。

三、护理措施

1. 术前护理

（1）控制感染、维持呼吸道通畅　①保持室内空气流通和温度适宜，注意防寒保暖。②遵医嘱使用抗生素，尽可能将痰量控制在50ml/d以下。③说明有效咳嗽的必要性，指导病人进行有效咳嗽、排痰。④行体位引流及超声雾化吸入，以提高排痰效果，必要时遵医嘱给氧。⑤若有其他慢性感染灶，报告医师及时处理，以防诱发呼吸道感染。

（2）改善营养状况　给予高蛋白、高热量、富含维生素的饮食，纠正营养不良和贫血，避免进食生冷食物。保持口腔清洁，增加舒适。若有咯血，在咯血后用生理盐水漱口，以除去血腥味。注意食物品种与营养成分的调配，保证食物的色、香、味。

（3）完善术前检查与准备　①协助做好手术前常规检查、痰细菌培养和药物敏感试验等，以指导手术和用药。②行支气管造影术者，造影术后嘱病人多咳嗽，以加快造影剂的排出；若病人体温升高，嘱其不要慌张，此为支气管造影术后的正常现象可多饮水，并对症治疗。

2. 术后护理

（1）常规给氧。

（2）协助病人改变体位，鼓励咳嗽、排痰。

（3）早期超声雾化吸入以助痰的液化和排出；呼吸道内有分泌物不能排出者，可经鼻导管吸痰，必要时用纤维支气管镜或作气管切开吸痰，以防肺不张。

（4）注意肺复张后的呼吸音，观察有无缺氧。

（5）严重呼吸功能不全者，行呼吸机辅助呼吸。

3. 病情观察

（1）术后病情观察　密切观察病人生命体征，详细记录胸腔引流量，维持胸腔引流管的通畅，若胸腔引流血性液体持续超过100ml/h，提示胸腔内有活动性出血，立即通知医师。

（2）主要是并发症的观察与护理　①窒息：对焦虑、恐惧的病人，应找出原因，设法协助病人保持身心安静，让病人得到充分休息，避免因咯血致病人紧张而加重出血；必要时遵医嘱使用镇静剂，剧烈咳嗽者适当镇咳，禁用吗啡；维持呼吸道通畅。②预防肺部及胸腔感染：协助作好药物敏感试验；遵医嘱合理使用抗生素。

4. 健康指导

（1）疾病知识　告诉病人本病的病因、常见临床表现。支气管扩张手术疗效多较满意。出院后一旦症状加重，应及时就诊。

（2）疾病康复　指导病人出院后应加强体育锻炼，生活起居规律，劳逸结合，以增强机体抵抗力；注意保暖和口腔卫生，忌烟、酒及辛辣食物，避免烟雾、灰尘及不良情绪的刺激；坚持进行有效深呼吸，预防呼吸道感染，防止支气管扩张复发。

第五节　食管癌

一、疾病概述

【概念与特点】

食管癌是常见的消化道恶性肿瘤，目前原因不明，与炎症、真菌污染、亚硝胺类化合物摄入、微量元素及维生素缺乏有关。其主要病理类型为鳞癌（90%），少部分为腺癌、肉瘤及小细胞癌等。可分为髓质型、缩窄型、蕈伞型、溃疡型。

【临床特点】

（1）症状　进行性下咽困难和消瘦是食管癌的主要症状，有的病人在进食下咽时可出现胸骨后或背部的疼痛，少部分食管下端癌及贲门癌可有呕吐胃内容物或呕血的病史。对长期在高发区生活的病人尤其应提高警惕。晚期病变者可有喉返神经累及所致的声音嘶哑及饮水呛咳现象，有的还会有锁骨上淋巴结转移；病灶侵犯气管会造成刺激性咳嗽，如癌灶穿孔形成食管－气管瘘则会出现发热、咳嗽、咳痰及呼气有臭味等。

（2）体征　以消瘦为主，甚至出现恶病质，有的病人有贫血和低蛋白血症的表现。病变早期并无阳性体征；病变晚期可扪及锁骨上转移的淋巴结或上腹部有包块，并有压痛。

【辅助检查】

（1）实验室检查　主要表现为低血红蛋白、低血浆蛋白，有的病人可有大便隐血试验阳性。

（2）食管钡餐检查　可见食管局部黏膜中断、破坏、充盈缺损、管壁僵硬等。

（3）食管拉网脱落细胞学检查　有利于发现早期病变。

（4）CT　有利于了解食管外侵及纵隔淋巴结转移情况，但不能明确与周围脏器的确切关系。

（5）食管腔内超声　可更准确了解食管周围淋巴结情况。

【治疗原则】

包括手术治疗、放射治疗、化学治疗及综合治疗。其中以手术治疗为主的综合治疗值得提倡。

二、主要护理问题

（1）营养失调，低于机体需要量　与晚期食管癌不能进食、食管手术禁食、贲门失弛缓症导致呕吐、食管烧灼伤无法进食有关。

（2）沟通受限，声音嘶哑　与晚期食管癌侵犯喉返神经有关。

（3）颈部吻合口瘘、局部皮肤受损　与食管癌根治、食管－胃颈部吻合术后、营养状况差、吻合口愈合不好、颈部吻合口瘘有关。

（4）潜在并发症——术后吻合口瘘　与食管－胃胸内吻合术、食管－胃颈部吻合术、营养不良、吻合口愈合不佳有关。

（5）潜在并发症——水、电解质紊乱　与晚期食管癌不能进食；贲门失弛缓症呕吐；食管手术长期禁食，营养补充不足；食管手术吻合口瘘有关。

三、护理措施

1. 心理护理　护士应加强与病人及家属的沟通，根据病人的具体情况，实施耐心的心理疏导，争取亲属在心理上、经济上的积极支持和配合，解除病人的后顾之忧。

2. 术前护理

（1）改善营养状况，嘱病人进食高蛋白质、高热量、少纤维流质、半流质饮食，不能进食者行胃肠外营养支持或空肠造瘘灌注营养素。

（2）口臭病人应给予口腔护理，呕吐后立即漱口。

（3）向病人讲述鼻胃管的作用，饮食及开胸手术的注意事项。

3. 术后护理

（1）胃肠减压、胃管的护理　术后6～12小时从胃管可吸出少量血性液体，术后第1个24小时引流量为100～200ml，第2个24小时约300ml，如引出大量血性液体，应降低吸引力并报告医师；引流不畅时，用无菌生理盐水冲洗胃管，无效时报告医师处理。持续胃肠减压3～4日，肛门排气后拔除胃管。

（2）饮食护理　胃肠蠕动未恢复前禁水、禁食，静脉补液（体重50kg）2500～3000ml/d，24小时持续补液。胃管拔除后可少量饮水，如2小时后无吻合口瘘症状，术后5～6日开始进全清流质饮食，每次100ml，每日6次。术后10日进流质饮食，术后15日进半流质饮食。

（3）卫生宣教　食管胃吻合术后，病人有胸闷或进食后呼吸困难，应少食多餐，1～2个月后症状可缓解；贲门癌切除术后，病人有泛酸，嘱其饭后2小时内不宜卧床，睡眠时将枕头垫高；有些病人进食后呕吐，重者应禁食，给予胃肠外营养，待吻合口水肿消退后再进食；术后2个月出现下咽困难，应造影排除吻合口狭窄；食管术后严禁暴饮、暴食或进硬质块状食物，以免吻合口梗阻。

4. 病情观察

（1）营养状况如体重下降情况，有无贫血、脱水或衰竭。

（2）饮食情况如有无吞咽困难、呕吐，目前能进的饮食种类。

（3）疼痛部位、性质及改善程度。

（4）观察吻合口瘘症状：如有呼吸困难、胸腔积液及全身中毒等症状，应立即禁食、引流、抗炎及给予静脉营养支持。

（5）胸腔闭式引流及胃肠减压引流量和性质。

（6）对康复训练是否配合，对出院后的继续治疗是否清楚，是否掌握饮食调理的原则。

5. 健康指导

（1）提供疾病护理知识　解释病情，说明手术的必要性，向病人说明手术治疗期间禁食、胃肠减压、半卧位等护理措施的重要性。

（2）饮食指导　少量多餐，坐位进餐，进餐后坐位休息 1 小时。由稀到稠，食量逐渐增加，注意观察进食后的反应，避免进食过快。四忌：忌刺激性食物，忌坚硬食物，忌易胀气食物，忌烟、酒。

（3）活动　根据体力适当活动，术侧上肢抬手，扩胸运动，夜间睡觉终身斜坡位。

（4）出院病人的健康指导　术后 1 个月门诊随访，同时肿瘤科门诊进行后续治疗。

第六节　肺　癌

一、疾病概述

【概念与特点】

肺癌大多数起源于支气管黏膜上皮，因此也称支气管肺癌。是肺部最常见的恶性肿瘤，肺癌的发生与环境的污染及吸烟密切相关，肺部慢性疾病，人体免疫功能低下，遗传因素等对肺癌的发生也有一定影响。根据肺癌的生物学行为及治疗特点，将肺癌分为小细胞肺癌、鳞癌、腺癌、大细胞癌。根据肿瘤的位置分为中心型肺癌及周边型肺癌。肺癌转移途径有直接蔓延、淋巴管转移、血管转移及种植性转移。

【临床特点】

（1）症状　肺癌的临床症状根据病变的部位、肿瘤侵犯的范围、是否有转移等全身表现不同而异，最常见的症状是咳嗽、咯血、气短、胸痛和消瘦，其中以咳嗽和咯血最常见，咳嗽的特征往往为刺激性咳嗽，无痰；咯血以痰中夹血丝或混有粉红色的血性痰液为特征，少数病人咯血可出现整口的鲜血，肺癌在胸腔内扩散侵犯周围结构可引起声音嘶哑、Horner 综合征、吞咽困难和肩部疼痛。当肺癌侵犯胸膜和心包时可能表现为胸腔积液和心包积液；由于肿瘤阻塞支气管可引起阻塞性肺炎而发热；上腔静脉综合征往往是肿瘤或转移的淋巴结压迫上腔静脉所致。小细胞肺癌常见的副癌综合征主要表现恶病质、高血钙和肺性骨关节病或非恶病质病人蛋白倒置、高血糖和肌肉分解代谢增加等。

（2）体征　肺癌的体征根据其病变的部位、肿瘤侵犯的范围、是否有转移及副癌的综合征全身表现不同而异。肿瘤阻塞支气管可致一侧或叶肺不张而使该侧肺呼吸音消失或减弱；肿瘤阻塞支气管可继发肺炎出现发热和肺部啰音；肿瘤侵犯胸膜或心包造成胸腔或心包积液出现相应的体征；肿瘤淋巴转移可出现锁骨上、腋下淋巴结增大。

【辅助检查】

（1）痰涂片检查找癌细胞是肺癌诊断最简单、最经济、最安全的检查。

（2）X 线摄片、CT 检查已成为常规诊断手段。MRI 检查在于分辨纵隔及肺门血管，显示隐蔽部的淋巴结，但不作为道选。

（3）支气管镜检查可直接观察气管、主支气管、各叶、段管壁及开口处病变，可活检或刷检取分泌物进行病理学诊断，对手术范围及术式的确定有帮助。

（4）经皮肺穿刺活检，适用于周围型肺内占位性病变的诊断。对丁有胸腔积液者可经胸腔穿刺抽液离心检查。正电子发射型计算机断层显像（PET）对于肺癌鉴别诊断及有无远处转移的判断准确率可达 90%，但目前价格昂贵。

（5）其他诊断方法如放射核素扫描、淋巴结活检、胸腔镜下活检术等可根据病情及条件酌情采用。

【治疗原则】

临床上采用个体化的综合治疗。一般非小细胞癌以手术治疗为主，原则是彻底干净地切除病变，但要最大限度地保留健康的组织，清楚相应的淋巴结，并辅以放疗、化疗。小细胞癌则以化学治疗和放射治疗为主。

二、主要护理问题

（1）恐惧　与患癌症、大咯血有关。

（2）知识缺乏　未接受过此类手术，缺乏相关知识。

(3) 潜在并发症——窒息　与支气管扩张大咯血、肺癌侵犯大血管咯血、肺部手术后痰阻塞呼吸道有关。

(4) 潜在并发症——肺不张　与肺部炎症、细支气管分泌物阻塞有关。

(5) 潜在并发症——肺癌脑转移　相关因素为肺癌晚期和恶性程度高的小细胞肺癌。

三、护理措施

1. 术前护理

(1) 观察呼吸道症状，改善呼吸功能，给予低流量氧吸入，必要时雾化吸入，稀释痰液，以助排痰，嘱病人戒烟。

(2) 咯血的病人，要备好抢救用物，做好抢救准备，以防发生窒息。

(3) 加强口腔卫生，及时处理口腔慢性感染和溃疡。

(4) 改善营养，提高机体抵抗力，给予高热量、高蛋白、富含维生素易消化饮食。必要时静脉补充营养。严重贫血者予以输血，提高机体抵抗力。

2. 术后护理

(1) 动态监测生命体征，必要时监测血气，并做好记录。

(2) 要维持有效的氧气供给。持续低流量氧吸入。注意氧的湿化，必要时给予面罩吸入，观察 PaO_2 和 $PaCO_2$ 的变化。

(3) 出现呼吸困难时抬高床头。

(4) 鼓励并协助病人咳嗽、咳痰，预防肺不张。

3. 病情观察

(1) 呼吸功能，主动咳嗽的能力、效果如何，有无胸闷、气促、呼吸浅快、肺部湿啰音等。

(2) 重要器官功能，有无伴随性疾病，如糖尿病、冠心病、高血压、慢性支气管炎等。

(3) 生命体征是否平稳，麻醉是否清醒，呼吸状况是否良好，动脉血氧饱和度是否满意，呼吸音是否清晰，胸腔闭式引流通畅与否，有无伤口渗血、皮下气肿。

（4）营养状况，有无贫血、低蛋白血症。

（5）食欲是否改善，睡眠如何，自我感觉是否良好。

（6）康复训练和早期活动是否配合，对出院后的继续治疗是否清楚。

4. 健康指导

（1）反复宣传吸烟及空气污染对肺部健康的危害。

（2）40 岁以上成年人，定期进行胸部 X 线检查，尤其是反复呼吸道感染久咳不愈者，咯血病人更应提高警惕，以求早诊早治。

（3）注意口腔卫生，如有口腔感染要及时治疗。

（4）指导病人咳嗽、咳痰、术后预防肺不张、肺部感染等。

（5）讲解胸腔闭式引流的目的，注意事项及引起的不适。

（6）向病人讲解术后早期功能锻炼的重要性。

（7）饮食营养丰富，容易消化，忌刺激性、坚硬、易胀气食物，忌烟、酒。

（8）术后 1 个月复查，术后放疗期间定期门诊随访，检查肝功能、血常规等，术后 3 个月复查 1 次，2 年后每半年复查 1 次，至少复查 5 年。

第七节　贲门失弛缓症

一、疾病概述

【概念与特点】

贲门失弛缓症又称贲门痉挛、巨食管，是由于食管贲门部的神经－肌肉功能障碍所致的食管功能性疾病。其主要特征是食管缺乏蠕动，食管下端括约肌（LES）高压和对吞咽动作的松弛反应减弱。

【临床特点】

（1）吞咽困难　无痛性吞咽困难是本病最常见最早出现的症状。

（2）疼痛　可为闷痛、灼痛、针刺痛、割痛或锥痛。疼痛部位多在胸骨后及中上膜；也可在胸背部、右侧胸部、右胸骨缘以及左季肋部。

（3）体重减轻　体重减轻与吞咽困难影响食物的摄取有关。

（4）其他　食物反流和呕吐；贲门失弛缓症病人常可有贫血，偶有由食管炎所致的出血。

【辅助检查】

（1）食管压力图是国际上认为贲门失弛缓症诊断的“金标准”，但在国内在多数医院未开展此项检查。

（2）内窥镜检查、X线检查、钡餐及呕吐物检查有助于诊断。

【治疗原则】

保守治疗、内镜治疗、手术治疗。

二、主要护理问题

（1）疼痛　与酸或碱刺激食管黏膜下末梢神经有关。

（2）营养失调，低于机体需要量　与吞咽困难、吞咽疼痛所致进食量减少或消化不良有关。

三、护理措施

1. 减少反流液的刺激、减轻疼痛

（1）饮食　避免高脂、高酸饮食；戒烟、酒；限制咖啡因、酸辣食品、巧克力和柑橘类食品。睡前3小时避免进食以减少食物刺激胃酸分泌和平卧时胃液反流。肥胖者应减肥。

（2）体位　是减少反流的有效方法，如餐后保持直立，避免过度负重，抬高床头等。

（3）药物　某些药物使抗反流屏障失效，在应用时应加以注意。

2. 加强营养

（1）规律饮食，少食多餐，注意营养素的补充。

（2）必要时遵医嘱予以肠内、外营养以满足机体需要。

（3）术后护理参考食管癌术后护理。

3. 病情观察

（1）吞咽困难　进食后反应。

（2）疼痛 部位、性质、持续时间、范围。

（3）营养 体重减轻、消瘦。

4. 健康指导

（1）保持口腔卫生 可减少口臭，增进食欲。术前若病人口腔不洁或有慢性感染，可能成为术后发生吻合口感染或瘘的危险因素。

（2）体位指导 指导病人餐后直立位，以防食后反流；卧床休息时，抬高床头 15～20cm 比枕高枕头更为有效。

第八节 纵隔肿瘤

一、疾病概述

【概念与特点】

纵隔肿瘤按来源分为神经纤维瘤、畸胎瘤和胸腺瘤。良性肿瘤早期无明显症状，恶性肿瘤可表现消瘦、贫血、胸闷、疼痛、恶病质等。胸腺瘤常并发重症肌无力。

【临床特点】

无特殊临床特点，多因其他疾病或健康查体时 X 线检查而发现。临床上常无症状，但若肿瘤生长过大、破溃、感染或恶变均可引起临床症状。如肿瘤过大或恶性纵隔肿瘤可压迫或直接侵犯周围组织器官而造成咳嗽、胸闷、呼吸困难、吞咽困难、上腔静脉梗阻综合征和心律失常等。恶性肿瘤侵犯血管可造成乳糜胸、乳糜心包、咯血、呕血甚至是致死性的大出血。

【辅助检查】

胸部 X 线检查是诊断纵隔肿瘤的重要手段。断层摄片、CT 或磁共振更能进一步显示肿瘤与邻近组织器官的关系。必要时行心血管造影或支气管造影，能进一步鉴别肿瘤的相通部位以及与心大血管或支气管、肺等的关系，提高确诊率。超声扫描有助于鉴别实质性、血管性或囊性肿瘤。放射性核素 ^{131}I 扫描可协助诊断胸骨后甲状腺肿。颈部肿大淋巴结活检有助于鉴别淋巴原性肿瘤或其他恶性肿瘤。气管镜、食管镜、纵隔镜等检查有助于鉴别诊断，但应用较少。诊断性放射治疗有助于鉴别对放射性敏感的肿瘤，如恶性淋巴瘤等。

【治疗原则】

除恶性淋巴源性肿瘤适用放射治疗外，绝大多数原发性纵隔肿瘤只要无其他禁忌证，均应外科治疗。即使良性肿瘤或囊肿毫无症状，由于会逐渐长大，压迫毗邻器官，甚至出现恶变或继发感染，因而均以采取手术为宜。恶性纵隔肿瘤若已侵入邻近器官无法切除或已有远处转移，则禁忌手术，可根据病理性质给予放射或化学药物治疗。

二、主要护理问题

（1）疼痛　与手术切口有关。

（2）清理呼吸道无效　与使用呼吸机有关。

（3）有感染的危险　与手术切口及呼吸道分泌物不易清除有关。

（4）气体交换受损　与呼吸肌疲乏无力有关。

（5）睡眠形态紊乱　与担心疾病产生的压力有关。

（6）焦虑　与知识缺乏、担心预后效果有关。

（7）知识缺乏　与缺乏接触、认知有限有关。

三、护理措施

1. 术前护理

（1）做好心理护理　关心病人，了解病人的思想、生活及工作情况。消除病人对疾病的恐惧心理和悲观情绪。积极主动配合各种治疗及护理。

（2）协助医师尽快完善术前各项检查，为手术做好充分准备。

（3）锻炼病人咳嗽、咳痰及床上使用便器。

2. 术后护理

（1）中心监护，流量氧吸入。

（2）保持引流管通畅，观察颜色、量及性质。记录生命体征及出入量。

（3）鼓励病人咳嗽、咳痰，预防肺部并发症。

3. 病情观察

（1）仔细评估病人的全身状况。

（2）病人对手术的认知程度及配合的情况。

（3）能否配合医护人员进行功能锻炼。是否可有效咳嗽、咳痰以预防术后肺部并发症。

4. 健康指导

（1）讲解该病的发生、发展及预后以及症状的有无，对判断其病变的良、恶性有一定的意义。故要定期查体，早发现、早治疗。

（2）对不能完全切除或不能切除的纵隔肿瘤，要告知家属应行化疗或放疗。讲解化疗放疗的意义、目的、方法及注意事项。

（3）术后饮食无禁忌，日常活动量力而行，适度即可。

（4）讲解术后定期复查的重要性，告知复查的时间及如何与主管医师联系。

第九节 气 胸

一、疾病概述

【概念与特点】

胸部创伤累及胸膜、肺或气管，使空气进入胸膜腔，称为气胸。气胸在胸部创伤中极为常见。分为闭合性气胸、开放性气胸和张力性气胸。

【临床特点】

（1）闭合性气胸 创伤性闭合性气胸最常见于肋骨骨折，也可见于胸部挤压伤。肺组织破裂、气体自裂口进入胸腔形成气胸。一般无症状，有的仅有胸痛，积气过多可有呼吸困难。检查可见气管及纵隔偏向健侧，患侧呼吸音减弱，叩诊呈鼓音，可有皮下气肿，X线检查可见气胸的范围、肺萎缩情况和纵隔有无移位。闭合性气胸一般不需治疗，若肺压缩超过30%以上，可采用胸膜腔穿刺术抽气或肋间闭式引流，以保证肺及时复张。同时给予抗生素预防感染。

（2）开放性气胸 胸壁有伤口，胸膜腔通过伤口与外界相通，空气随呼吸运动经伤口自由出入，称为“开放性气胸”。胸廓创伤后，病人有极度的呼吸困难、发绀呈休克状态。体格检查见胸壁有开放伤口，随病人呼吸可听到空气出入伤口的“嘶嘶”声。伤侧叩鼓音，呼吸音听不到，气管、心脏向健侧移位。

（3）张力性气胸　吸气时空气进入胸腔，呼气时由于活瓣闭合，气体不能排出使胸腔内气体有增无减，形成张力，就成张力性气胸。病人受伤后短时间内即有显著的呼吸困难、发绀，甚至休克。缺氧严重者烦躁不安，甚至昏迷。常伴有皮下气肿及纵隔气肿。伤侧胸壁饱满，呼吸运动显著减弱，气管、纵隔向健侧移位，伤侧只限于鼓音，心脏浊音界移向健侧，听诊呼吸音消失。胸部X线检查可见伤侧胸腔内大量气体，肺完全萎陷，纵隔显著移位，有时可伴有血胸。

【辅助检查】

（1）实验室检查　血常规和尿常规必须急诊检查。出凝血时间测定、血型、血交叉配血和备血均须同时进行，以免抢救时因此延误时机。

（2）X线检查　胸部X线平片是胸壁损伤最常用、最有效的辅助检查。MRI或CT检查主要为了排除创伤性胸主动脉瘤的诊断并确定胸主动脉瘤病变的程度，还可了解胸骨骨折移位及心脏受压的情况。

（3）超声波检查　主要为了排除胸腔积液或心包积液，对于驾驶员车祸所致的胸外伤必须排除急性创伤性主动脉瘤的可能。纤维气管镜检查在怀疑有气管或支气管断裂时。诊断性胸腔穿刺主要用于气胸、血胸病人。胸腔镜检查可了解胸腔内创伤的情况并可进行适当的治疗。

【治疗原则】

以抢救生命为首要原则。处理包括封闭胸壁开放性伤口，通过胸腔穿刺抽吸或胸腔闭式引流排出胸腔内的积气、积液，防治感染。

二、主要护理问题

（1）气体交换受损　与肺组织萎陷有关。

（2）低效性呼吸形态　与分泌物过多、疼痛和肺部损伤有关。

（3）清理呼吸道无效　与肺扩张不全、疼痛有关。

(4) 焦虑 与急性损伤、呼吸困难、疼痛有关。

(5) 疼痛 与胸部损伤和引流管的刺激有关。

三、护理措施

1. 术前护理

(1) 监测生命体征，注意是否合并其他脏器损伤，如有损伤应立即抢救。

(2) 保持呼吸道通畅，立即给予氧气吸入 3 ~ 5L/min。

(3) 嘱病人禁食、禁水，做好胸外科术前常规准备。

2. 术后护理

(1) 体位 清醒后半卧位，鼓励病人咳嗽，促使肺复张。

(2) 观察出血倾向 保持胸腔引流管通畅。

(3) 预防肺不张 呼吸治疗，术后第 1 日晨始给予雾化吸入、拍背咳痰，指导病人练习深呼吸、吹气球。

(4) 饮食 清醒后进流质饮食，翌日普食，应食用易消化、高蛋白质、高营养、富含维生素及纤维素的食物。

(5) 镇痛护理 给予适量镇痛剂，保证病人休息。

3. 病情观察

(1) 病人呼吸道是否通畅。

(2) 呼吸困难的症状及体征。

(3) 是否有气管偏移，气管偏移是张力性气胸的表现之一。

(4) 检查胸壁有无明显的开放性损伤，是否导致气体进入胸腔。

(5) X 线胸片情况以判断胸腔引流管放置的位置是否正确、气胸情况有无改善。

(6) 有无皮下气肿。

4. 健康指导

(1) 病人应禁烟戒酒。

(2) 饮食应注意少食刺激性食物，增加营养，保证适量的水分摄入。

(3) 加强体育锻炼，增加机体抗病能力和肺活量。

第四章

心脏外科疾病

第一节　房间隔缺损

一、疾病概述

【概念与特点】

房间隔缺损（ASD）可分为原发孔和继发孔缺损两类，后者最为常见。继发孔缺损绝大多数为单发，也可见多发或筛状者，按其部位将其分为上腔型、卵圆孔型、下腔型及混合型。原发孔缺损，缺损位于冠状窦口前下方，常伴二尖瓣裂缺。房间隔缺损将使左房血向右房分流，随年龄增长，分流量加大孔缺损，对存有二尖瓣大瓣裂损者，二尖瓣反流使左向右分流量增高，肺动脉高压出现较早。

【临床特点】

（1）症状　病人出生后常无症状，偶有婴儿期出现充血性心力衰竭和反复肺部感染病史，患儿易疲劳，常有劳力性呼吸困难和体格发育不良。成年病人常见心律失常、肺动脉高压、阻塞性肺血管病变和心力衰竭等。婴儿期病人来就诊往往是由于体检或其他病就诊时发现心脏杂音而要求进一步检查。

（2）体征　婴儿常可在胸骨左缘第 2、第 3 肋间听到柔和的收缩中期杂音，第二心音增强或亢进并有固定性分裂，缺损较大可在剑突下听到三尖瓣有舒张期的隆隆样杂音。在伴有二尖瓣脱垂时可在心尖部听到全收缩期或收缩晚期杂音，向左腋下传导。成年病人可因严重肺动脉高压在肺动脉听诊区听到舒张期杂音。

【辅助检查】

（1）心电图检查　继发孔缺损呈电轴右偏，不完全性或完全性右束支传导阻滞、右心室肥大、P 波高大。原发孔缺损则常呈电轴左偏和 P－R 间期延长，可有左心室高电压、肥大。

（2）X 线检查　右心房、右心室增大，肺动脉圆锥突出，主动脉弓缩小，肺门阴影增大，肺野血管影纹增多。原发孔缺损可呈现左心室扩大，肺门血管增大较显著。

（3）超声心动图　右心房、右心室增大，室间隔与左心室后壁同向运动。剑突下四心腔切面，继发孔型可见心房间隔中部连续中断，原发孔型则在心内膜垫处。多普勒证实左、右心房间有分流。伴有二尖瓣裂缺者可见二尖瓣前叶分叉状，多普勒显示反流。

【治疗原则】

以手术治疗为主。适宜的手术年龄为 2～5 岁。

1. 适应证和禁忌证　原发孔房间隔缺损、继发孔房间隔缺损合并肺动脉高压者应尽早手术。艾森曼格综合征是手术禁忌证。

2. 手术方法　在体外循环下切开右心房，直接缝合或修补缺损；近年来也可通过介入性心导管术，应用双面蘑菇伞关闭缺损，此方法具有创伤小、术后恢复快的特点，但费用较高。

二、主要护理问题

术前

（1）活动无耐力　与氧的供需失调有关。

（2）有成长、发展改变的危险　与心脏结构与功能异常有关。

（3）有感染的危险　与肺充血有关。

（4）潜在并发症　心力衰竭、感染性心内膜炎。

术后

（1）有窒息的危险　与呼吸道阻塞有关。

（2）有体液不足的危险　与利尿药的使用和入量过少有关。

（3）有感染的危险　与手术免疫屏障被破坏有关。

（4）潜在并发症　出血、心律失常。

三、护理措施

1. 术前

（1）让病人安静休息，减少哭闹等不良刺激，减轻对心脏的负担。

（2）选择易消化营养丰富的食物。

（3）有肺动脉高压的病人，每日间断吸氧 2 ~ 3 次，每次 30 分钟。

（4）注意保暖，预防感冒，有上呼吸道感染者必须控制感染后方可手术。

2. 术后

（1）执行心内直视术术后护理常规。

（2）严密观察神志、瞳孔、表情、感觉、四肢活动，并记录，以便及早发现病情变化。

（3）婴幼儿呼吸道较小，容易被痰液和呕吐物堵塞，引起窒息，所以术后保持呼吸道通畅极为重要。定时吸痰，雾化吸入加强体疗，减少并发症。

（4）引流管需 15 ~ 30 分钟挤压 1 次，密切观察引流液的变化。

（5）婴幼儿对失血的耐受性差，术后及时补充输血。入量和性质根据血压、尿量、引流量、中心静脉压、肺毛细血管嵌压调整。

（6）术后选用低毒性的抗生素预防感染。

（7）早期下床活动时注意保护病人防止摔伤。

（8）为父母提供探视的机会，主动介绍病情。病情允许的情况下，可以让父母参与部分的护理活动，增加与病人的接触机会，减轻焦虑。

3. 病情观察

（1）术前　①观察患儿的生长发育与同龄儿相比有无差异。②观察病人对目前活动的耐受程度和适应性。③有无并发感染。

（2）术后　①各项生命体征是否平稳，电解质是否平衡。②观察瞳孔是否等大等圆，对光反应如何，全身麻醉清醒后神志是否清楚。③全身麻醉清醒后患儿是否合作，有无躁动。④观察气管插管的位置，听诊双肺呼吸音，保持呼吸道通畅。⑤伤口有无渗血，观察引流液的量及性质。⑥维持左心功能，防止发生肺水肿。

4. 健康指导

（1）活动　术后 2 周应多休息，预防感染，尽量回避人员聚集的场所。

适当的活动避免做跑跳或过于剧烈的运动，防止造成心脏的负担。术后因疼痛可能出现形体的变化，要注意头、颈部肌肉多活动。术后4~6周逐渐增加活动量。学龄期儿童在术后3个月可回到学校进行一般活动。胸骨需要6~8周方可愈合，要注意前胸防止冲击和过分活动。

（2）饮食　适当补充营养，宜食有营养、易消化的饮食，如面片、馄饨、稀饭，保证充足的蛋白质和维生素的摄入，如瘦肉、鱼、鸡蛋、水果、各种蔬菜，但不要暴饮暴食，宜少量多餐，根据医生要求合理控制患儿的出入量。饮食还要注意清洁，以防腹泻加重病情。

（3）用药指导　用药期间遵医嘱应定期到医院检查，观察药物的疗效和不良反应等，并在医师的指导下根据情况调整用药剂量或停药、换药。

（4）呼吸道管理　术后的患儿由于痰比较多，较小的患儿不易咳出，所以进行必要的拍背体疗尤为重要，具体做法如下：五指并拢成杯状，避开患儿的脊柱，在两侧肺部，由下向上，由外向靠近脊柱方向顺序拍打，要有力度，通过震动将痰排出。术后避免带患儿去公共场所，防止呼吸道感染。室内要注意每天上午通风半小时。

（5）日常生活　拆线后1周，伤口愈合方可洗浴，用温热水洗浴可促进血液循环。要注意口腔卫生，牙齿的护理是手术后预防感染性心内膜炎的重要手段。应每半年检查1次。但术后3~6个月不适合治疗龋齿。

（6）伤口护理　术后第1周出现痒、无感觉或痛。如果伤口肿、疼痛严重，有分泌物应及时通知医师。不要保持一种姿势太久，经常做头、颈、肩等的运动。术后营养不良和心脏肥大引起两侧肋骨异常和胸骨自身的变化（如鸡胸），可根据营养状态的好转进行校正运动。手术部位的伤痕会随着生长可逐渐缩小。手术后拆完线可使用防瘢痕的产品。

（7）定期复查　一般3个月或半年左右复查1次即可；复查内容常包括超声心动图检查、X线胸片等，有时还需要查血常规。如果出现以下症状要立即来医院复查：无原因的发热、咳嗽、胸部疼痛。手术部位水肿、发红，明显的食欲缺乏、疲倦、晕厥、呼吸困难、心律不齐等。

（8）心理方面　通过调查显示，先天性心脏病患儿较正常儿童内向，情绪不稳定，社会适应能力低下，父母对患儿过分保护和溺爱，这样容易降低和挫伤患儿的自信心，加重患儿的恐惧感，从而过分依赖父母。父母应多鼓励患儿，让其干力所能及的事，多与人交流，提高其自主性和社会适应能力。

第二节　室间隔缺损

一、疾病概述

【概念与特点】

室间隔缺损（VSD），其病理为室间隔部位左右心室间的交通，产生心室水平的左向右分流，占先天性心脏病的12% ~20%。最常见部位为膜部，分流最终导致肺动脉高压、心力衰竭。

【临床特点】

（1）症状　病人的临床症状与VSD大小、分流量大小及有无肺动脉阻塞性病变密切相关。缺损小、分流量小的病人一般无临床症状，往往在体检其他疾病就诊时发现有心杂音，并因而进一步诊治。缺损较大的VSD因分流量大而致肺血增多，表现为反复呼吸道感染、活动受限和劳力性气短、气促，婴儿喂养困难、体格瘦小，严重者可出现充血性心力衰竭。成年病人常见有亚急性细菌性心内膜炎发生；在肺血管阻塞性病变的初期，病人的临床症状有短期明显的改善，主要是呼吸道感染的次数减少，但劳力性气短、气促加重，且出现发绀和杵状指（趾）。

（2）体征　根据病人缺损及分流量的大小而出现不同的症状和体征。限制性VSD可在心前区扪及收缩期震颤，可闻及粗糙的、吹风样高音调的全收缩杂音，第二心音单一增强但往往被响亮的收缩期杂音掩盖而显得减弱。非限制性VSD因分流量大而造成右心室高压，患儿常有心前区骨性隆起，胸骨左缘第3、第4肋间的收缩期震颤相对较轻，而收缩期杂音以中、低频音为主，但第二心音往往增强、亢进并可有分裂，有时可在心尖部听到二尖瓣流量增加引起的舒张期杂音。在伴有主动脉瓣关闭不全时，可在胸骨右缘第2肋间或胸骨左缘第3肋间听到舒张期杂音。两肺下部常可听到较细小湿啰音，常难以消除。

【辅助检查】

（1）心电图检查　缺损小示正常或电轴左偏。缺损较大，随分流量和肺动脉压力增大而示左心室高电压、肥大或左右心室肥大。严重肺动脉高压者，则示右心肥大或伴劳损。

（2）X线检查 中度以上缺损心影轻度到中度扩大，左心缘向左向下延长，肺动脉圆锥隆出，主动脉结变小，肺门充血。重度阻塞性肺动脉高压心影扩大反而不显著，右肺动脉粗大，远端突然变小，分支呈鼠尾状，肺野外周纹理稀疏。

（3）超声心动图 左心房左心室内径增大。二维切面可示缺损部位和大小。多普勒湍流频谱证实有左心室向右心室分流。

【治疗原则】

缺损小、无血流动力学改变者，可门诊随访观察，有自行闭合的可能。内科治疗主要防治感染性心内膜炎、肺部感染和心力衰竭。外科治疗直视下行缺损修补术和室间隔缺损介入封堵术。

二、主要护理问题

（1）术前 活动无耐力，与氧的供需失调有关；有成长、发展改变的危险，与心脏结构与功能异常有关；有感染的危险，与肺充血有关；潜在并发症：心力衰竭、感染性心内膜炎。

（2）术后 有窒息的危险，与呼吸道阻塞有关；有体液不足的危险，与利尿药的使用和入量过少有关；有感染的危险，与手术免疫屏障被破坏有关；潜在并发症：出血、心律失常。

三、护理措施

1. 术前

（1）让患儿安静休息，减少哭闹等不良刺激，减轻对心脏的负担。

（2）选择易消化营养丰富的食物。

（3）有肺动脉高压的病人，每日间断吸氧2～3次，每次30分钟。

（4）注意保暖，预防感冒，有上呼吸道感染者必须控制感染后方可手术。

2. 术后

（1）严密观察患儿神志、瞳孔、表情、感觉、四肢活动，并记录，以便及早发现病情变化。

（2）婴幼儿呼吸道较小，容易被痰液和呕吐物堵塞，引起窒息，所以术后保持呼吸道通畅极为重要。定时吸痰，雾化吸入加强体疗，减少并发症。

（3）观察切口有无渗血，引流管需 15～30 分钟挤压 1 次，密切观察引流液的变化。

（4）婴幼儿对失血的耐受性差，术后及时补充输血。入量和性质根据血压、尿量、引流量、中心静脉压、肺毛细血管嵌压调整。

（5）术后选用低毒性的抗生素预防感染。

（6）早期下床活动时注意保护病人防止摔伤。

（7）为父母提供探视的机会，主动介绍病情。病情允许的情况下，可以让父母参与部分护理活动，增加与患儿的接触机会，减轻焦虑。

3. 病情观察

（1）观察并记录生命体征，特别观察呼吸方式、频率、深度以及双肺呼吸音。

（2）观察动脉压、静脉压、尿量维持心排血量在正常范围。

（3）给予合理的饮食指导，适当控制每餐进食量，以免过度饱餐加重心脏负担。

（4）密切观察患儿病情变化，避免并发症的发生。

（5）减少患儿剧烈运动及哭闹，安静休息，避免缺氧。

（6）保证安全，防止意外事故发生，如烫伤和坠床。

4. 健康指导

（1）活动　适当的活动，可促进先天性心脏病患儿的康复。不仅要积极配合医师的治疗，而且患儿出院后要注意心肺功能的恢复，避免做跑跳或过于剧烈的运动，防止造成心脏的负担。

（2）饮食　适当补充营养，宜食有营养、易消化的饮食，如面片、馄饨、稀饭，保证充足的蛋白质和维生素的摄入，如瘦肉、鱼、鸡蛋、水果、各种蔬菜，但不要暴饮暴食，易少量多餐，根据医师要求合理控制患儿的出入量。饮食还要注意清洁，以防腹泻加重病情。

（3）用药 如果有出院带药处方，请家属认真听取如何正确服药，定期检查，观察药物的疗效和不良反应等，并在医师的指导下根据情况调整用药剂量或停药、换药。

（4）呼吸道管理 术后注意增强患儿的机体抵抗力，预防上呼吸道感染。

（5）日常生活 注意房间的清洁，定时通风。尽量避免去人多的公共场合，避免与感冒的人群接触，避开吸烟区。

（6）复查 一般3个月或半年左右复查1次即可。

（7）心理护理 父母应该鼓励患儿战胜自我，不要自卑，可让患儿发展兴趣特长，转移注意力，增强自信，但不要过分溺爱。

第三节 动脉导管未闭

一、疾病概述

【概念与特点】

动脉导管未闭（PDA）是一种非常常见的先天性心血管畸形，约占先天性心脏病发病率的20%、新生儿的0.2‰，是最早外科治疗也是疗效最好的先天性心脏病。常见于早产儿或有呼吸窘迫的新生儿。PDA根据发病年龄分为成人型和婴儿型，根据导管粗细分为粗导管（直径>1.5cm）、中等粗导管（直径0.5~1.5cm）和细导管（直径<0.5cm），根据导管形态分为管型、漏斗型、哑铃型、窗型和动脉瘤型。PDA常常和其他心脏畸形合并发生构成复杂性先天性心脏病，本节所述的是单纯性PDA，未并发其他心血管畸形。

【临床特点】

（1）症状 细导管可以无症状或症状很轻，常在体检时听到心杂音而来就诊；典型的症状主要是左→右分流、肺充血反复发作性肺部感染、咳嗽、呼吸增快、喂奶困难、体重增加缓慢或减轻，成人常有劳力性气短、运动耐力降低和胸闷症状。晚期病人出现艾森曼格综合征时，可有典型的半身发绀（左上肢及下半身发绀）和一系列的心力衰竭症状。

（2）体征 其典型体征是胸骨左缘第2至第3肋间连续性机器样杂音，声音粗糙响亮并向左锁骨下传导，当伴有肺动脉高压、心力衰竭时可仅有收缩杂音，如出现严重肺动脉高压，仅可听见相对肺动脉瓣关闭不全的泼水样杂音。在分流量大的病例，心尖区可闻及舒张期杂音，其余体征还包括动脉瓣区连续性或收缩期震颤，心尖区隆起。肺动脉第二心音亢进等，周围血管征可查见股动脉枪击音，甲床毛细血管搏动征等。

【辅助检查】

（1）心电图检查　导管细小分流量小者正常或电轴左偏。分流量较大者示左心室高电压或左心室肥大。肺动脉明显高压者则示左、右心室肥大或右心室肥大。

（2）X 线检查　心影随分流量而增大，左心缘向左外延长。纵隔阴影增宽，主动脉结突出，可呈漏斗状，肺动脉圆锥平直或隆出，肺门血管阴影增深，肺纹理增粗。

（3）超声心动图　左心房、左心室内径增大。多普勒示有湍流且可判断出分流的大小，有很大的诊断价值。

【治疗原则】

包括结扎术、PDA 直视闭合手术、介入治疗封堵器闭合术。

二、主要护理问题

（1）自理缺陷　与术后活动受限有关。

（2）恐惧、焦虑　与术后切口疼痛、环境陌生有关。

（3）潜在并发症　高血压、喉返神经损伤、肺不张、肺部感染。

三、护理措施

1. 术前护理

（1）预防和控制感染　由于病人术前易发生呼吸道感染，呼吸道分泌物较多，术后伤口疼痛，病人不愿咳嗽，易致分泌物潴留，引起肺炎肺不张。故要加强呼吸道的护理，指导协助病人行腹式深呼吸和有效咳嗽、排痰，并辅以雾化吸入。

（2）心理护理　病人中以儿童居多，而且进监护室后父母不在身边，因恐惧会哭闹，因此，术前可带患儿参观监护室，使之熟悉环境，术后监护室的护士要和蔼可亲，从而消除孤独恐惧感，配合治疗和护理。

（3）营养　根据情况给予高蛋白、高热量、富含维生素饮食，精心喂养，一定要保证充足的热量及补充必要的营养成分。

2. 术后护理

（1）麻醉护理　全身麻醉术后护理常规。

（2）血压的观察及护理　术后当血压偏高时，可用微量泵泵入硝普钠、硝酸甘油等血管扩张药。

（3）各管道观察及护理　输液管保持通畅，尿管按照尿管护理常规进行，心包引流管、纵隔引流管及胸腔引流管均给予胸内引流管护理常规。

（4）加强基础护理　做好口腔、尿道口护理，定时翻身。

（5）并发症的护理　术后 1 ~ 2 日若出现单纯性的声音嘶哑，嘱禁声休息。若术后发音低微、失声且有饮水呛咳，考虑是术中将喉返神经误扎或切断所致，常不易恢复，要做好病人的心理疏导，嘱其少饮水，多进糊状食物，进食时头偏向一侧。

3. 病情观察

（1）年龄、身高、体重、发育情况、自觉症状及心功能受损程度，近期或目前是否有呼吸道感染等疾病。

（2）各项辅助检查的结果及阳性体征。

（3）生活习惯、自理能力。是否可以入学，有无沟通障碍等。

（4）既往史、药物史。

4. 健康指导

（1）加强孕期保健　妊娠早期适量补充叶酸，积极预防风疹、流感等病毒性疾病，并避免与发病有关的因素接触，保持健康的生活方式。

（2）合理饮食　食用富含蛋白和维生素、易消化的食物，保证充足的营养，以利生长发育。

（3）休息和活动　养成良好的起居习惯，交代患儿活动范围、活动量及方法，逐步增加活动量，避免劳累。

（4）遵医嘱服药　严格遵医嘱服用药物，不可随意增减药物剂量，并按时复诊。

（5）自我保健　教会患儿家属观察用药后反应及疾病康复情况，如尿量、脉搏、体温、血压、皮肤颜色、术后切口情况等，出现不适时随诊。

第四节　完全性大动脉转位

一、疾病概述

【概念与特点】

完全性大动脉转位指主动脉和肺动脉对调位置，主动脉瓣不像正常在肺动脉瓣的右后而在右前，接右心室；而肺动脉瓣在主动脉瓣的左后，接左心室。左、右心房、心室的位置以及心房与心室的关系都不变。静脉血回右房、右室后出主动脉又到全身，而氧合血由肺静脉回左房、左室后仍在肺动脉进肺，使体循环与肺循环各走各路而失去循环互交的生理原则，其间必须有房缺、室缺或动脉导管未闭的交换血流，患儿方能暂时存活。

【临床特点】

（1）青紫　出现早，半数出生时即存在，绝大多数始于1个月内。随着年龄增长及活动量增加，青紫逐渐加重。青紫为全身性，若同时合并动脉导管未闭，则出现差异性紫，上肢青紫较下肢重。

（2）充血性心力衰竭　生后3～4周婴儿出现喂养困难、多汗、气促、肝大和肺部细湿啰音等进行性充血性心力衰竭等症状。患儿常发育不良。

【辅助检查】

（1）X线检查　主要表现为：①由于主、肺动脉干常呈前后位排列，因此正位片见大动脉阴影狭小，肺动脉略凹陷，心蒂小而心影呈“蛋形”。②心影进行性增大。③大多数病人肺纹理增多，若合并肺动脉狭窄者肺纹理减少。

（2）心电图　新生儿期可无特殊改变。婴儿期示电轴右偏，右心室肥大，有时尚有右心房肥大。肺血流量明显增加时则可出现电轴正常或左偏，左右心室肥大等。合并房室通道型室间隔缺损时电轴左偏，双室肥大。

（3）超声心动图　是诊断完全性大动脉转位的常用方法。若二维超声显示房室连接正常，心室大动脉连接不一致，则可建立诊断。主动脉常位于右前，发自右心室，肺动脉位于左后，发自左心室。彩色及多普勒超声检查有助于心内分流方向、大小的判定及合并畸形的检出。

（4）心导管检查　导管可从右心室直接插入主动脉，右心室压力与主动脉相等。也有可能通过卵圆孔或房间隔缺损到左心腔再入肺动脉，肺动脉血氧饱和度高于主动脉。

（5）心血管造影　选择性右心室造影时可见主动脉发自右心室，左心室造影可见肺动脉发自左心室，选择性升主动脉造影可显示大动脉的位置关系，判断是否合并冠状动脉畸形。

【治疗原则】

尽早行手术治疗。

二、主要护理问题

（1）低效性呼吸形态　与肺血增多、酸中毒、呼吸急促有关。

（2）活动无耐力　与组织器官缺氧有关。

（3）营养失调，低于机体需要量　与组织器官缺氧、消化吸收不良有关。

（4）潜在并发症——肺部感染　与组织缺氧和低灌注引起的重要器官衰竭有关。

三、护理措施

1. 术前护理

（1）监测生命体征，尤其是测量上下肢血压和血氧饱和度。每天测 4 次体温、呼吸、脉搏，3 天后改为每天 1 次，测体温时要安排专人看护以免发生意外。每周测量体重 1 次。

（2）调整患儿一般情况，改善低氧血症、酸中毒和肝肾功能。合并动脉导管未闭（PDA）的患儿术前只能低流量吸氧或不吸氧，高流量的氧气会使动脉导管的管壁肌肉收缩，使其关闭，因术前仅靠 PDA 分流氧含量较高的血液到体循环。一旦 PDA 关闭将导致患儿很快死亡。

（3）充足营养，母乳喂养，少量多餐。应经常饮水，避免出汗过多或其他原因造成患儿脱水，血液浓缩而形成血栓。

（4）绝对卧床休息，限制患儿活动，保持大便通畅，以免加重缺氧。

（5）术前常规准备。

2. 术后护理

（1）保持呼吸道通畅，给予呼吸机辅助呼吸。

（2）每小时记录尿量，测量尿比重了解肾功能情况。准确记录每小时出入量，注意出入液量是否平衡。

（3）输入液体均用微量注射泵控制，冲洗管道肝素液记入总入量，血液标本量，胃管引流量计入总出量，严格控制输液量。严密观察动脉血气。

（4）低体重儿或小婴儿给予持续红外线辐射床保暖，患儿术后体温应控制在 36～37℃。复温时由于血管扩张可导致血压下降，在复温前应补足血容量。当出现发热反应时，以物理降温为主。如冰袋、降温毯等。

（5）保持各管道通畅，15～30 分钟挤捏 1 次心包引流管和（或）纵隔引流管和（或）胸腔引流管，观察引流液颜色、温度、性状，防止形成心包填塞，及时发现术后出血。每小时用肝素冲洗桡动脉测压管道，保持术后早起有创压的持续监测。

（6）气管内插管选择经鼻气管插管。经鼻插管具有耐受性好、带管时间长、易于固定和容易口腔护理等优点。每班测量并记录鼻尖或门齿至气管插管末端距离，牢固固定气管插管，确保导管位置正常。加强呼吸道管理，加强呼吸道湿化，及时吸痰，防止痰液阻塞气道。每小时听诊双肺呼吸音 1 次，及早发现病情变化。

（7）各种引流管拔除后可根据病情鼓励患儿尽早离床活动，以促进早日康复，注意活动要循序渐进。

（8）因低温麻醉术后易引起肠麻痹，腹胀明显，有的患儿会呕吐频繁，给予插胃管，抽出胃内容物，肠蠕动恢复后予进流质饮食。逐渐恢复正常饮食，加强营养。新生儿或小婴儿鼻饲喂养时应确定胃管位置，喂奶速度要慢，利用重力时空针中的奶滴入胃管，不适用空针推注或泵入的方式以防发生喂养过度及误吸。

3. 病情观察

（1）监测数据　持续监测生命体征、中心静脉压（CVP）、动脉血压（ABP）、左房压（LAP）、肺动脉压、氧饱和度、呼吸末CO_2等，每30～60分钟记录1次。

（2）呼吸系统的监测　保持呼吸道通畅，给予呼吸机辅助呼吸，严密观察呼吸频率、胸廓起伏程度，听诊两肺呼吸音是否对称、清晰，及时吸出呼吸道分泌物。

（3）循环系统的监护　观察患儿面色、口唇颜色及末梢肢体温度。了解组织灌注情况，密切观察心电图变化。

（4）泌尿系统　观察尿液的颜色、性质。

（5）维持水、电解质酸碱平衡　观察患儿的囟门、眼睑、球结膜、皮肤皱褶，判断患儿体内水分布情况。输入液体均用微量注射泵控制，冲洗管道肝素液记入总入量，血液标本量，胃管引流量计入总出量，严格控制输液量。严密观察动脉血气。

（6）体温的监护　监测肛温，当出现发热反应时，以物理降温为主。

4. 健康指导

（1）活动指导　各种引流管拔除后可根据病情鼓励患儿尽早离床活动，以促进早日康复，注意活动要循序渐进。

（2）饮食指导　因低温麻醉术后易引起肠麻痹，腹胀明显，有的患儿会呕吐频繁，给予插胃管，抽出胃内容物，肠蠕动恢复后予进流质饮食。逐渐恢复正常饮食，加强营养。新生儿或小婴儿鼻饲喂养时应确定胃管位置，喂奶速度要慢。

第五节　法洛四联症

一、疾病概述

【概念与特点】

法洛四联症（TOF）为最常见的发绀型心脏畸形，占先天性心脏病的12%～14%。病变包括4种病理改变：室间隔缺损、主动脉骑跨、肺动脉瓣狭窄、右心室肥厚。

【临床特点】

（1）症状　出生时可无发绀而仅有心脏杂音，3～6个月后逐渐出现发绀，并在哭闹时加重。出生后有呼吸困难、气急和喂奶困难，严重时可出现抽搐、晕厥甚至心跳、呼吸骤停，睡眠时喜欢侧卧胸膝位。稍大的患儿有气急、气短、呼吸能力降低、喜欢蹲踞，蹲踞可迅速缓解病人呼吸困难并且改善发绀。TOF引起心力衰竭较罕见，发绀严重的病例可出现高血压，成年人常有咯血，在秋冬季多发。

（2）体征　口唇及面颊部有发绀，有杵状指（趾），婴幼儿病人杵状指（趾）并不明显。心脏听诊S1往往正常，在肺动脉瓣区往往听到较响亮的第二心音，这往往是主动脉瓣第二心音，是右心室肥厚导致心脏顺钟向转位，使得主动脉向前、向左移位造成的，第二心音常常被掩盖听不清楚。

【辅助检查】

超声心动图（UCG）是目前诊断TOF最主要、最有效的方法。心导管和心脏造影是TOF诊断和鉴别诊断最有效的方法。血常规、尿常规、X线检查、ECG检查对法洛四联症的诊断极有帮助。二维UCG对是否合并PDA、冠状动脉－肺动脉瘘、ASD等均可做鉴别诊断。对怀疑有肺动脉远端分支狭窄的病例，可进一步做心脏造影检查。对怀疑有冠状动脉异常起源病例，还可做选择性冠状动脉造影以明确诊断。

【治疗原则】

手术治疗，如无明显缺氧和发绀，生长发育不受影响，也可在1岁左右手术，这样既不影响肺血管床发育，防止右心室肥厚心肌纤维化，也可提高婴幼儿手术耐受性，提高手术成功率。

二、主要护理问题

（1）活动无耐力　与机体长期缺氧有关。

（2）心排血量减少　与心律失常引起组织灌注不足有关。

（3）有电解质紊乱的危险　与手术创伤引起体液丢失和内环境紊乱有关。

（4）恐惧感　与不熟悉环境和担心治疗效果有关。

三、护理措施

1. 常规护理 给予体外循环心内直视术护理。

2. 专科护理

（1）术前护理 间断吸氧，每次 15～30 分钟，每日 3 次。

（2）术后护理 ①术后注意生命体征的观察，法洛四联症病人的静脉压可略高于正常值 1.5～2kPa。监测各项指征在正常范围，严防低心排血量的发生。②注意血气分析和钾、钠、氯的监测。准确记录尿量，了解肾功能及水、电解质及酸碱平衡情况。以便协助医师及时调整治疗方案。③术后先小剂量喂牛奶，从 5ml 开始，根据消化情况，逐渐加量。静脉高营养，补充人体所需。

3. 病情观察

（1）观察切口有无渗血、皮下淤血，警惕 DIC 的发生。

（2）术前有无发生肺感染和其他重要脏器损害。

4. 健康指导

（1）饮食 结构合理，指导病人培养规律的饮食及排便习惯。

（2）活动与休息 根据心功能恢复情况逐渐增加活动量。注意防寒保暖，避免呼吸道感染。

（3）观察 家属应监测儿童有无气促、发绀、呼吸困难、尿量减少等症状，若发生任何异常情况，应及时就诊。

（4）用药指导 用洋地黄类强心药者，应学会测脉搏。用利尿药者，应测量尿量。

第六节 风湿性心脏病

一、疾病概述

【概念与特点】

风湿性病变引起心脏瓣膜炎症性损害，形成瓣膜粘连、增厚，瓣膜病变加重纤维化、钙化导致心脏瓣膜狭窄和（或）关闭不全。主要为二尖瓣狭窄或主动脉瓣关闭不全。临床表现为活动后心悸、气促，重者呼吸困难、咳嗽、声音嘶哑、尿量减少、下肢凹陷性水肿（晨起减轻，午后加重），腹胀、腹腔积液、肝脾大等。可出现“二尖瓣面容”，即两颧呈紫红色。主动脉瓣狭窄临床表现为心绞痛、晕厥或黑矇。

【临床特点】

（1）心悸气促、活动受限。

（2）心脏增大、心音改变。

（3）心律失常（心房颤动多见）。

（4）可伴发左房血栓。

【辅助检查】

（1）多普勒超声心动图　作为一种无创方法，已经是评价各瓣膜病变的主要手段之一，不仅可以测定心腔大小，心室功能，也可以测定跨瓣膜压差、瓣膜开口面积、肺动脉压力等指标。

（2）X 线检查　可以了解心脏大小和肺部的改变。

（3）心电图　可明确病人的心律，有无心肌缺血改变，是否合并有心房颤动等。

（4）心血管造影　对部分年龄 >45 岁的病人，心电图提示有心肌缺血改变者，心血管造影检查者可以明确有无合并冠状动脉病变。

【治疗原则】

手术治疗，瓣膜置换术是风湿性二尖瓣狭窄和关闭不全的主要治疗方法。瓣膜成形术是二尖瓣退行性病或缺血性病导致的关闭不全的主要治疗方法。

二、主要护理问题

（1）活动无耐力　与心功能不全有关。

（2）气体交换受损　与机械性通气有关。

（3）有体液不足的危险　与术中出血过多有关。

（4）潜在并发症　心排血量减少、电解质紊乱、心包填塞、心律失常、血栓形成。

三、护理措施

1. 术前护理

（1）给予心脏手术术前护理常规。

（2）限制活动量，指导病人床上活动肢体，避免剧烈活动，防止血栓脱落致猝死。观察病人，如活动过量出现心绞痛或频发室性期前收缩及时平卧休息、给予氧气吸入。

（3）坚持低盐饮食。

（4）给予洋地黄和利尿药控制心力衰竭，注意用药反应；治疗心绞痛，备硝酸甘油。

（5）保持心情舒畅，给予镇静剂，避免情绪激动，防止诱发急性肺水肿。

2. 术后护理

（1）给予心脏术后护理常规。

（2）预防急性肺水肿，控制液体入量。

（3）严格无菌操作、限制探视，防止发生感染性心内膜炎。

（4）遵医嘱行抗凝治疗，密切监测出、凝血情况（引流、手术切口等），鱼精蛋白备用。术后每日检查凝血酶原时间和凝血酶原活动度，抗凝适当的标准为：凝血酶原时间为正常值（12～14 秒）的 1.5～2 倍，活动度在30%～40%，国际标准比 INR 2.0～2.5。调整好剂量后，应每 2 周复查 PT＋A 1 次，并注意有无牙龈出血、皮下出血、柏油便、月经增多、头痛等症状，有上述症状及时复诊。行其他手术时应告知医生服用抗凝剂。

（5）对病人进行心理护理，使病人尽早适应机械瓣声音，出院后配合各项治疗，了解并遵守抗凝注意事项。

3. 病情观察

（1）观察并记录病人主诉，二尖瓣狭窄合并附壁血栓病人应注意观察病人的神志、语言、肢体的感觉和运动等，指导病人以卧床休息为主，保持情绪稳定及大便通畅，改变体位时动作宜缓慢轻柔，避免血栓脱落导致体循环栓塞的发生。

（2）病人心功能状况的观察，根据情况协助病人完成生活护理。

（3）预防上呼吸道及肺部感染，监测病人尿量及电解质情况。

（4）评估心功能情况和对目前活动的耐受程度及适应性。

（5）生命体征平稳，全身麻醉清醒后病人情况好转，心功能正常，呼吸道通畅，心脏杂音消失，术后观察伤口渗血和心包、纵隔引流液的情况和量。

4. 健康指导

（1）介绍与疾病相关的问题，包括疾病的病因、临床表现、治疗方法、手术的安全性、手术效果、术后并发症、手术对今后生活和工作的影响等。

（2）训练病人床上大小便，教会病人监测尿量、体温、脉搏的方法。教会病人有效咳嗽、深呼吸的方法。

（3）根据病人的营养状况指导病人及家属选择合适的饮食。

（4）注意休息，劳逸结合，避免过重体力活动，但在心功能允许情况下，可进行适量的轻体力活动或轻体力的工作。

（5）预防感冒，防止扁桃体炎、牙龈炎等。如果发生感染可选用青霉素治疗，对青霉素过敏者可选用红霉素或林可霉素治疗。

（6）心功能不全者应控制水分的摄入，饮食中适量限制钠盐，每日以10g以下为宜，切忌食用盐腌制品。

（7）服用利尿剂者应吃些水果如香蕉、橘子等。

（8）心房颤动的病人不宜做剧烈活动，在适当时期要考虑行外科手术治疗，何时进行，应由医师根据具体情况定。

（9）如需拔牙或作其他小手术，术前应采用抗生素预防感染。

（10）定期随访，出院后每2周来院复诊1次，3个月后每4周1次；若凝血酶原时间不稳定，仍需每周1~2次测凝血酶原时间。

（11）出院后休息半年，避免活动量过大和劳累，以不心慌气短为宜。

（12）饮食注意营养搭配，少量多餐，营养丰富，多食用富含维生素、低盐的饮食，少吃或不吃富含维生素K的食物，如菠菜、白菜。忌烟、酒、咖啡及刺激性食物。

（13）药物，按医嘱服用强心药和利尿药，避免服用影响凝血酶原时间的药物，如有不良反应及时就诊。

（14）自我监测，观察有无牙龈出血、皮下出血、血尿、黑便等出血现象；观察有无体外循环栓塞症状；监测脉搏、体温、尿量。

第七节 冠状动脉粥样硬化性心脏病

一、疾病概述

【概念与特点】

冠状动脉粥样硬化性心脏病简称冠心病，是指由于冠状动脉粥样硬化、管腔狭窄或阻塞，导致心肌供血不足缺氧而引起的心脏病。

【临床特点】

本病与冠状动脉粥样硬化狭窄的程度及受累血管的支数密切相关。

（1）心绞痛 情绪激动、体力劳动或饱餐等情况下，可因心肌需氧量增加而引起或加重心肌供血供氧不足，出现心绞痛。表现为胸闷、胸骨后压榨样疼痛，向上、向左放射至左肩、左臂、左肘甚至小指和无名指。

（2）心肌梗死 冠状动脉急性阻塞或长时间痉挛以及血管腔内血栓形成，引起心肌梗死。心肌梗死时心绞痛剧烈，持续时间长，休息和含服硝酸甘油片不能缓解；可伴恶心、呕吐、大汗、发热、发绀、血压下降、心律失常、心源性休克、心力衰竭甚至猝死。

【辅助检查】

（1）心电图 心肌缺血发生心绞痛时心电图以 R 波为主的导联中可见 ST 段压低、T 波低平或倒置的心内膜下心肌缺血性改变以及室性心律失常或传导阻滞。心肌梗死时，表现为坏死性 Q 波、损伤性 ST 段和缺血性 T 波改变。

（2）实验室检查 急性心肌梗死早期磷酸肌酸激酶及其同工酶的活性或质量、肌红蛋白、肌钙蛋白均出现异常改变。

（3）超声心动图 可对冠状动脉、心肌、心腔结构以及血管、心脑的血流动力学状态提供定性、半定量或定量的评价。

（4）冠状动脉造影术 可准确了解动脉粥样硬化的病变部位、血管狭窄程度和狭窄远端冠状动脉血流通畅情况。

【治疗原则】

冠心病的治疗包括药物治疗、介入治疗和手术治疗。应根据病人具体病情选择最佳的治疗方案。

二、主要护理问题

(1) 焦虑、恐惧　与病人对冠心病的恐惧、认识不足及担心预后有关。

(2) 舒适的改变　与疼痛、活动受限等有关。

(3) 低效型呼吸形态　与手术、麻醉、人工辅助呼吸、体外循环和术后伤口疼痛有关。

(4) 心排血量减少　与心脏疾病、心功能减退、血容量不足、心律失常、水及电解质紊乱有关。

(5) 潜在并发症　出血、心肌梗死、急性肾衰竭、急性呼吸衰竭。

三、护理措施

1. 术前护理

(1) 心理护理　注重健康宣教，实施整体护理。与病人共同制定相应地护理措施，向病人讲解疾病地相关知识，让成功的病例做介绍。

(2) 增加营养　根据身高、体重计算每日所需热量，制定营养食谱，以利术后恢复，应控制肥胖病人热量摄入。控制体重，以减轻心肌耗氧量。

(3) 控制心率、血压　术前最佳心率在 60 次/分左右，血压 130/85mmHg 以下。

(4) 旁路供材的保护　大隐静脉将用做旁路材料，术前避免损伤和炎性反应，禁忌下肢静脉注射。

2. 术后护理

(1) 循环系统监测　合理使用主动脉内气囊反搏可以改善冠状动脉灌注，解除心绞痛及保护左心室功能循环系统血管活性药物的使用。中心静脉压保持在 8 ~ 12cmH_2O，防止低容量性低心排血量。

(2) 心律失常　做好抢救准备，常规准备利多卡因等药物。

(3) 抗凝治疗的护理　术后第 2 天开始服用阿司匹林。根据凝血酶原时间调整抗凝药物的剂量。

(4) 基础护理 做好口腔护理、尿管护理、定时翻身、雾化吸入、病人清洁等工作。

3. 病情观察

(1) 胸骨愈合情况 对于年龄较大的病人，加之基础疾病等因素。搭桥术后很容易导致病人的胸骨移动或愈合不良。发现不及时，易导致纵隔感染，影响病人冠脉搭桥术后的效果。

(2) 冠脉术后的效果 病人的冠状动脉搭桥术后的效果除了使用部分药物给予辅助外，同样受到病人情绪的影响。

(3) 下肢大隐静脉取出后的情况 如是否水肿，且加强交通支的建立，尽早恢复病人的下肢的功能，减少肿胀。

4. 健康指导

(1) 健康生活方式的指导 ①了解心血管疾病危险因素：通过健康教育使病人及家属了解影响心血管健康的主要危险因素，包括吸烟、过量饮酒，过多进食高胆固醇、高盐饮食，熬夜、缺少锻炼、性格急躁、情绪波动、压力事件等，提高疾病预防的意识。②倡导健康的生活方式：合理饮食，进食低盐、低胆固醇和高蛋白质饮食，多吃蔬菜水果，保持均衡饮食；少食多餐，切忌暴饮暴食；控制体重，养成定期锻炼的习惯，术后按照个体耐受和心功能恢复情况逐渐增加运动量；了解压力时生理和心理的表现，用积极应对来缓解压力；学会放松的技巧；养成良好的生活习惯、戒烟、少量饮酒、不熬夜、规律生活。

(2) 用药指导 出院前详细介绍病人用药的目的，药物的名称、剂量、用法，常见的不良反应，用药禁忌，告知病人及家属出现异常及时就诊。

(3) 自我保健 ①保持正确的姿势：术后病人胸骨愈合大约需要3个月时间，在恢复期内，避免胸骨受到较大的牵张，如举重物、抱小孩等。当身体直立或坐位时，尽量保持上半身挺直，两肩向后展。每天做上肢水平上抬练习，避免肩部僵硬。②促进腿部血液循环：在腿部恢复期可穿弹力护袜，以改善下肢血液供应；床上休息时，应脱去护袜，抬高下肢。③定期复诊，不适随诊：心绞痛发作或心功能不全时应及时到医院就诊。

第八节　主动脉夹层动脉瘤

一、疾病概述

【概念与特点】

主动脉夹层是指主动脉中层发生撕裂后，血液在撕裂层（假腔）中流动，原有的主动脉腔称为真腔，真假腔之间由内膜与部分中层分割，并有一个或多个破口相通。主动脉夹层动脉瘤是一较为少见的疾病，高血压是主动脉夹层的一个重要因素。

【临床特点】

（1）疼痛　突发剧烈的胸痛为发病时最常见的症状。疼痛呈撕裂或刀割样，难以忍受。病人表现为烦躁不安、焦虑、恐惧和濒死感觉，且为持续性，镇痛药物难以缓解。

（2）主动脉夹层破裂症状　急性心脏压塞、左侧胸膜腔积液、腹膜后血肿、休克。

（3）主动脉瓣关闭不全症状　心悸、气短、左心衰竭等表现。

（4）重要脏器供血障碍症状　心肌缺血或心肌梗死（累及冠状动脉）。颈动脉或肢体动脉搏动强弱不等，严重者可发生肢体缺血坏死（周围动脉阻塞现象）。脑供血不足、昏迷、偏瘫（累及主动脉弓部头臂动脉）、截瘫（累及肋间动脉）、急腹症表现或消化道出血、肾功损害和肾性高血压等（累及腹腔脏器分支）。

【辅助检查】

（1）实验室检查　白细胞计数常迅速增高，可出现溶血性贫血和黄疸，尿中可有红细胞甚至肉眼血尿。

（2）影像学检查　心电图、X线、超声心动图、磁共振成像（MRI）、数字减影血管造影（DSA）等对确立主动脉夹层有很大帮助，对考虑手术者主动脉造影仍十分必要。无创伤性DSA对B型主动脉夹层分离的诊断较准确，可发现夹层的位置及范围，有时还可见撕裂的内膜片，但对A型病变诊断价值较小。DSA 还能显示主动脉的血流动力学和主要分支的灌注情况。易于发现血管造影不能检测到的钙化。

【治疗原则】

（1）外科手术　A 型夹层累及升主动脉。

（2）内科保守治疗和介入治疗（人造血管覆盖支架植入治疗）　适用于 B 型夹层主动脉内膜破裂且位于左锁骨下动脉以远，且夹层只累及降主动脉。

二、主要护理问题

术前

（1）焦虑、恐惧　与病人对环境陌生、担心手术效果、术后预后、术后并发症及缺乏心理准备、缺乏家庭支持有关。

（2）舒适的改变　与疼痛有关。

（3）气体交换受损　与肺部渗出增多无菌性炎症有关。

（4）活动无耐力　与心脏功能不全有关。

（5）自理能力下降　与活动受限有关。

（6）有动脉瘤破裂的危险　与血压升高、心率快、情绪激动、便秘等有关。

（7）潜在并发症　心脏压塞、左侧胸膜腔积液、腹膜后血肿、休克、左心衰竭、心肌缺血、心肌梗死、周围动脉阻塞、脑供血不足、昏迷、偏瘫、截瘫、消化道出血、肾功损害、肾性高血压等。

术后

（1）清理呼吸道低效　与咳痰无力、伤口疼痛有关。

（2）呼吸形态的改变　与人工气道、机械通气有关。

（3）舒适的改变　与术后切口疼痛有关。

（4）活动无耐力　与心脏功能不全、术后体力未恢复有关。

（5）焦虑、恐惧　与担心术后预后、术后并发症有关。

（6）自理能力下降　与术后活动受限有关。

（7）潜在并发症　出血、心律失常、动脉瘤破裂、栓塞、心力衰竭、感染性心内膜炎。

三、护理措施

1. 术前护理

（1）心理护理　针对个人情况进行针对性心理护理，鼓励病人表达自身感受，鼓励病人家属和朋友给予病人关心和支持。解释手术的必要性、手术方式、注意事项。

（2）限制活动卧床休息　主动脉夹层动脉瘤起病急、病情重、病死率高，故入院后给予加强重症监护，绝对卧床休息避免剧烈活动及给予外力，以免瘤体破裂。

（3）控制血压　β受体阻滞剂的应用，控制收缩压在100～120mmHg。

（4）镇痛　常规给予非麻醉性止痛药。

（5）饮食　给予高蛋白、高热量、富含维生素、低脂、易消化、少渣食物。

（6）避免可能的诱发因素　避免各种引起腹内压和血压增高的因素发生，如屏气、用力排便、头低位、呛咳、进食过饱，给病人创造一个良好空间。使用通便药使病人排使通畅；饮食中含足够的纤维，多食新鲜的蔬菜和水果，少量多餐；加强生活护理。

2. 术后护理

（1）全身麻醉术后护理　了解麻醉和手术方式，术中情况，切口和引流情况，持续呼吸机控制辅助呼吸，根据血气分析结果调整呼吸机各参数。全身麻醉清醒，呼吸循环稳定后逐渐停用呼吸机，持续低流量吸氧3～5L/min，持续心电监护，约束四肢，床档保护防止坠床，全身麻醉清醒后解除约束。各种引流管正确安置于床旁。

（2）输液护理　输液管保持通畅，留置针妥善固定，注意观察穿刺部位皮肤。

（3）尿管护理　尿管应明确标识及更换的日期和时间，尿管按照尿管护理常规进行，一般术后24～48小时后，根据病情拔除尿管，拔管后注意关注病人排尿情况。

（4）胸腔、心包、纵隔引流管护理　应符合相关要求；密切观察引流情况，注意引流液的量、性质、色的变化。

（5）疼痛护理　评估病人疼痛情况，遵医嘱给予镇痛药物，对使用镇痛泵（PCA）病人，注意检查管道是否通畅，评价镇痛效果是否满意，提供安静舒适的环境。

（6）呼吸道护理　保持呼吸道通畅，气管插管未拔出前，应定时吸痰，注意气道温度、湿化。全身麻醉清醒，符合拔管指针后拔出气管插管，开始行胸部物理治疗。遵医嘱予祛痰药，每日 2～3 次协助及鼓励病人咳嗽、排痰，观察痰液的性质，监测双肺呼吸音，防止肺部并发症发生。定期做胸部 X 线检查。

（7）基础护理　做好口腔护理、尿管护理、定时翻身、病人清洁等。

3. 病情观察

（1）术前病情观察　密切监测生命体征、心电图、血氧饱和度、双下肢足背动脉搏动情况、双下肢皮肤颜色及温度，注意是否有血栓形成。病人是否出现腰痛、血尿、少尿、无尿及肌酐、尿素氮变化。若出现恶心、呕吐、呕血、便血、腹痛等消化道症状，立即给予置胃管持续胃肠减压，观察引流的胃液颜色和量。

（2）术后病情观察　①观察病人神志、意识、呼吸情况，严密监测生命体征，尤其重视血压、中心静脉压变化，观察上、下肢血运及末梢循环、足背动脉搏动。②观察活动和生理、病理反射、肌力变化，观察电解质、血气分析情况，密切注意尿量变化，肝肾功能、体温变化及有无胸背部疼痛。③观察伤口有无渗血、渗液，若有应及时更换敷料。

4. 健康指导

（1）饮食　饮食规律，少量多餐进食优质高蛋白、富含纤维素、低脂易消化食物；忌刺激性、坚硬、易胀气食物，忌烟、酒。

（2）活动　根据自我感觉逐渐增加活动量，以活动后无心慌气促，自我感觉良好为度。术后 6～8 周不提重物，从而使胸骨有足够的时间愈合。术后 3 个月内避免剧烈活动或重体力劳动。

（3）用药指导　人造血管置换病人需要进行针对性短期抗凝 3 个月，主动脉瓣替换病人为防止血管栓塞，需终身抗凝。告知病人药物药名、剂量、浓度、用药时间、药理作用及不良反应。注意有无出血倾向，监测 PT、APTT 值，随时调整华法林剂量。

（4）复查　定期门诊复查。复查内容包括查体、心脏彩超、CT和PT、APTT、INR值。

（5）其他　保持良好心态，情绪稳定，劳逸结合。保持稳定的血压，保持大小便通畅。

第九节　心脏黏液瘤

一、疾病概述

【概念与特点】

心脏黏液瘤是临床上最常见的心脏原发性肿瘤。多属良性，少见恶性，特征为良性肿瘤、恶性表现。肿瘤易复发和转移。

【临床特点】

（1）血流阻塞现象　最常引起心悸、气促，特点是间歇性发作。

（2）全身症状　主要有发热、红细胞沉降率增快、贫血、体重减轻、食欲缺乏、关节痛、荨麻疹、乏力等，与肿瘤内有出血、变性、坏死及炎性细胞浸润有关。

（3）动脉栓塞　左房黏液瘤约有40%发生栓塞，右房黏液瘤者栓塞少见。栓塞引起的症状包括各种神经性损伤，肢体疼痛、发凉，偶尔冠状动脉栓塞引起心绞痛，肺动脉栓塞引起呼吸困难。

【辅助检查】

（1）实验室检查　贫血、红细胞沉降率快、血清蛋白电泳α_2及β－球蛋白增高。

（2）胸部X线　心脏外形可以正常，也可以普遍增大，或某一心腔增大，或呈二尖瓣型、三尖瓣型。

（3）CT　尤其是磁共振影像，可提供肿瘤大小、形状、构成成分和表面特性的信息。

（4）超声心动图　可显示肿瘤大小、形态，活动状况及附着点。

（5）心电图　可有心房、心室增大，一至二度房室传导阻滞，不完全右束支传导阻滞的心电图改变。也可有心房颤动发生。病情较重者可有ST－T

波的改变。

（6）心血管造影　选择性肺动脉造影或连续摄片，可显现左房内占位性充盈缺损阴影，间接证实心房内肿瘤，右房黏液瘤一般作腔静脉或右房造影，也可显现右房内占位性充盈缺损阴影。

【治疗原则】

（1）药物治疗　一旦确诊心脏黏液瘤，除了一般的对症处理外，抗心律失常、抗心力衰竭等药物治疗往往效果甚微。

（2）手术治疗　手术适应证一旦确诊，尽早手术，以免肿瘤致栓塞、猝死或恶变。特别是对有过晕厥、栓塞的病人更应积极手术，以免发生猝死和再次栓塞失去手术治疗的机会。

二、主要护理问题

术前

（1）焦虑、恐惧　与病人对手术的恐惧、担心预后、缺乏家庭支持有关。

（2）低效性呼吸形态　与瓣膜结构改变有关。

（3）心排血量减少　与瘤体阻塞瓣膜口或瓣膜结构破坏有关。

（4）活动无耐力　与心功能改变有关。

（5）知识缺乏　缺乏对疾病的认识，与对手术目的及方式、围手术期配合不了解有关。

（6）自理能力的低下　与限制活动、栓塞有关。

（7）睡眠形态的改变　与特殊体位、环境改变有关。

（8）舒适的改变　与呼吸困难、晕厥等有关。

（9）潜在护理问题　心力衰竭、动脉栓塞、猝死、皮肤完整性受损等。

术后

（1）呼吸形态的改变　与气管插管、机械辅助呼吸有关。

（2）心排血量减少　与心肌收缩能力降低、心律失常有关。

（3）清理呼吸道低效　与咳嗽、咳痰能力降低有关。

（4）出血　与凝血功能障碍有关。

（5）低钾血症　与利尿、呕吐、钾摄入不足有关。

(6) 疼痛 与手术创伤有关。

(7) 自理能力降低 与疼痛有关。

(8) 潜在并发症 栓塞、感染(肺部感染或伤口感染)、电解质紊乱、皮肤完整性受损。

三、护理措施

1. 术前护理

(1) 心理护理 护士应根据病人的具体情况采取相应的心理护理措施。鼓励病人表达自身感受和需求。教会病人自我放松的方法。避免受凉感冒，预防呼吸道感染。

(2) 活动与休息 为了防止左房黏液瘤部分阻塞二尖瓣口或随体位变化发生间歇性晕厥的病人应严格限制活动。绝对卧床休息，避免剧烈活动或因体位的变化引起晕厥。卧床休息时，应保持最佳体位：左房黏液瘤病人应交替采用平卧位与右侧卧位。右房黏液瘤病人应交替采取平卧位和左侧卧位。

(3) 基础护理 协助病人生活护理，如洗脸、刷牙、进食、排泄等。

(4) 体位 指导病人采取最佳体位，协助病人改变体位。协助病人进行适当的床上活动，防止发生静脉血栓和压疮。

2. 术后护理

(1) 全身麻醉术后病情观察 严密监测生命体征，尤其重视心率、心律、血压中心静脉压变化，持续心电监护，监测心电图变化，发现异常，及时报告医师。观察肢端循环，观察病人神志、意识、呼吸情况。术后24小时给予留量尿管，观察尿量、颜色及性质。

(2) 伤口护理 保持伤口敷料的清洁干燥，观察伤口有无渗血、渗液，若有应及时更换敷料。

(3) 保持输液管道通畅 留置针妥善固定，注意观察穿刺部位皮肤，发现红肿时及时拔出，并更换穿刺部位。

(4) 疼痛护理 评估病人疼痛程度，提供安静舒适的环境，减少探视人员，保证病人休息，以适当的方式给予病人心理暗示，教会病人自我放松的方式转移病人的注意力，如听音乐等。

（5）呼吸道护理 保持呼吸道通畅，气管插管未拔出前，应定时吸痰，注意气道温度、湿化。吸痰时应严格按无菌技术操作要求进行操作，避免管道的污染，引起呼吸道感染，鼓励病人自行咳嗽、排痰。

（6）心理护理 鼓励病人表达自身感受和需求。

（7）基础护理 做好口腔护理、尿管护理、皮肤护理，定时翻身预防压疮发生。

（8）心包引流管及纵隔引流管护理 各种引流管应明确标识、更换的日期和时间。心包引流管及纵隔引流管护理应符合相关要求；拔管后，采取半卧位或坐位，有利于引流液的排出。

（9）活动 增加床上活动，在病情允许的情况下适当床旁活动。

3. 病情观察

（1）术前病情观察 ①手术前病人的体位和活动。②观察有无动脉栓塞的症状和体征，如神志、瞳孔、周围动脉搏动、四肢活动、肢端温度及病人的自我感觉等。观察心率、心律和血压等生命体征的变化，病人是否有心累、气促、呼吸困难、肺水肿，双下肢皮肤是否有凹陷性水肿等心力衰竭的症状和体征。观察尿量，准确记录24小时尿量的变化。

（2）术后病情观察 ①观察伤口有无红、肿、热、痛等感染现象。②观察痰液的性质，监测双肺呼吸音。③密切观察引流情况注意引流液的量、性质、色的变化。通常情况下术后24小时内一般引流量多在300～500ml，且逐渐减少。④观察并发症的发生，如低钾血症、心律失常、出血、肺不张、肺部感染、低心排血量等，给予及时处理。

4. 健康指导

（1）营养 加强营养，合理调配饮食，忌刺激性食物，忌烟、酒，以低盐、低脂、易消化饮食为主，待心功能改善恢复正常后逐渐过渡到普通饮食。养成规律的排便习惯，预防便秘。

（2）活动 注意劳逸结合，根据心功能恢复情况逐渐增加活动量，避免过重体力劳动，注意预防感冒。

（3）用药指导 注意钾盐的补充，每天补充钾含量高的食品。

（4）复查 定期门诊复查，术后每3个月复查1次，半年后每6个月复查1次。

第十节 缩窄性心包炎

一、疾病概述

【概念与特点】

缩窄性心包炎是心脏被致密厚实的纤维化心包所包围，使心脏舒张期充盈受限而产生一系列循环障碍的临床征象。缩窄性心包炎的病因以结核占首位，其次为化脓、创伤。

【临床特点】

（1）症状　呼吸困难、疲乏、食欲不振、上腹胀满或疼痛，呼吸困难。

（2）体征　为劳力性，主要与心搏量降低有关。①颈静脉怒张、肝脏大、腹水、下肢水肿、Kussmaul 征。其腹水较下肢水肿明显。②心率增快，心尖冲动不明显，心浊音界不增大，心音较低，可闻及心包叩击音。③脉搏细弱、动脉收缩压降低、脉压变小。

【辅助检查】

（1）实验室检查　通常血象正常，可有贫血，红细胞沉降率正常或增快，低蛋白血症，肝、肾功能可以异常，个别病例有黄疸。

（2）ECG　QRS 波呈低电压，T 波低平或倒置，P 波切迹；有的病人可出现心房扑动或心房颤动。

（3）UCG　可测定心包的厚度及有无心包或胸腔积液。

（4）X 线检查　透视下可见心脏搏动明显减弱或消失，心影呈圆锥状改变，心缘各弓消失而变得僵直，X 线正、侧位胸片可见心包有钙化，肺弥漫性间质水肿致肺野透光度降低、胸腔积液。

（5）CT 或 MRI　可清楚显示心包的厚度、钙化、有无心包积液及腔静脉扩张的程度。

（6）心导管检查　大多数病例无须作心导管检查即可明确诊断。但在上述无创伤检查仍无法确诊时，可作心导管检查，如右心室压力曲线在舒张早期急剧下降，然后又迅速上升，继而在舒张中晚期为等高线，出现典型的“平方根征”可确诊缩窄性心包炎。

【治疗原则】

心包剥离术是治疗缩窄性心包炎的有效方法。

二、主要护理问题

(1) 营养失调，低于机体需要量 与胃肠道淤血、进食不佳及吸收不良、大量腹水和丢失蛋白有关。

(2) 活动无耐力 与心力衰竭全身水肿、肺循环淤血、大量腹水有关。

(3) 有皮肤受损的可能 与心包缩窄、心脏受压、静脉回流受阻有关。

(4) 潜在并发症——心力衰竭 与严重心包缩窄、输液速度过快、一次性大量放腹水有关。

三、护理措施

1. 术前护理

(1) 给予心脏手术术前护理常规。

(2) 限制病人活动量，防止长期心排血量减少引发心力衰竭。

(3) 低盐、高蛋白质饮食，改善病人营养状况。

(4) 应用洋地黄类药物，控制心力衰竭。注意观察用药反应：使用洋地黄类药物（地高辛）注意监测病人的脉率、心律，并观察有无恶心、食欲减退、头晕、黄视、绿视等不良反应，特别要注意有无室性期前收缩或室上性心动过速的不良反应。如果出现洋地黄中毒应立即停药，查血钾，并根据血钾情况补钾，有心律失常出现给予抗心律失常药物。

(5) 应用利尿药治疗心力衰竭。教会病人认真记录 24 小时出入量。应用排钾性利尿药（氢氯噻嗪）应补钾，并复查电解质情况。

(6) 有结核病者，须坚持抗结核治疗，按时服药。

(7) 大量腹腔积液病人可间断适量放腹腔积液，每次应小于 2000ml，注意无菌操作，并静脉补充蛋白质。

2. 术后护理

(1) 给予心脏手术术后护理常规。

（2）预防心力衰竭，监测中心静脉压（CVP）、BP、HR、尿量，记录24小时出入量，控制液体入量，避免短时间内补液过多、过快。

（3）低盐饮食，<3g/d。

（4）应用利尿药和血管收缩药（多巴胺），以降低前负荷、增加心肌收缩力，应用洋地黄控制心率。同时注意每日监测血钾含量，及时补钾。

（5）术后3日开始床旁活动，2周内限制活动量，以免加重心脏负担。

（6）协助测量腹围，观察腹腔积液消退情况。

3. 病情观察

（1）心理状态。

（2）病人营养状况。

（3）病人的体重、腹围。

（4）病人主诉不适感是否减轻或消失。

（5）观察术后相关并发症的发生情况，给予及时治疗与处理。

4. 健康指导

（1）营养　加强营养，合理调配饮食，忌刺激性食物，忌烟、酒。以低盐、低脂、易消化饮食为主，待心功能改善恢复正常后逐渐过渡到普通饮食，多食富含纤维素的食物。养成规律的排便习惯，预防便秘。

（2）活动　注意劳逸结合，根据心功能恢复情况逐渐增加活动量，以活动后无心累、气紧、自我感觉良好为度，避免过重的体力劳动，注意预防感冒。

（3）用药指导　结核性心包炎病人应根据医嘱正规服用抗结核药物，不能随意停药，定期复查肝功能。需服用洋地黄类药物者，教会病人观察洋地黄中毒症状和体征，如出现中毒现象，立即停药，及时就医。服用利尿药物期间，注意钾盐的补充，可多食含钾量高的食品。

（4）定期门诊复查　术后每3个月复查1次，半年后每半年复查1次。

第五章
泌尿外科疾病

第一节 肾损伤

一、疾病概述

【概念与特点】

肾脏在解剖上位置较深，且受到胸廓、脊柱、肌肉和腹腔的保护，一般不易受伤，只有在受到严重暴力打击时才会发生肾损伤，且常合并有其他脏器损伤。肾损伤的原因有：①直接暴力；②间接暴力；③强烈肌肉收缩；④锐器刺伤；⑤医源性损伤；⑥肾自发性破裂。

【临床特点】

1. 症状

（1）休克　可为创伤性和（或）出血性休克，闭合性损伤发生休克者应考虑重度肾损伤和肾蒂损伤。

（2）血尿　血尿与损伤的程度不一定成比例，一般肾挫伤血尿轻微，重度肾损伤血尿重，如输尿管离断、肾蒂损伤，严重的肾盂裂伤或血块阻塞输尿管或休克无尿时，则血尿可不明显，甚至无尿。

（3）疼痛　患侧胸、腹部疼痛，血块通过输尿管时可发生肾绞痛，血液渗入腹腔或伴有腹腔器官损伤时，可出现全腹疼痛或腹膜刺激症状。

（4）肿块　由于血液和外渗尿积存于肾周围，而形成痛性肿块，出现全身中毒症状、发热、寒战等。

2. 体征　上腹部及腰部压痛，腹部包块。刀伤或穿透伤累及肾脏时，伤口可流出大量鲜血。出血量与肾脏损伤程度以及是否合并其他脏器或血管损伤有关。

【辅助检查】

（1）实验室检查　尿中含多量红细胞。血红蛋白与血细胞比容持续降低提示有活动性出血。血白细胞计数增多应注意是否存在感染灶。

（2）特殊检查　早期积极的影像学检查可以发现肾损伤部位、程度，有无尿外渗或肾血管损伤以及对侧肾情况。根据病情轻重，除需紧急手术外，有选择地应用B型超声检查、CT扫描、排泄性尿路造影、动脉造影及逆行肾盂造影。

【治疗原则】

肾损伤的治疗是依照病人的一般情况、肾损伤的范围和程度以及其他器官有无严重损伤而确定。①休克的治疗；②其他器官损伤的治疗；③肾损伤的处理：支持治疗或手术治疗。

二、主要护理问题

（1）疼痛　与肾周软组织损伤，肾包膜张力增加；血液、尿液外渗刺激腹膜；合并内脏损伤；手术切口等有关。

（2）自理缺陷　与医疗限制、需绝对卧床休息至少2周等有关。

（3）有皮肤完整性受损的危险　与创伤、长期卧床休息局部皮肤持续受压有关。

（4）潜在并发症——感染　与开放性损伤术后、留置引流管有关。

（5）潜在并发症——出血、再出血　与肾损伤继发感染有关。

三、护理措施

1. 保守治疗（非手术治疗）的护理常规

（1）绝对卧床休息2～4周。护士应向病人反复讲明卧床休息的重要性，取得病人密切配合。卧床期间，加强口腔、皮肤等生活护理。

（2）及时遵医嘱输液，保持足够尿量，维持水、电解质平衡。

（3）应用止血剂控制出血，防止休克。

2. 手术治疗护理常规

（1）术前常规准备（术区备皮、术前配血、术前晚灌肠、术晨禁饮食）。

（2）肾切除术后6小时血压、脉搏平稳可给予半卧位，以利引流和呼吸。术后禁饮食，排气后由流质饮食至普食。

（3）肾部分切除或肾修补术后应严格卧床2~3周，禁食水1~2天，给予补液，待肠功能恢复后进流质或半流质饮食，3~4天后改为普食。

（4）严格无菌操作，有尿管者保持引流通畅，防止尿液反流，定期更换尿袋，以防泌尿系统感染。观察尿管引流情况，注意尿液的性状和量。

3. 病情观察

（1）手术观察 ①观察疼痛的部位、性质、持续时间，必要时应用止痛剂。②密切观察生命体征变化，注意休克发生。③观察切口引流物性状、颜色、量等，敷料浸湿须及时更换。④观察尿液颜色，每2小时留取尿液于试管内，观察血尿颜色深浅的变化。⑤准确测量并记录腰腹部肿块的大小，观察腹膜刺激症状的程度。⑥观察体温，遵医嘱应用抗生素预防感染。

（2）并发症观察 ①休克：早期休克由剧烈疼痛所致，其后与大量失血有关。程度依伤势和失血量而定。凡短时间内迅速发生休克或快速输血2单位后仍不能纠正休克时，常提示有严重的内出血。晚期继发性出血常见于伤后2~3周。偶尔在2个月后亦可发生。②血尿：90%以上肾损伤的病人有血尿，轻者为镜下血尿，但肉眼血尿较多见。严重者血尿甚浓，可伴有条状或铸型血块和肾绞痛，有大量失血。多数病例的血尿是一过性的。开始血尿量多，几天后逐渐消退。③疼痛：伤侧肾区有痛感、压痛和强直。身体移动时疼痛加重。④腰腹部包块及损伤程度：从肿胀的进展程度可以推测肾损伤的严重程度，为缓解腰区疼痛，病人脊柱常呈侧突。

4. 健康指导

（1）肾损伤非手术治疗的病人出院后绝对卧床休息>4周。

（2）卧床期间适时变换体位预防压疮。

（3）出院后2~3个月避免重体力劳动。即使恢复良好者，在增加活动量时也应慎重，忌奔跑、跳跃，应避免剧烈体力活动及重体力劳动。

（4）生活起居有规律，增强体质，进食高蛋白、高热量、富含纤维的饮食，适量饮水，保持大便通畅，预防感冒，避免因咳嗽、便秘等增加腹压影响伤肾恢复。

第二节　膀胱损伤

一、疾病概述

【概念与特点】

膀胱损伤是指膀胱壁在受到外力作用时发生膀胱浆膜层、肌层、黏膜层的破裂，引起膀胱腔完整性破坏、血尿外渗。

【临床特点】

轻度膀胱壁挫伤仅有下腹疼痛，少量终末血尿，并在短期内自行消失，膀胱全层破裂时症状明显。依裂口所在的位置和大小，受伤后就诊时间，以及有无其他器官伴有损伤而有不同。腹膜内型与腹膜外型的破裂又有其各自特殊的症状。膀胱破裂一般可有下列症状：休克、血尿和排尿困难、疼痛、尿瘘。

【辅助检查】

（1）导尿试验　经导尿管注入无菌生理盐水 200ml 至膀胱，片刻后吸出。液体外漏时，吸出量少于注入量；腹腔液体回流时，吸出量多于注入量。若引流出的液体量明显少于或多于注入量，提示膀胱破裂。

（2）影像学检查　腹部 X 线检查可发现骨盆骨折或其他骨折。膀胱造影自导尿管注入 15% 泛影葡胺 300ml 后摄片，可发现造影剂漏至膀胱外。

【治疗原则】

早期治疗包括综合疗法、休克的防治、紧急外科手术和控制感染。晚期治疗主要是膀胱瘘修补和一般支持性的处理。

二、主要护理问题

(1) 组织灌注量改变 与膀胱破裂、骨盆骨折损伤血管出血、尿外渗或腹膜炎有关。

(2) 疼痛 与损伤后局部肿胀和尿外渗有关。

(3) 潜在并发症 感染。

(4) 排尿异常 与膀胱破裂不能贮尿有关。

三、护理措施

1. 常规护理

(1) 密切观察生命体征，严格记录24小时出入量，观察腹痛及腹膜刺激症状，判断有无再出血发生。

(2) 合理输液，维持体液平衡和有效循环血量。

(3) 观察体温，遵医嘱应用抗生素预防感染。

(4) 观察疼痛的部位、性质、持续时间，必要时应用止痛剂。

(5) 观察排尿情况，如有异常及时通知医师。

(6) 膀胱修补术后做好留置导尿管及膀胱造瘘管的护理，膀胱造瘘管10天拔除，导尿管8～10天拔除。

(7) 如果出血量少，生命体征稳定可采用非手术治疗；如果大量出血应做好随时手术的准备。

(8) 拔除导尿管后，指导病人掌握排尿的方法、排尿间隔时间，注意观察每次排出量。

2. 病情观察

(1) 休克 剧烈的创伤、疼痛和大量失血是休克的主要原因。如为广泛性的创伤，伴有其他脏器的损伤，例如骨盆骨折，骨折碎片刺破下腹部和盆腔血管可致严重失血和休克。

(2) 疼痛 下腹部或耻骨疼痛和腹壁强直，伴有骨盆骨折时挤压骨盆时尤为明显。

（3）血尿和排尿困难　有尿急或排尿感，但无尿液排出或仅排出少量血性尿液。

（4）尿瘘　在开放性膀胱损伤，伤口有尿液流出。如与直肠、阴道相通，则可经肛门、阴道排出血性尿液。

3. 健康指导

（1）向病人说明留置导尿管、防脱落及保持通畅的意义。

（2）向病人说明多饮水和拔除留置导尿管前闭管训练排尿的意义。

第三节　尿道损伤

一、疾病概述

【概念与特点】

尿道损伤是泌尿系统常见损伤，男性多见，常由于骑跨伤或骨盆骨折，少数为医源性所致，按伤情分挫伤、裂伤和完全性断裂伤。按解剖情况分前尿道损伤（海绵体部）位于会阴部，后尿道损伤（前列腺部和膜部尿道）位于骨盆内、骨盆骨折的骨折端耻骨支，坐骨支可刺伤后尿道，前列腺部尿道由耻骨前列腺韧带固定于耻骨联合后下方，膜部尿道穿过并固定于生殖膈。当骨盆骨折时导致骨盆环前后径增大，左、右径变小，耻骨前列腺韧带受到急剧的牵拉而被撕裂或连同前列腺突然移位，致使前列腺尿道与膜部尿道交接处撕裂或断裂，或尿道生殖膈撕裂致使穿过其中的膜部尿道撕裂或断裂。膜部尿道损伤亦可延及球部尿道，后尿道损伤常伴有膀胱或直肠等脏器损伤，如不及时处理或处理不当，极易发生尿道狭窄、梗阻、尿漏、感染，假道形成或性功能障碍等。常见表现有休克、尿道出血、疼痛、排尿困难及尿潴留、血肿或瘀斑、尿外渗等。

【临床特点】

1. 症状

（1）创伤史　有无典型的骑跨伤、骨盆骨折以及有无器械检查或治疗史。

（2）尿道内出血　前尿道损伤有尿道外口滴血；后尿道损伤时若无尿生殖膈破裂，可于排尿后或排尿时有血滴出。另外，出血还可淤积于会阴和阴囊部位形成血肿。

(3) 尿道疼痛　表现为尿道内灼痛，排尿时加剧，向阴茎头及会阴部放射。主要由于尿道外括约肌痉挛、尿道断裂或尿液刺激尿道内创面所致。

(4) 排尿困难及尿潴留　表现为不能排尿或排尿费力，主要因尿道括约肌痉挛、尿道断端回缩失去连续性、周围血肿或外渗尿液的压迫以及骨折断端的挤压等因素所致。

(5) 血肿与瘀斑　骑跨伤常有会阴部血肿瘀斑、阴囊肿胀呈青紫色。

(6) 尿外渗　前尿道损伤破裂，频繁排尿时可表现为阴茎会阴甚至下腹部尿外渗肿胀；后尿道断裂，尿外渗至膀胱、前列腺周围，可出现直肠刺激症状。若不及时处理，可继发感染，致组织坏死、化脓，严重者出现全身中毒症状，局部感染坏死可形成尿漏。

(7) 休克　球部尿道损伤很少出现，骨盆骨折或合并有其他内脏损伤的后尿道损伤约 40% 发生休克，且为早期死亡的主要原因之一。

2. 体征　阴茎、阴囊、会阴部皮肤青紫、皮下有瘀血斑，局部肿胀明显，损伤时间较长者，可见耻骨上区隆起，能触到充盈的膀胱。后尿道断裂时，直肠指诊可触到前列腺尖部明显后移，且有柔软浮动感伴压痛。

【辅助检查】

尿道造影可明确诊断。

【治疗原则】

引流尿液解除尿潴留；作多个皮肤切口，彻底引流尿液外渗部位；恢复尿道的连续性；防止并发症如尿道狭窄、尿瘘；注意防治休克及合并伤的处理。治疗方法依损伤部位、程度和时间而定。

二、主要护理问题

(1) 疼痛　与创伤性疼痛、膀胱过度充盈有关。

(2) 组织灌注异常　骨盆挤压伤后，由创伤和大出血所致。

(3) 预感性悲哀　与尿流改道致排尿形态改变，担心尿道狭窄、闭锁、阳痿等并发症难以治愈，担心需要再次手术，经济上难以承受有关。

（4）潜在并发症——感染　与尿道断端血肿感染，尿道复位后，留置导尿管致损伤部位感染有关。

三、护理措施

1. 术前护理

（1）术前常规准备（术区备皮、术前配血、术前晚灌肠、术晨禁饮食）。

（2）合并骨盆骨折者病人须平卧，勿随意搬动，以免加重损伤。

2. 术后护理

（1）去枕平卧6小时后，可取半卧位，以利引流和呼吸。

（2）排气后可进饮食，从流质饮食至普食。

（3）密切观察生命体征变化。

（4）保持引流管通畅，注意尿液的性质。

（5）尿道外口护理每日2次。

（6）尿道会师术后3～4周拔除尿管。

（7）有尿液外渗时保持局部皮肤干燥清洁，必要时切开引流。

（8）合并骨盆骨折长期卧床的病人，应鼓励深呼吸，帮助排痰，适当地给予抗生素，防止坠积性肺炎的发生。

3. 病情观察

（1）疼痛　伤处疼痛，排尿时尤重，疼痛可牵涉会阴、阴茎、下腹部等处，有时向尿道外口放射。

（2）尿道出血　前尿道损伤时，可由尿道外口滴血；后尿道损伤时，由于尿道括约肌的作用，血液有时不从尿道流出而进入膀胱，出现血尿。

（3）生命体征　密切监测病人的神志、脉搏、呼吸、血压、体温、尿量、腹肌紧张、腹痛、腹胀等的变化，并详细记录。

4. 健康指导

（1）适时定期扩张尿道，以免尿道狭窄。

（2）如合并骨盆骨折应睡硬板床，勿搬动，卧床期间防止压疮。

（3）要教会病人盆底肌的训练，反复收缩及松弛包括括约肌在内的盆底肌，达到增强外括约肌的收缩力、紧闭尿道的目的。

第四节 肾结核

一、疾病概述

【概念与特点】

肾结核常见于青壮年，以 20～40 岁最常见，男性多于女性，一般多为单侧性，约 10% 为双侧性，早期病变为肾髓质及肾乳头的局限性结核病灶，继续发展则为干酪样坏死，形成空洞，多个结核空洞发展并融合变成肾积脓而使全肾破坏。发展至肾周时可形成结核性肾周炎、肾周寒性脓肿等。结核病变可引起输尿管纤维组织增生，使其增粗、变硬、管腔狭窄，加速肾脏的破坏。膀胱结核病变以三角区最先受累，使对侧输尿管口狭窄或关闭不全，引起对侧肾积水，结核杆菌也可逆行感染对侧肾脏，使其功能受损。晚期病人全肾功能严重损害，发展成为尿毒症。

【临床特点】

1. 症状

（1）膀胱刺激征　尿频、尿急、尿痛，特别是夜尿增多，这是肾结核的最重要也是最早出现的症状。当膀胱结核病情加重时，尿频也越显著，继而可出现尿急及尿痛。早期尿频是由于结核菌和脓尿刺激膀胱黏膜或黏膜溃疡所致；晚期则因膀胱容量缩小，以致排尿次数增多，乃至出现急迫性尿失禁。

（2）血尿　血尿是肾结核的第二个重要症状，发生率为 70% ～80%。一般与尿频、尿急、尿痛等症状同时出现。血尿的程度不等，多为轻度的肉眼血尿或镜下血尿，仅 3% 的病例为明显的肉眼血尿，并且是惟一的首发症状。多数为终末血尿，乃是膀胱的结核性炎症和溃疡在排尿时膀胱收缩所致出血。若出血来自肾脏，则可为全程血尿。

（3）脓尿　其发生率约 20%。尿液中可出现大量脓细胞，同时在尿液内亦可混有干酪样物质，使尿液混浊不清，严重者呈米汤样脓尿。

（4）腰酸、腰痛　结核一般无明显疼痛，但当肾脏破坏严重引起结核性肾积脓或肾周围炎时，可出现腰酸、腰痛。少数病人可因血块或脓块堵塞输尿管而引起绞痛。

（5）全身症状　贫血、消瘦、低热、盗汗、食欲减退、红细胞沉降率加快等。

2. 体征　肾结核体检多无异常所见。少数病人感腰部酸痛。当肾已严重破坏，为结核性肾积脓时，可发现肿块。晚期肾结核可有发热、盗汗、贫血、虚弱、消瘦、食欲不振等结核典型症状。有肾积水时，可出现水肿、呕吐等慢性肾衰竭症状。

【辅助检查】

及时查尿检查和 PCR 测定结核杆菌属试验。影像学诊断是确定肾结核治疗方案必不可少的检查方法。超声检查简单易行，可以初步确定病变部位及有无并发症。泌尿系统 X 线平片可能见到局限的钙化灶应与肾结石鉴别。泌尿系统造影不能显示典型的结核性破坏病变。逆行泌尿系统造影可以显示肾空洞性破坏，输尿管僵硬呈虫蛀状，管腔狭窄。CT 和 MRI 在泌尿系统造影图像不清时，可以采用。MRI 水成像对诊断肾结核对侧肾积水有特殊优越性。膀胱镜检查不常采用。

【治疗原则】

抗结核化疗是泌尿和男性生殖系统结核的基本治疗手段，手术治疗必须在化疗的基础上进行。

（1）抗结核化疗　适用于早期肾结核。抗结核化疗的周期一般较长，目前多采用 6 个月的短程疗法，最常用的一线抗结核药物有异烟肼、利福平、吡嗪酰胺、乙胺丁醇。最好采用 3 种药物联合服用的方法，并且药量要充分、疗程要足够长，早期病例用药 6 ~ 9 个月，有可能治愈。

（2）手术治疗　抗结核化疗 6 ~ 9 个月无效、肾结核破坏严重者应在药物治疗的配合下行手术治疗。肾切除术前抗结核治疗不应少于 2 周，保留肾的病人手术前则用药 6 周以上。

二、主要护理问题

（1）营养失调　与疾病有关。

（2）焦虑　与知识缺乏及对手术的恐惧有关。

（3）潜在并发症　与服用抗结核药物有关。

三、护理措施

1. 术前护理

（1）应用抗结核药物，配合手术治疗。抗结核药按方案服用，必须坚持早期、联合、足量和规律用药的原则。向病人和家属讲清坚持服药的意义，取得合作，控制病情，防止进一步加重。

（2）加强营养，鼓励病人进食高蛋白质、富含维生素的食物。病人体力消耗大，消瘦，低热，抵抗力低下，术前合理的调节饮食可增强抗病能力，对术后恢复起积极作用。

（3）保持个人卫生，预防感冒，勤换衣裤，鼓励多饮水。

（4）了解对侧肾功能，配合留取生化标本及做好各项检查工作，以决定手术是否可行。

（5）关心体贴病人，指导病人以休息为主，保证足够的睡眠；病室内经常通风换气，保持空气新鲜，温度、湿度适宜。

（6）同外科术前护理。

2. 术后护理

（1）继续应用抗结核药物　术后即静脉滴注异烟肼 300mg，防止结核感染扩散；术后第 2 日改为口服抗结核药，协助病人按时按量服用。

（2）体位　术后血压平稳后给予半卧位，有利于伤口引流，减轻伤口张力，促进愈合。

（3）给予静脉营养　静脉输入白蛋白、脂肪乳或输血，增加热量和蛋白含量，有利于组织修复，提高抗感染能力。

（4）监测体温　手术应激导致术后病人高热，可持续数日。每日测体温 4 次，体温超过 39℃改每日测体温 6 次，同时遵医嘱给予降温处理，控制体温在 39℃以下；注意补足液体量，保持出入量平衡，保持水、电解质平衡；随时倾听病人主诉，加强生活护理，增加病人舒适感。

（5）应用抗生素预防全身感染　协助病人早期床上活动，定时翻身拍背，鼓励咳痰，预防肺部感染；保持尿管通畅，外阴清洁，鼓励大量饮水，预防泌尿系统感染。

3. 病情观察

（1）尿频、尿急、尿痛　排尿次数在白天和晚上都逐渐增加，可以由每天数次增加到数十次，严重者每小时要排尿数次。在尿频的同时，可出现尿急、尿痛、排尿不能等待，必须立即排出，难以忍耐。

（2）血尿　多为轻度的肉眼血尿或为显微镜下血尿，有3%的病例为明显的肉眼血尿，多数为终末血尿。

（3）脓尿　尿液中可出现大量脓细胞，同时在尿液内亦可混有干酪样物质，使尿液混浊不清，严重者呈米汤样脓尿。

4. 健康指导

（1）加强营养、注意休息、避免劳累，增强机体抵抗力。

（2）出院后仍需服用抗结核药3～6个月，嘱病人按时服药，因抗结核药对肝脏有一定的毒性，故同时服保肝药，减轻肝损伤的程度。术后3个月复查，检测生化指标，指导用药。

（3）勿用或慎用对肾脏有害的药物。

第五节　上尿路结石

一、疾病概述

【概念与特点】

上尿路结石是指肾和输尿管的结石。

【临床特点】

主要症状是疼痛和血尿。其程度和结石部位、大小、活动与否及有无损伤、感染、梗阻等有关。

【辅助检查】

B型超声检查可用以作为诊断和选择治疗方法的手段。输尿管肾镜检查能明确诊断并进行治疗。肾功能测定、尿常规检查和尿细菌培养为本病进一步确诊提供依据。酌情测定血钙、磷、肌酐、碱性磷酸酶、尿酸和蛋白以及24小时尿的尿钙、尿酸、肌酐、草酸含量。了解代谢状态，应判明有无内分泌紊乱，必要时做钙负荷试验。95%以上结石能在泌尿系平片（KUB）中发现。排泄性尿路造影可显示结石所致的肾结构和功能改变，有无引起结石的局部因素。平扫 CT 显示较小的输尿管中、下段结石。逆行肾盂造影仅适用于其他方法不能确定时。疑有甲状旁腺功能亢进时，应行手、肋骨、脊柱、骨盆和股骨头摄片。

【治疗原则】

上尿路结石的治疗不仅是解除疼痛，解除结石引起的尿路梗阻，保护肾脏功能，而且应尽可能找到并解除病因，防止结石复发。治疗包括一般治疗、体外冲击波碎石、腔内技术取石、外科手术治疗、结石病因治疗、溶石治疗等综合措施。

二、主要护理问题

（1）疼痛　与结石刺激引起的炎症、损伤及平滑肌痉挛有关。

（2）潜在并发症　血尿、感染。

三、护理措施

1. 非手术疗法

（1）鼓励病人多饮水，每日饮水量 2000～3000ml，保持每日尿量大于 2000ml，增加排尿量促使结石排出。

（2）如病人出现绞痛可给予解痉镇痛药（同时注射阿托品和哌替啶）并可配合针刺治疗。

（3）保持体液和电解质平衡，防止病人脱水发生虚脱，如有肾积水注意防治感染。

（4）加强运动，可选择跳跃性运动，促进结石排出。

（5）收集尿液查找结石，并用 X 线检查法观察非手术治疗的效果。

（6）用中药促进排石，如排石颗粒冲剂、金钱草、大黄等利尿通淋药。

（7）调节饮食，根据结石成分、生活习惯及条件适当调整饮食，延缓结石增长，减少复发。

2. 手术疗法

（1）术前护理　①术前常规准备，术区备皮，术前晚灌肠，术晨禁饮食。

②术日晨拍腹X线平片，确定结石位置。③如合并感染，需用抗生素控制感染后方可手术。

（2）术后护理　①去枕平卧6小时，避免剧烈活动引起出血。②术后禁饮食，排气后从流质饮食至普食，多饮水。③根据医嘱应用抗生素、止血药。④保持引流管通畅。记录引流液的颜色、性质、量，注意造瘘管有无尿液漏出。⑤留置双J管、输尿管支架管保持通畅，避免尿液反流。⑥如发生腹胀，可用腹部热敷，留置肛管或低压灌肠等方法。

3. 病情观察

（1）疼痛　疼痛常位于肋脊角、腰、腹部，呈阵发性或持续性，可表现为钝痛或绞痛。大而活动度小的肾结石可无疼痛，小而活动度大的结石疼痛较重，甚至出现肾绞痛。疼痛呈刀割样，位于腰、腹部，并向下腹、外阴放射。

（2）血尿　疼痛后出现血尿，多在身体活动时出现。

4. 健康指导

（1）大量饮水以增加尿量，减少尿中晶体沉积。

（2）饮水后多做运动以利结石排出。

（3）根据结石成分调节饮食。

（4）应用药物降低有害成分，预防结石复发。

（5）如留置双J管应多饮水，勤排尿，勿憋尿，避免逆行感染。

第六节　肾　癌

一、疾病概述

【概念与特点】

肾癌是起源于肾实质泌尿小管上皮系统的恶性肿瘤，也称为肾细胞癌，是最常见的肾实质恶性肿瘤，高发年龄为50～70岁，男女之比约为2∶1。

【临床特点】

（1）血尿、疼痛和肿物称为肾肿瘤三联征。

（2）腰痛。

(3) 发热。

【辅助检查】

尿液常规检查应作为首选。同时行血常规检查、红细胞沉降率检查、癌胚肮原(CEA)、红细胞沉降率(ESR)、γ-烯醇化酶血清浓度也要及时检查。尿路X线平片及造影可作为肾癌术前的常规检查，CT是目前诊断肾癌最可靠的影像方法，对肾癌的分期有一定价值。MRI可清楚显示肾实质肿瘤，对肾癌诊断的准确率约为90%。肾动脉造影是肾癌早期诊断的一项重要手段。可以发现静脉尿路造影(IVU)时肾盂肾盏未变形的肿瘤。肾脏内>1cm的肿块即可被B超发现。

【治疗原则】

根据临床分期制定治疗原则手术术后治疗方案。对局限性及局部进展性肾癌采用以外科手术为主的治疗方式，对转移性肾癌(晚期)应采用以内科为主的治疗方式。

二、主要护理问题

(1) 疼痛 与肿瘤压迫、术后切口疼痛、炎症有关。

(2) 有感染的危险 与手术切口有关。

(3) 有体温改变的危险 与新陈代谢的变化、手术有关。

(4) 恐惧 与对肿瘤有惧怕的心理、担心愈后及效果、住院环境陌生等有关。

(5) 潜在并发症 出血、尿潴留。

三、护理措施

1. 常规护理

(1) 关心病人，了解病人的思想、生活及工作情况，消除病人对疾病的恐惧心理和悲观情绪。

(2) 鼓励病人表达自己的想法，向病人和家属做好解释，取得他们的信任，根据病人情况实施必要的指导。

(3) 关心和同情病人，多与病人交谈，以通俗易懂的语言，结合病种深入浅出地讲解治疗疾病的有关知识，必要时给予镇静剂。

2. 手术护理

(1) 术前护理　①每日测血压 2 次，控制血压在正常范围。协助医师了解患侧及健侧肾功能，确定手术方式。②改善营养，进高蛋白质、高热量食物，必要时输血。③向病人及家属讲解切除一侧肾脏，只要健侧肾功能正常，对自身各方面无影响。可让术后恢复良好的肾切除病人与之交谈，解除其思想顾虑，以取得合作。④给予外科术前护理常规。

(2) 术后护理　①出血的观察：密切注意有无手术后内出血及休克表现。内出血可因术中血管结扎不良引起，应密切观察病人血压、脉搏及意识的变化，每 0.5 ~1 小时测量血压、脉搏 1 次；保持引流管通畅，观察色、量是否正常，当引流液颜色鲜红、量 >100ml/h 时，脉搏加快，脉压缩小，提示有腹腔内出血，立即通知医生。同时注意观察伤口敷料有无渗血。②体位：术后平卧位，血压平稳后给予半卧位。但肾部分切除病人需绝对卧床 1 周，避免加重出血或肾下垂。③肾功能的观察：由于手术对肾脏的直接影响，可暂时增加健侧肾脏负担。术后准确记录出入量，并根据血、尿生化检查相应调整水和电解质的摄入量，防止水、电解质紊乱，减轻健侧肾脏负担。④预防术后并发症：卧床期间鼓励并协助病人定时（每 2 小时）向健侧翻身，给予拍背，嘱病人将痰液及时咳出，防止发生肺部感染，并且有利于肠蠕动的早日恢复，减轻腹胀。⑤抗生素的应用：选用对肾无损害或毒性较轻的抗生素，保护肾功能。⑥健康指导：出院后可应用免疫治疗，告诉病人及家属应用干扰素等免疫制剂后，可能导致高热等药物不良反应，属正常现象，对症处理即可。术后 3 个月复查 B 超、CT。

3. 病情观察

(1) 血尿　为无痛性、间歇发作、肉眼可见全程血尿，出血多时可能伴肾绞痛。

(2) 腰痛　多数为钝痛，局限在腰部。

(3) 肿块　一般腹部摸到肿块已属晚期症状。

(4) 肾外综合征　发热、高血压、红细胞增多、红细胞沉降率快、消瘦、贫血。

4. 健康指导

（1）充分休息、术后3个月内勿剧烈运动。

（2）加强营养，给予蛋白质、维生素及纤维素丰富的食物，增强体质，促进术后早日康复。

（3）生物治疗在医师指导下用药，用药期间如出现低热、乏力等不良反应及时就医。

（4）定期复查B超、CT及血、尿常规，及时发现复发和转移。

第七节　膀胱肿瘤

一、疾病概述

【概念与特点】

膀胱肿瘤是全身比较常见的肿瘤之一，是泌尿系最常见的肿瘤。膀胱肿瘤的高发年龄50~70岁。男女比例为4∶1，以表浅的乳头状瘤最为常见。浸润性癌常发生在高龄病例。

【临床特点】

1. 症状

（1）血尿　间歇性、无痛性、全程肉眼血尿，是膀胱癌最重要的临床表现。出血量和肿瘤大小、数目、恶性程度并不一致。

（2）尿路刺激症状　尿频、尿急、尿痛常提示浸润癌、弥散性原位癌或并发感染。

（3）排尿困难、尿潴留　肿瘤位于膀胱颈部时可出现。

2. 体征　一般无阳性体征，下腹肿块、腰骶部疼痛、下肢水肿、消瘦为晚期症状。

【辅助检查】

（1）尿常规和尿脱落细胞学有助于诊断。

（2）B超及膀胱镜检查可以观察肿瘤的大小、数目及形态、位置，并采取活检，确定组织分级，同时做静脉肾盂造影排除上尿路移行上皮细胞肿瘤。

（3）CT 和 MRI 了解肿瘤浸润深度、周围组织侵犯及有无大转移的淋巴结，术前确定肿瘤分级。

【治疗原则】

膀胱癌的治疗比较复杂，应根据不同的病理及临床过程而选用不同的治疗方法。对于表浅的膀胱癌可采用经尿道膀胱肿瘤切除术。

二、主要护理问题

（1）焦虑　与无痛性全程血尿、担心预后不佳有关。

（2）自理缺陷　与医疗限制，如持续膀胱冲洗、静脉补液；术后腹部多根引流管或支架管；代膀胱术后腹部留有造瘘口有关。

（3）有皮肤完整性受损的危险　与术后卧床时间较长；回肠或直肠代膀胱，尿液刺激造瘘口或肛周皮肤有关。

（4）潜在并发症——出血　与电切术后焦痂过早脱落、膀胱部分切除术后继发感染有关。

（5）潜在并发症——尿路感染　与留置多根管道，如输尿管支架管、膀胱或代膀胱造瘘管、导尿管等；代膀胱内肠黏液、肠黏膜脱落物未能及时排出，阻塞造瘘口。

（6）知识缺乏　病人未患过此病，也未接受该病的相关知识教育，缺乏膀胱镜检术前肠道准备、膀胱功能训练方法、化疗知识、出院的自我护理要点等相关知识。

三、护理措施

1. 常规护理

（1）心理护理　关心病人，了解病人的思想、生活及工作情况。清除病人对疾病的恐惧心理和悲观情绪。

（2）活动指导　病人未留置尿管时可正常活动，病人如留置尿管时需适度活动。

（3）日常活动　适度活动，避免过度劳累。术后卧床3～5日，可在床上活动，术后拔尿管后适度活动，如散步。

（4）心理指导　保持平静的心境，避免情绪激动及过度紧张、焦虑，遇事冷静，当精神压力较大时应设法释放，如向朋友、亲人倾吐以维持稳定的情绪。

2. 专科护理

（1）术前护理　①病情评估：了解病人营养状况，评估病人贫血及营养不良的程度，鼓励进食高蛋白质、富含维生素、易消化饮食，必要时给予输血治疗。纠正贫血，补充蛋白质，提高机体抗感染和组织修复能力。②肠道准备：手术中应用肠段代替膀胱，良好的肠道准备是手术成功的前提条件。因此，需严格按照基本外科肠道准备的要求进行。肠道准备过程中，嘱病人大量饮水，每日3000ml左右，注意观察病人排便情况，如粪便颜色、排便效果等，经常询问病人有无头晕、乏力，预防脱水发生，保证病人安全。③心理护理：了解病人心理状态，对症护理。尿流改道给病人带来许多不便，向病人讲明手术的必要性及术后自我护理的方法，加强护患间的沟通，解除思想顾虑，接受现实。

（2）术后护理　①妥善固定引流管：术后引流管较多，通常留置胃管，左、右输尿管支架管，左、右耻骨后（或盆腔）引流管，肛管（或回肠代膀胱）引流各1根。应分别标明，避免混淆。翻身活动时，防止滑脱。保持各管通畅，观察左、右输尿管支架管尿液是否均衡，特别注意尿量少的一侧，如发生堵塞，及时通知医师，给予冲洗。严格记录各引流量。②营养支持：由于术中实施肠道吻合、输尿管代膀胱吻合，因此，禁食时间相对延长。为保证足够的营养，常需静脉营养治疗。如留置PICC，应保持通畅，严格无菌操作，补液完毕后，先用生理盐水20ml冲管，再行肝素正压封管；如用外周静脉补液，防止药液外渗，预防静脉炎的发生。③代膀胱引流管的护理：如为回肠代膀胱，可能因肠道分泌黏液而堵塞，巡视病人时经常挤压管道，保持通畅。必要时遵医嘱用生理盐水或5% $NaHCO_3$间断冲洗，防止堵塞，碱化尿液，预防高氯性酸中毒；如为直肠代膀胱，应保持肛周皮肤清洁，防止破溃，拔除肛管后，仍要及时记录肛门排出量。④预防感染：协助按压伤口，鼓励病人咳痰，预防肺部感染；督促病人床上活动，促进早日排气，预防肠梗阻；同时应用抗生素防治感染。

3. 病情观察

（1）间歇性无痛性肉眼血尿　出血量可多可少，严重时带有血块。

（2）监测生命体征　密切观察病人生命体征、意识与尿量的变化。每0.5～1小时测血压、脉搏1次。血压平稳后改为每2小时测1次，并给予半卧位。生命体征平稳后，病人取半坐卧位，以利伤口引流及尿液引流。

4. 健康指导　直肠代膀胱病人，应养成定时排尿的习惯，如每小时排尿1次，逐渐至每2小时1次，不宜间隔时间太长。因直肠不及膀胱敏感，久之，易发生高氯性酸中毒，也可造成直肠内粪便逆行感染，影响肾功能；回肠代膀胱术行皮肤造口者，要保持局部皮肤清洁干燥，教会如何使用尿袋，尿袋最好是一次性，以防止感染；术后1个月复查，拟定下一步治疗。

第八节　尿道下裂

一、疾病概述

【概念与特点】

尿道下裂是由于前尿道发育不全，尿道口未在正常位置的先天性尿道畸形。其尿道口可位于阴茎腹侧从会阴部到阴茎头部的任何部位。因其发育不全，尿道及周围组织形成纤维索，牵拉阴茎，使其弯向腹侧。

【临床特点】

1. 症状

（1）尿道口位置异常　根据尿道口位置可分为四型：①龟头型，尿道口位于龟头至冠状沟腹侧；②阴茎型，尿道口位于阴茎腹侧冠状沟至阴茎根部之间；③阴囊型，尿道口位于阴囊，时有阴囊分裂；④会阴型，尿道口位于会阴部，阴囊分裂，发育不全。

（2）阴茎下曲　按阴茎体纵轴夹角，将阴茎下弯分为三度。轻度：$<15°$；中度：$15°\sim35°$；重度：$>35°$。

（3）包皮的异常分布　阴茎头腹侧包皮未能在中线融合，呈V形缺损，无包皮系带。全部包皮呈帽状堆积于阴茎头背侧。

2. 体征 尿道外口位置异常，阴茎下曲畸形，包皮呈帽状堆积于阴茎头背侧。

【辅助检查】

（1）实验室检查 染色体为XY，性染色质应为阴性，尿17－酮皮质类固醇正常。

（2）特殊检查 性腺活检为睾丸组织。

【治疗原则】

尿道下裂必须手术矫正，纠正下屈畸形，尿道成形并使其开口位置尽可能接近正常。

二、主要护理问题

（1）社交障碍 与排尿方式改变、生殖器畸形有关。

（2）潜在并发症——感染 与尿道分泌物未能及时清除而导致新尿道漏尿；耻骨上膀胱造瘘管引流不畅，尿流受阻而被迫从新成形的尿道溢出；手术反应大，阴茎水肿；尿道皮瓣处有毛囊有关。

（3）知识缺乏 缺乏手术时期的选择及术后注意事项相关知识，与未接受过此类手术相关知识教育有关。

三、护理措施

1. 心理护理

（1）建立良好的护患关系。

（2）主动与家人及朋友交往。

（3）病人缺失的部位，告诉病人相应的健康问题及维持健康的方法。

（4）对根据病人的身体部分缺失表示理解、认可。

（5）鼓励病人谈论孤单的感觉以及产生这些感觉的原因。

（6）鼓励病人参加集体活动及有益的社会活动。

（7）向病人和家属进行本病知识的指导使其对本病的发生和术后转归有

一定了解，以此鼓励病人树立战胜疾病的信心和增强心理承受能力。

2. 手术护理

（1）术前护理 ①术前3日开始每日用肥皂水清洗阴茎冠状沟、阴囊皮肤各1次，并用络合碘棉球局部擦拭。②病人有尿频、尿急等症状，应用抗生素积极治疗，防止泌尿系感染。③同外科术前护理。

（2）术后护理 ①按外科术后护理常规，监测生命体征。②减轻疼痛：用支被架支起棉被，避免直接接触切口，减轻疼痛及污染切口的机会。③观察血运，保持局部清洁：密切观察阴茎局部情况，阴茎头充血、水肿、颜色发绀等提示血运不佳，可能是切口敷料包扎过紧所致，应及时通知医师给予处理。每日用络合碘棉球擦拭尿道口2次。④预防感染：切口感染是造成尿道成形术失败的主要原因，应积极预防。术后第2日开始自会阴部向尿道远端轻轻挤压，排出尿道内分泌物及脓液；用庆大霉素8万单位浸润纱条，包裹切口，保持切口敷料清洁、干燥；应用抗生素预防感染。⑤尿管固定：妥善固定尿管，保持通畅；尿管同时起到支架作用，操作时注意保护尿管，防止活动时牵拉脱出。⑥减轻腹压：预防便秘和感冒；鼓励病人多饮水，促进切口愈合。此外，7岁以上病人需服用己烯雌酚，防止阴茎勃起，导致继发出血和疼痛，影响切口愈合。⑦观察排尿情况：术后10～12日拔除尿管，鼓励病人自行站立排尿，观察排尿出口和尿线。若排尿正常可于1～2日后拔除膀胱造瘘管；若排尿困难，通知医师尽早行尿道扩张术。

3. 病情观察

（1）尿道外口开口异常。

（2）阴茎向腹侧屈曲畸形。

（3）阴茎背侧包皮正常而腹侧包皮缺乏。

（4）尿道海绵体发育不全，从阴茎系带部延伸到异常尿道开口，形成一条粗的纤维带。

（5）排尿异常，主要表现为尿线细、无射程，排尿时打湿衣裤。

（6）阴茎勃起时明显向下弯曲。

4. 健康指导

（1）半年至1年内避免患儿剧烈活动。

（2）防止重力对阴茎的积压、撞击、摩擦等，避免损伤已愈合成形的尿道。

第九节 前列腺增生症

一、疾病概述

【概念与特点】

前列腺增生症是一种老年男性的常见病，发病年龄大都在50岁以后，随着年龄增长其发病率也不断升高。病因尚不清楚。多数认为前列腺增生与体内雄激素及雌激素的平衡失调有关。

【临床特点】

前列腺增生症的症状是随着病理改变而逐渐出现。早期因膀胱代偿而症状不明显，因而病人常不能准确地回忆起病程的长短，随着病情加重而出现各种症状。

（1）尿频、尿急 早期最常见的症状是尿频，且逐渐加重，尤其是夜尿次数增多。引起尿频的原因早期是由于膀胱颈部充血导致膀胱逼尿肌反射亢进，后期是由于增生前列腺引起尿道梗阻，使膀胱内残余尿增多而膀胱的有效容量减少所致。

（2）进行性排尿困难 主要表现为起尿缓慢、排尿费力、射尿无力、尿线细小、尿流滴沥、分段排尿及排尿不尽等。

（3）尿失禁 晚期前列腺增生症常致膀胱代偿功能衰竭而扩大，膀胱残余尿量不断增加。当膀胱内积存大量残余尿时，由于膀胱过度膨胀，膀胱内压力增高至超过尿道阻力后尿液可随时自行溢出，称充盈性尿失禁。夜间熟睡时，盆底肌肉松弛，更易使尿液自行流出而发生遗尿。

（4）急性尿潴留 在排尿困难的基础上，如有受凉、饮酒、劳累等诱因而引起腺体及膀胱颈部充血水肿时，即可发生急性尿潴留。病人膀胱极度膨胀，疼痛，尿意频繁，辗转不安、难以入眠。

（5）血尿 前列腺增生组织表面常有静脉血管扩张充血，破裂后可引起血尿。出血量不等多为间歇性，偶有大量出血，血块充满膀胱，须紧急处理。血尿发生时，应与膀胱内炎症、结石及肿瘤等鉴别。

（6）肾功能不全症状 晚期由于长期尿路梗阻而导致两肾功能减退而出

现氮质血症，表现为食欲不振、恶心、呕吐及贫血等。

（7）其他症状　由于长期排尿困难而依赖增加腹压排尿，可引起或加重痔、脱肛及疝等。

【辅助检查】

（1）B 超　可经腹壁或直肠测量前列腺体积，判断增生腺体是否突入膀胱，还可测定膀胱残余尿量。经直肠超声检查更为精确。

（2）尿流率检查　可确定前列腺增生病人排尿的梗阻程度。检查时要求排尿量在 150～200ml，如最大尿流率 < 15ml/s 提示排尿不畅；加 < 10ml/s 则提示梗阻严重，常为手术指征之一。如果排尿困难主要由于逼尿肌功能失常引起，应行尿流动力学检查，以确定有无下尿路梗阻及评估逼尿肌功能。

（3）血清前列腺特异抗原（PSA）测定　当前列腺有结节或质地较硬时，PSA 测定有助于排除前列腺癌。PSA 敏感性高，但特异性有限。

【治疗原则】

（1）非手术治疗　观察随访和药物治疗。

（2）手术治疗　前列腺增生梗阻严重、残余尿量增多、症状明显而药物治疗效果不好，身体状况能耐受手术者，应考虑手术治疗。手术只切除包膜以内的增生部分。手术方式主要有经尿道前列腺切除术和经尿道前列腺汽化切除术、耻骨上经膀胱前列腺切除术和耻骨后前列腺切除术。

二、主要护理问题

（1）排尿形态改变　与前列腺增生相关。

（2）焦虑　与排尿形态改变、手术后担心大出血、住院经费较多有关。

（3）出血　与前列腺增生合并感染和结石；前列腺窝血运丰富，术后遇腹压突然增高（咳嗽、用力大便或憋气等）时，毛细血管破裂；气囊、导尿管被血块堵塞，引起尿潴留继发感染；气囊牵引移位或力度不够，导致压迫前列腺窝而止血失效；术中电凝止血后焦痂过早脱落有关。

（4）潜在并发症——感染　与术前继发感染未能及时彻底控制、开放性伤口、留置导尿、膀胱冲洗有关。

（5）知识缺乏　缺乏术后康复知识，与病人和家属未接受过本病的治疗、康复知识的指导有关。

三、护理措施

1. 术前护理

（1）有尿潴留者给予留置尿管，改善膀胱逼尿肌功能和肾功能。

（2）忌饮酒及辛辣食物，多饮水勤排尿。

（3）术前常规准备（术区备皮、术前配血、术前晚灌肠、术晨禁饮食）。

2. 术后护理

（1）去枕平卧6小时后枕枕头，3～5天后改为半卧位，避免剧烈活动，引起出血。

（2）禁饮食6小时后给予流质饮食、鼓励多饮水，起到内冲洗作用。

（3）术后常规膀胱冲洗，观察尿色和尿量，据尿色调整冲洗液速度，色深则快，色浅则慢。

（4）卧床期间注意下肢的主动、被动活动，预防下肢静脉血栓。

（5）做好尿道外口护理，每日用1/1000苯扎溴铵溶液消毒尿道外口1～2次。

（6）留置尿管期间做好尿管的护理，术后3～5天拔除尿管，同时留置膀胱造瘘管者，造瘘管术后10～14天拔除。

（7）术后5天内勿行肛管排气或灌肠，必要时应用番泻叶。

（8）术后逼尿肌不稳定、尿管刺激、血块堵塞冲洗管均可引起膀胱痉挛，从而引起阵发性剧痛、诱发出血。

3. 病情观察

（1）观察排尿情况，早期症状最突出的是尿频、尿急，以夜间最突出。排尿等待及排尿无力进行性排尿困难，继而尿流变细、中断。

（2）观察出血情况，如有活动性出血，加快冲洗速度，并及时报告医师。

（3）注意观察稀释性低钠血症，病人如出现烦躁、恶心、呕吐、抽搐、昏迷、严重者可出现肺水肿、脑水肿、心力衰竭等症状，加强观察，减慢输液速度，遵医嘱给予利尿脱水治疗。

（4）术后密切观察病情变化，监测生命体征。

4. 健康指导

（1）术后1～2个月避免剧烈活动，如跑步、骑自行车、性生活等，防止继发性出血。

（2）术后前列腺窝的修复需3～6个月，因此术后可能仍会有排尿异常现象，对有尿失禁的病人应指导其有意识地经常进行肛门括约肌的收缩训练，以尽快恢复尿道括约肌功能，缩短溢尿时间，保持会阴部清洁，防止感染。

（3）应多饮水，每日尿量2000ml以上，定期复查。

（4）有狭窄者定期行尿道扩张。

（5）按医嘱按时服药，如有排尿困难、血尿时回医院检查治疗。

第十节　精索静脉曲张

一、疾病概述

【概念与特点】

精索的蔓状静脉丛扩张、伸长、弯曲称为精索静脉曲张。

【临床特点】

阴囊坠胀，有时坠痛，向同侧腹股沟及会阴部放射，行走、站立过久时，症状加重，平时症状减轻或消失。

【辅助检查】

采用染色的方法和严格按照WHO标准进行精子形态学分析，有助于对不育病人生育力受损程度的评价，也有利于规范操作和统一分析标准。所以对精液常规检查示精子密度低下、活率、活力低、畸形率高的病人，均建议进行彩色多普勒血流显像仪（CDFI）检查，CDFI可直观、准确的观察精索静脉曲张的扩张程度，血流状态，是目前无创、准确的诊断途径。还可选择红外线阴囊测温法，或精索静脉造影。

【治疗原则】

（1）无症状或症状轻微者，禁用阴囊拖带或紧身内裤。

（2）症状重，精子异常行精索静脉高位结扎术。

二、主要护理问题

(1) 疼痛　与手术切口有关。

(2) 有血肿的危险　与术后切口渗血有关。

(3) 知识缺乏　与缺乏疾病相关知识有关。

三、护理措施

1. 术前护理

(1) 鼓励病人多饮水，注意保暖，预防咳嗽，避免术后腹压增高影响切口愈合。

(2) 训练床上排尿，避免术后出现尿潴留。

(3) 同外科术前护理。

2. 术后护理

(1) 体位　常规平卧 1 日，促进侧支静脉的血液回流，防止阴囊肿胀。卧床期间协助病人床上翻身活动，防止压迫皮肤，预防肺部感染，促进肠蠕动早日恢复。

(2) 预防出血　切口压沙袋，减轻出血；观察切口敷料，如有渗血，及时通知医师更换，保持其清洁、干燥。

(3) 排尿护理　嘱病人自行排尿，若术后 6 小时经诱导仍不能排尿，通知医师给予留置导尿，保持尿管通畅。

(4) 其他　术后 3 个月禁止提重物。

3. 病情观察

(1) 轻者可无症状，较重者可有阴囊坠胀痛，久站则有腰痛。平卧休息可缓解。

(2) 如曲张较重，令病人站立时可见阴囊内有蚯蚓状的曲张静脉团。

(3) 严重者可引起不育。

4. 健康指导　无症状或症状较轻者，除穿紧身内裤或用阴囊托带外，须注意以下几点：

（1）性生活要有规律，避免纵欲。

（2）洗澡时不宜热水浸泡过久。

（3）避免剧烈运动和强体力劳动，以防腹压增高，加重病情。

（4）术后2周内，应避免抬举重物或剧烈运动。

第十一节　原发性醛固酮增多症

一、疾病概述

【概念与特点】

原发性醛固酮增多症简称原醛症，是肾上腺皮质球状带的病变，分泌过多醛固酮所致。本症是以醛固酮分泌增加和肾素分泌被抑制而出现高血压、低血钾、低肾素综合征。现在统称为低肾素醛固酮增多症，包括原发病变在肾上腺的或在肾上腺以外的共六种：①低肾素醛固酮的肾上腺腺瘤即肾上腺皮质腺瘤、又称醛固酮瘤或腺瘤样原醛症；②产生醛固酮的肾上腺皮质癌；③原发性肾上腺皮质增生；④特发性醛固酮增多症；⑤糖皮质激素可抑制的醛固酮增多症；⑥异位产生醛固醇的肿瘤，包括异位肾上腺皮质腺瘤、卵巢癌及肾癌。由于肝硬化、充血性心力衰竭、肾病综合征、肾性高血压等所致的继发性醛固酮增多症不在本症范围之内。原醛症中以皮质腺瘤最多见，其发病率占70%～90%。其次多见为特发性醛固酮增多症即特发性肾上腺皮质增生，其发病率占15%～35%。其他类型原醛症极少见。

【临床特点】

（1）高血压为主要表现，中等或稍高水平，以舒张压升高为主，常伴头痛、头晕。低血钾表现为周期性肌无力、麻痹、肌肉疼痛。

（2）多尿、夜尿增多和烦渴等症状。

（3）查体注意高血压及眼底变化、肌腱反射等。

【辅助检查】

（1）实验室检查　①低血钾、高血钠、碱中毒。②尿钾排出24小时超过25～30mmol/L。③血、尿醛固酮升高。④肾素活性降低，激发试验往往无反应。

（2）影像学检查 ①B 超能显示直径大于 1cm 的肾上腺肿瘤。②CT 能显示直径 1cm 以下的肾上腺肿瘤。③MRI 分辨率低于 CT，可用于 CT 造影剂过敏者。④^{131}I－19－碘化胆固醇肾上腺核素显像对肾上腺肿瘤诊断率较高，但不作为常规检查。

（3）特殊检查 螺内酯试验、体位试验以及钠钾平衡试验。

【治疗原则】

（1）药物治疗 适用于术前准备和特发性肾上腺皮质增生的治疗。

（2）手术治疗 肾上腺皮质腺瘤首选手术切除。

二、主要护理问题

（1）焦虑 与病人对环境不熟悉、对病情不了解、对预后缺乏信心有关。

（2）活动无耐力 与醛固酮代谢紊乱导致血钾过低可出现肌无力、周期性瘫痪有关。

（3）有感染的危险 与术后卧床、手术创伤、体质虚弱有关。可引起泌尿系感染。

（4）自理能力下降 与术后疼痛有关。

三、护理措施

1. 术前护理

（1）限钠保钾 钠盐限制在每日 5g 以下，每日服 10% 氯化钾或 10% 枸橼酸钾 3～4g，分 3～4 次口服。同时严密监测血钾浓度，防止发生高血钾。口服保钾利尿药，有减轻水、钠潴留，提高血钾浓度，降低血压的作用。注意观察尿量，保持出入量平衡；观察血生化恢复情况，待生化检测恢复正常后方可考虑手术。

（2）低血钾时病人软弱无力，严重时发生软瘫，注意保证病人的安全，防止摔伤；鼓励病人进食含钾高的食物，如香蕉、饮茶等。

（3）测血压，每日 2 次。血压高者对症处理。同时分别记录日夜尿量，为诊断及治疗效果的评定提供依据。

（4）同外科术前护理。

2. 术后护理

（1）监测血压　术后严密监测生命体征，每0.5～1小时测血压1次，至平稳后改为每日2次。通常血压在1～6个月内逐步下降至正常。其间血压高者可辅以降压药物，向病人做必要的解释，减轻焦虑，建立信心。

（2）肿瘤切除后仍有可能发生低血钾，应及时了解血生化检查情况，静脉补充钾盐时，掌握补钾原则。肾脏严重损害者，补钾应谨慎，以免导致高血钾。

（3）分别记录日夜尿量，与术前对照，观察手术效果。

（4）鼓励病人早日下床活动，术后第2日搀扶病人下地活动，利于肠蠕动的早日恢复，减轻腹胀等不适症状。

3. 病情观察

（1）高血压　是原醛症最常见的首发症状，临床表现酷似原发性高血压，有头痛、头晕、乏力、耳鸣、弱视等在门诊内科就诊。

（2）低血钾　在疾病早期可正常或持续在正常低限，临床无低钾症状，随着病情进展，病程延长，血钾持续下降。

（3）肌无力和周期性瘫痪　低血钾可使神经－肌肉兴奋性降低，表现为肌无力和周期性瘫痪，常突然发生，初发有麻木感、蚁走感，继而多在清晨起床时忽感双下肢不能自主移动，反射降低或消失，双侧对称，重则可累及双上肢甚至发生呼吸肌麻痹，引起呼吸及吞咽困难。

4. 健康指导

（1）自我护理　注意安全，切忌远行以防发生意外。

（2）遵医嘱服药　如术后血压未降至正常水平，需继续服用降压药。

（3）定期复查　定期复查B超、血醛固酮。

第十二节　嗜铬细胞瘤

一、疾病概述

【概念与特点】

嗜铬细胞瘤是起源于肾上腺髓质、交感神经节或其他部位的嗜铬组织的肿瘤，肿瘤细胞持续或阵发性分泌大量的儿茶酚胺（肾上腺素、去甲肾上腺素），临床上以发作性高血压为主要表现，伴有剧烈头痛、面色苍白、大汗淋漓、心悸、腹痛等，也可伴糖耐量减退。85% ~90% 的肿瘤位于肾上腺，亦可异位，是继发性高血压的一个重要原因，其中恶性肿瘤占 10% 左右。

【临床特点】

（1）发作性高血压，发作时血压上升达 200/130mmHg 左右；伴有大汗淋漓、濒死感、恐惧、心悸、心速、面色苍白等交感神经兴奋的表现。

（2）持续性高血压者，血压波动 >50/30mmHg。

（3）有高血压，伴有血糖升高或糖耐量异常等代谢亢进、糖代谢紊乱的表现。

（4）实验室检查提示血、尿儿茶酚胺及尿香草基杏仁酸（VNA）、甲氧基肾上腺素（MN）、甲氧基去甲肾上腺素（NMN）升高。

【辅助检查】

（1）B 超　可以检出肾上腺内直径 >2cm 的肿瘤，一般瘤体有包膜，边缘回声增强，内部为低回声均质。如肿瘤较大，生长快时内部有出血、坏死或囊性变，超声表现为无回声区。但 B 超对于过小或是肾上腺外一些特殊部位的肿瘤（如颈部、胸腔内等）不能显示。

（2）CT　是目前首选的定位检查手段。嗜铬细胞瘤在 CT 上多表现为类圆形肿块，密度不均匀，出血区或钙化灶呈高密度，增强扫描时肿瘤实质明显强化，而坏死区无或略有强化。CT 诊断肾上腺内嗜铬细胞瘤的敏感性达到 93% ~100%，但特异性不高，只有 70%。对于肾上腺外嗜铬细胞瘤，如腹腔内小而分散的肿瘤不易与肠腔的断面相区分，因此有可能漏诊。

（3）MRI　在 MRI 的 T_1 加权像实性肿瘤强度类似肝实质，T2 加权像信号较高。坏死、囊变区在 T_1 像呈低信号，在 T_2 像为高信号。MRI 诊断嗜铬细胞瘤的敏感性及特异性与 CT 相似，其优势在于是三维成像，有利于观察肿瘤与周围器官与血管的解剖关系。

（4）放射性核素 ^{131}I 标记 MIBG 扫描　MIBG（间碘苄胍）是去甲肾上腺素的生理类似物，可被摄取和贮存于嗜铬细胞瘤内，经放射性核素 ^{131}I 标记后，能显示瘤体。

【治疗原则】

嗜铬细胞瘤一旦确诊并定位，应及时切除肿瘤，否则有肿瘤突然分泌大量儿茶酚胺、引起高血压危象的潜在危险。近年来，随着生化试验及显像技术的发展，嗜铬细胞瘤的定性和定位诊断技术大为提高，因此手术成功率得以提高。术前应采用α受体阻滞剂使血压下降，减轻心脏负荷，并使原来缩减的血管容量扩大，以保证手术的成功。

二、主要护理问题

（1）活动无耐力　嗜铬细胞瘤引起高血压、心脏继发性改变，心脏耐受力降低，有些严重者可出现轻度心悸、四肢乏力等症状。

（2）知识缺乏　与未接受教育有关。

（3）焦虑　与环境改变、心理素质、预后缺乏信心有关。

（4）恐惧　与对手术知识、治疗过程缺乏了解有关。

（5）有切口感染的危险　与糖代谢紊乱、免疫力低下、抵抗力下降有关。

三、护理措施

1. 术前护理

（1）控制血压　应用α受体阻滞剂治疗使血压下降，减轻心脏负担，并使病人原来缩小的血管内容量扩大，减少手术并发症和死亡率。术前通常给予酚苄明10～20mg，口服，每8小时1次，或乌拉地尔30～60mg，口服，每6小时1次，持续1个月，以控制血压使之接近正常。

（2）症状的观察和护理　病人血压升高时，多伴有头痛，不同程度的头晕、心悸、视物模糊、腹痛、呕吐、面色苍白、四肢冰冷或大汗淋漓，甚至脑出血等。因此，需严密监测血压及脉搏，常规每日测4次，病情发生变化时及时通知医师给予处理，并持续监测血压，防止脑出血的发生。当病人出现心律失常、心率快时可遵医嘱给予普萘洛尔10mg，口服，每日3次，术前

3 日应停药，以免术中出现心脏意外。

（3）积极防止血压升高　做好心理护理，稳定病人情绪，取得合作，防止意外发生；向病人讲明按时服药的重要性；住院期间以卧床休息为主，避免因过度疲劳导致血压升高；做各项检查治疗前要向病人解释清楚，有专人陪同；工作中要注意言语态度，避免过激语言及不良刺激；告诉病人不可激动，加强同护士之间的沟通，将不良情绪降低至最低。

（4）排尿护理　正确收集病人尿液作儿茶酚胺定量分析，为诊断提供依据。

2. 术后护理

（1）生命体征的观察　嗜铬细胞瘤切除术后，儿茶酚胺的作用消失，血管容量相对增大，应每 15 ~ 20 分钟测血压 1 次。血压过低，加快输血或补液速度，提高有效循环血量。若血压仍不能维持正常，应在中心静脉压的监护下及扩容的同时，使用血管收缩药以维持血压，待血压平稳后改测血压每小时 1 次（血管收缩药物应尽可能减少用药剂量及用药次数）。同时监测每小时尿量和肾功能。

（2）胃管的护理　妥善固定，定时用生理盐水 20ml 冲洗胃管，保持其通畅，减轻腹胀，增加舒适感。肠蠕动恢复，肛门排气后，即可拔除胃管，少量饮水。

（3）保持静脉补液通畅　建立有效静脉通路，以防病情突变；有中心静脉插管者每日更换敷料 1 次，保持穿刺部位无渗血；严格无菌操作，预防感染；补液完毕后，用肝素盐水正压封管，避免管道堵塞；保持出入量平衡。

（4）适当活动　病情稳定后，无血压波动，鼓励病人在床上活动，避免肺部感染及下肢静脉血栓等并发症。

（5）术后血压测量　多数恢复正常，少数病人术后 1 周血压及血、尿儿茶酚胺仍偏高，可能与术后应激及储存儿茶酚胺较多有关，故术后 1 个月重测数值更准确。安慰病人不必紧张，配合治疗。

（6）健康指导　术后 1 个月复查血压及血、尿儿茶酚胺，判断治疗效果。

3. 病情观察

（1）严密观察血压。肿瘤切除后，由于血浆儿茶酚胺相对不足，血管因张力减低而容积增大，血容量相对不足，易出现低血压、心动过速等休克症状。

（2）观察腹膜后引流液的颜色和量。

（3）观察病人双下肢有无水肿、疼痛。

（4）少数病人术后血压仍高，其原因可能是长时期高血压使血管壁弹性减弱所致，所以术后仍要注意观察血压变化，如血压不稳定应及时通知医师处理。

4. 健康指导 指导病人养成健康的生活方式，如合理营养、适量睡眠、适当锻炼、戒除不良嗜好、避免过度劳累和情绪激动，保持轻松愉快的心情。嗜铬细胞瘤手术后有复发的倾向，所以病人出院时要认真作好出院指导，嘱病人定期复查。

第十三节 肾积水

一、疾病概述

【概念与特点】

由于泌尿系统的梗阻导致肾盂与肾盏扩张，其中潴留尿液，统称为肾积水。因为肾内尿液积聚，压力升高，使肾盂与肾盏扩大和肾实质萎缩。如潴留的尿液发生感染，则称为感染性肾积水；当肾组织因感染而坏死失去功能，肾盂充满脓液，称为肾积脓或脓肾。造成肾积水的最主要的病因是肾盂输尿管交界处梗阻。

【临床特点】

（1）慢性梗阻时往往症状不明显，仅表现为腰部钝痛。大多数急性梗阻可出现较明显的腰痛或典型的肾绞痛。有个别病人虽发生急性双侧性梗阻或完全梗阻，但并不感到疼痛。

（2）肾积水常表现腹部肿块，上腹部突发剧烈疼痛或绞痛，继之有多次小便，当疼痛缓解则肿块缩小甚至消失。

（3）血尿。

（4）胃肠道症状有恶心、呕吐、胃纳减退等。

【辅助检查】

1. 实验室检查

（1）尿液检查　尿常规、尿细菌培养、尿结核分枝杆菌及脱落细胞检查。

（2）血液检查 血常规和生化检查，了解有无感染、氮质血症、酸中毒等。

2. 影像学检查

（1）B超 首选的检查方法，可明确增大的肾是实质性肿块还是肾积水，并可确定肾积水的程度和肾皮质萎缩情况。

（2）X线 X线平片可见积水增大的肾轮廓及尿路结石影；肾积水一般须经静脉尿路造影确诊，必要时行逆行肾盂造影或B超引导下经皮肾穿刺造影。

（3）CT、MRI CT能清楚显示肾积水程度和肾实质萎缩情况；MRI水成像可代替逆行肾盂造影和肾穿刺造影。

3. 放射性核素检查 肾图对肾积水诊断有意义，必要时行利尿肾图检查。

【治疗原则】

去除病因、恢复患肾功能是最主要的治疗原则。

二、主要护理问题

（1）排尿形态的改变 与肾积水有关。

（2）焦虑 与排尿形态改变有关。

（3）潜在并发症 感染、出血。

（4）知识缺乏 与缺乏有关疾病知识及康复指导有关。

三、护理措施

1. 术前护理

（1）了解病人肾积水程度，加以保护，注意休息，活动适度，避免肾区受碰撞，导致肾损伤，如破裂出血。

（2）预防泌尿系感染，适量饮水，保持外阴部清洁，勤换内衣。必要时可口服抗生素。

（3）给予外科术前护理常规。

2. 术后护理

（1）给予外科术后护理常规，监测生命体征。

（2）引流管的护理。确保引流管通畅，妥善固定；观察引流液的性质、颜色、量，发现问题及时处理；记录每日引流量及尿量；定期监测血生化、肾功能。若肾造瘘口引流管不畅，可在无菌操作下用0.9% NaCl进行低压冲洗，每次不多于5ml，冲洗时要缓慢，以免压力过高，增加吻合口张力，导致漏尿。

（3）加强营养，提高机体抵抗力，促进吻合口愈合，同时应用抗生素抗感染。

（4）肾盂输尿管成形术需留置输尿管支架管（D－J管），手术后4～6周拔除，拔管在门诊膀胱镜下进行。通常拔除D－J管3日后，可缓慢夹闭肾造瘘管，直至全部夹闭。此间如有肾区胀痛、发热及吻合口引流为尿液需立即就诊，打开肾造瘘管，减轻上述症状；如无上述症状，经肾造瘘造影检查，证实吻合口通畅无狭窄，方可拔除肾造瘘引流管，同时嘱病人健侧卧位，防止漏尿，1周左右愈合。院外带管期间需防止感染。术后6个月行静脉尿路造影检查（IVU），观察肾积水程度是否减轻及肾功能恢复情况。

3. 病情观察

（1）观察病人的体温、肾功能、腹部肿块大小变化和膀胱刺激症状，及早发现肾积水并发感染的征象。

（2）观察切口渗血、渗液情况，保持切口敷料的清洁、干燥。

（3）观察并记录引流液的量、颜色、性状。

4. 健康指导 嘱病人进食低盐、低蛋白质、高热量食物，禁食豆制品。若出现肾区疼痛、尿量减少、排尿困难等表现及时就诊。

第六章 骨科疾病

第一节 肱骨干骨折

一、疾病概述

【概念与特点】

肱骨干骨折是指肱骨髁上与胸大肌止点之间的骨折。其发生率约占全身骨折的2.6%，多见于青壮年。

肱骨干上起胸大肌止点上缘，肱骨外科颈下1cm，至肱骨髁上2cm。上半部分为圆柱形，下半部为扁平状。上部前外侧面三角肌止点，内侧有胸大肌止点，中上1/3段交界处后外侧有桡神经沟，桡神经紧贴沟内绕行。肱骨滋养动脉自肱骨中段穿入肱骨下行，中下段骨折时，常伤及滋养动脉而影响骨折的愈合。

【临床特点】

（1）外伤后局部肿胀、疼痛、成角畸形、异常活动和骨擦音。

（2）骨折合并桡神经损伤可出现垂腕，手掌指关节不能伸直，拇指不能伸展和手背、虎口区感觉减退或消失。

【辅助检查】

X线拍片可确定骨折类型、移位方向。

【治疗原则】

消除分离，防止愈合障碍。

（1）整复时不用麻醉，避免诱发分离。

（2）整复时，牵引手法勿过度，以免引起分离。

（3）固定时，消除远端肢体重量的牵拉，防止分离，如用外展架或弹力带固定，或早期多卧床，均可预防分离。

二、主要护理问题

（1）有体液不足的危险　与创伤后出血有关。

（2）疼痛　与损伤、牵引有关。

（3）有周围组织灌注异常的危险　与神经血管损伤有关。

（4）有感染的危险　与损伤有关。

（5）躯体移动障碍　与骨折脱位、制动、固定有关。

（6）潜在并发症　脂肪栓塞综合征、骨筋膜室综合征、关节僵硬等。

（7）知识缺乏　缺乏康复锻炼知识。

（8）焦虑　与担忧骨折预后有关。

三、护理措施

1. 术前护理

（1）心理护理　肱骨干骨折特别是伴有桡神经损伤时，患肢伸腕、伸指功能障碍，皮肤感觉减退，病人心理压力大，易产生悲观情绪。应向病人介绍神经损伤修复的特殊性，告知骨折端将按1mm/d的速度由近端向远端生长，治疗周期长，短期内症状改善不明显，使病人有充分的思想准备，以预防不良情绪的产生。关注病人感觉和运动恢复的微小变化，并以此激励病人，使其看到希望。

（2）饮食　给予高蛋白、高热量、富含维生素及含钙丰富的饮食，以利于骨折愈合。

（3）体位　U形石膏托固定时可平卧，患侧肢体以枕垫起，保持复位的骨折不移动。悬垂石膏固定2周内只能取坐位或半卧位，以维持其下垂牵引作用。但下垂位或过度牵引，易引起骨折端分离，特别是中、下1/3处横行骨折，其远折端血供差，可致骨折延迟愈合或不愈合，需予以注意。

（4）皮肤护理　桡神经损伤后，引起支配区域皮肤营养改变，使皮肤萎缩干燥，弹性下降，容易受伤，而且损伤后伤口易形成溃疡。预防：①每日用温水擦洗患肢，保持清洁，促进血液循环；②定时变换体位，避免皮肤受压引起压疮；③禁用热水袋，防止烫伤。

（5）功能锻炼　①早、中期：骨折固定后立即进行上臂肌肉的早期舒缩活动，可加强两骨折端在纵轴上的压力，以利于愈合。握拳、腕屈伸及主动耸肩等动作每日 3 次，并根据骨折的部位，选择相应的锻炼方法。②晚期：去除固定后第 1 周可进行肩摆动练习，站立位上身向患侧侧屈并略前倾，患肢做前后、左右摆动，垂直轴做绕环运动；第 2 周用体操棒协助进行肩屈、伸、内收、外展、内旋、外旋练习，并做手爬墙练习，用拉橡皮带做肩屈、伸、内收、外展及肘屈等练习，以充分恢复肩带肌力。

2. 术后护理

（1）体位　内固定术后，使用外展架固定者，以半卧位为宜。平卧位时，可于患肢下垫一软枕，使之与身体平行，并减轻肿胀。

（2）疼痛的护理　①找出引起疼痛的原因：手术切口疼痛在术后 3 日内较剧烈，以后逐日递减。组织缺血引起的疼痛，表现为剧烈疼痛且呈进行性，肢体远端有缺血体征。手术 3 日后，如疼痛呈进行性加重或搏动性疼痛，伴皮肤红、肿、热，伤口有脓液渗出或有臭味，则多为继发感染引起。②手术切口疼痛可用镇痛药；缺血性疼痛须及时解除压迫，松解外固定物；如发生骨筋膜室综合征须及时切开减压；发现感染时报告医师处理伤口，并应用有效抗生素。③移动病人时，对损伤部位要重点托扶保护，缓慢移至舒适体位，以免引起或加重疼痛。

（3）预防血管痉挛　行神经修复和血管重建术后，可能出现血管痉挛。①避免一切不良刺激：严格卧床休息，石膏固定患肢 2 周；患肢保暖，保持室温 25℃左右；不在患肢测量血压；镇痛；禁止吸烟。②1 周内应用扩血管、抗凝药，保持血管的扩张状态。③密切观察患肢血液循环的变化：检查皮肤颜色、温度、毛细血管回流反应、肿胀或干瘪、伤口渗血等。

3. 病情观察

（1）夹板或石膏固定者，观察伤口及患肢的血运情况，如出现患肢青紫、肿胀、剧痛等，应立即报告医师处理。

（2）伴有桡神经损伤者，应观察其感觉和运动功能恢复情况。通过检查汗腺功能，可了解自主神经恢复情况。

（3）如骨折后远端皮肤苍白、皮温低，且摸不到动脉搏动，在排除夹板、石膏固定过紧的因素外，应考虑有肱动脉损伤的可能；如前臂肿胀严重，皮肤发绀、湿冷，则可能有肱静脉损伤。出现上述情况应及时报告医生处理。

4. 健康指导

（1）饮食　多食高蛋白、富含维生素、含钙丰富的饮食。

（2）体位　对桡神经损伤后行外固定者，应确保外固定的稳定，以保持神经断端于松弛态，以利于恢复。

（3）药物　对伴有神经损伤者，遵医嘱口服营养神经药物。

（4）继续进行功能锻炼　防止肩、肘关节僵硬或强直而影响患肢功能。骨折4周内，严禁做上臂旋活动。

（5）复诊　复查指征及时间U形石膏固定的病人，在肿胀消退后，石膏固定会松动，应复诊；悬吊石膏固定2周后，更换长臂石膏托，继续维持固定6周左右。伴桡神经损伤者，定期复查肌电图，了解神经功能恢复情况。

第二节　肱骨髁上骨折

一、疾病概述

【概念与特点】

肱骨髁上骨折是指肱骨远端内外髁上方的骨折。约占全身骨折的11.1%，占肘部骨折的50%～60%，是儿童最为常见的骨折，多见于5～12岁的儿童。

肱骨髁上骨折的特点：①由于骨折的暴力和损伤机制不同，分伸直型和屈曲型，并以伸直型为最常见，约占95%；②多见于儿童，且骨折易于愈合，即使复位不理想，与肘关节活动方向一致的畸形，可在生长过程中自行矫正；③伸直型肱骨髁上骨折，近侧骨折端向前易损伤肱动脉，而产生骨筋膜室综合征，如未及时处理，可导致前臂缺血性肌挛缩也称Vokmann肌挛缩；④可出现肘内翻畸形，严重者需手术矫正。

【临床特点】

局部疼痛、肿胀及畸形明显，肘关节活动障碍，检查时骨擦音及假关节活动，肘后三点关系正常。伸直型肱骨髁上骨折易损伤肱动脉及正中神经、桡神经、尺神经，引起前臂骨筋膜室综合征，治疗不及时可导致缺血性肌挛缩，严重影响手的功能。

【治疗原则】

(1) 移位的治疗　对无移位或移位小不影响功能的肱骨髁上骨折，可用三角巾固定。移位明显者需行手法复位和石膏固定。

(2) 伸直型骨折复位　用对抗牵引解决重叠移位，同时必须将骨折远端推向桡侧，防止肘内翻。复位后，石膏固定，肘关节屈曲 90°。固定后，应密切注意末梢血运、手指的感觉和运动情况。手法复位不成功，或因骨折部肿胀和水疱严重无法进行复位，可行前臂皮牵引或尺骨鹰嘴部骨牵引，经垂直牵引复位。如上述疗法失败，或为陈旧性移位骨折，或疑有血管、神经断裂者，应及时切开探查，可用交叉克氏针或钢板固定。

(3) 屈曲型骨折治疗原则　与伸直型相同，但复位的方向相反。复位后，用石膏托固定，肘关节置于半伸位或伸直位；1 周以后改为功能位。

二、主要护理问题

(1) 有体液不足的危险　与创伤后出血有关。

(2) 疼痛　与损伤、牵引有关。

(3) 有周围组织灌注异常的危险　与神经血管损伤有关。

(4) 有感染的危险　与损伤有关。

(5) 躯体移动障碍　与骨折脱位、制动、固定有关。

(6) 潜在并发症　脂肪栓塞综合征、骨筋膜室综合征、关节僵硬等。

(7) 知识缺乏　缺乏康复锻炼知识。

(8) 焦虑　与担忧骨折预后有关。

三、护理措施

1. 术前护理

（1）心理护理　因儿童语言表达能力差，不能准确叙述自己的不适及要求，应关心爱护患儿，及时解决他们的痛苦与需要。

（2）饮食　给予高蛋白、富含维生素及含钙丰富的饮食，注意食物的色、香、味，增加患儿食欲。

（3）体位　患肢采用石膏托于肘关节屈曲位固定，于患肢下垫枕，使其高于心脏水平，减轻肿胀。行尺骨鹰嘴持续骨牵引治疗时，取平卧位。

（4）警惕前臂骨筋膜室综合征　由于肱动脉受压或损伤，或严重的软组织肿胀可引起前臂骨筋膜室综合征，如不及时处理，可引起前臂缺血性肌挛缩。当患儿啼哭时，应密切观察是否有“5P”征象。①剧烈疼痛：一般止痛剂不能缓解，晚期严重缺血后神经麻痹即转为无痛；②患肢苍白或发绀；③肌肉麻痹：患肢进行性肿胀，肌腹处发硬，压痛明显；手指处于屈曲位，主动或被动牵伸手指时，疼痛加剧；④感觉异常：患肢出现套状感觉减退或消失；⑤无脉：桡动脉搏动减弱或消失。如出现上述表现，应立即松开所有包扎的石膏、绷带和敷料，并立即报告医师，紧急手术切开减压。

（5）功能锻炼　向患儿及家长讲明功能锻炼的重要性，取得家长的重视、理解和合作。反复示范功能锻炼的动作要领，直到家长和患儿学会为止。①早、中期：复位及固定后当日开始做握拳、伸指练习。第 2 日增加腕关节屈伸练习。患肢三角巾或前臂吊带胸前悬挂位，做肩前后、左右摆动练习。1 周后增加肩部主动练习，包括肩屈、伸、内收、外展与耸肩，并逐渐增加其运动幅度。②晚期：骨折固定去除后增加关节活动范围的主动练习，包括肘关节屈、伸、前臂旋前和旋后。恢复肘关节活动度的练习，伸展型骨折着重恢复屈曲活动度，屈曲型骨折则增加伸展活动度。应以主动锻炼为主，被动活动应轻柔，以不引起剧烈疼痛为度，禁止被动反复粗暴屈伸肘关节，以免引起再度损伤或发生骨化性肌炎，加重肘关节僵硬。

2. 术后护理

（1）维持有效固定，经常观察病人，查看固定位置有无变动，有无局部压迫症状，保持患肢功能位；如肘关节屈曲角度过大，影响桡动脉搏动时，应予调整后再固定。

（2）告知患儿及家长固定时限为3～4周，以便配合。

3. 病情观察

（1）密切观察患肢桡动脉波动是否减弱或消失，手指是否发绀、发凉、发麻，能否主动握拳、伸指、对指、夹指，被动伸手指时，有无产生剧烈的疼痛。72小时内仍每2～4小时巡视1次。

（2）伴有正中神经损伤时，注意观察神经功能恢复情况，并给予相应的护理。

4. 健康指导

（1）饮食　高蛋白、高热量、含钙丰富且易消化的饮食，多食蔬菜及水果。

（2）休息　与体位行长臂石膏托固定后，卧床时患肢垫枕与躯干平行；离床活动时，用三角巾或前臂吊带悬吊于胸前。

（3）功能锻炼　家长应督促并指导患儿按计划进行功能锻炼，最大限度地恢复患肢功能。

（4）复查的指征及时间　石膏固定后，如患肢皮肤发绀、发凉、剧烈疼痛或感觉异常，应立即就诊。自石膏固定之日起，2周后复诊，分别在骨折后1个月、3个月、6个月复查X线片，了解骨折的愈合情况，以便及时调整固定，防止畸形愈合。

第三节　锁骨骨折

一、疾病概述

【概念与特点】

锁骨骨折多发生于锁骨外、中1/3交界处，是常见的骨折之一，约占全身骨折的6%。病人多为儿童和青壮年。锁骨为1个“S”形的长骨，横形位于胸部前上方，有2个弯曲，内侧2/3呈三棱棒形，向前凸起，外侧1/3扁平，凸向后方。其内侧端与胸骨柄构成胸锁关节，外侧端与肩峰形成肩锁关节，从而成为上肢与躯干之间联系的桥梁。

【临床特点】

局部肿胀、疼痛，锁骨中外1/3畸形。肩关节活动受限，患肩下垂，病人常以健手扶托患肘以减轻因牵拉造成的疼痛。局部压痛，可摸到移位的骨折端，可触及异常活动与骨擦感。

【辅助检查】

（1）疑有锁骨骨折时需拍 X 线片确定诊断。一般中 1/3 锁骨骨折拍摄前后位及向头倾斜 45°斜位相。拍摄范围应包括锁骨全长，肱骨上 1/3、肩胛带及上肺野，必要时需另拍摄胸 X 线片。前后位相可显示锁骨骨折的上下移位，45°斜位相可观察骨折的前后移位。

（2）婴幼儿的锁骨无移位骨折或青枝骨折有时在原始 X 线像上难以明确诊断，可于伤后 5～10 日再复查拍片，常可呈现有骨痂形成。

（3）锁骨内 1/3 前后位 X 线片与纵隔及椎体相重叠，不易显示出骨折。拍摄向头倾斜 40°～45°X 线片，有助于发现骨折线。有时需行 CT 检查。

【治疗原则】

根据病人年龄、移位情况、并发症有无决定治疗方案。

二、主要护理问题

（1）有体液不足的危险　与创伤后出血有关。
（2）疼痛　与损伤、牵引有关。
（3）有周围组织灌注异常的危险　与神经血管损伤有关。
（4）有感染的危险　与损伤有关。
（5）躯体移动障碍　与骨折脱位、制动、固定有关。
（6）潜在并发症　脂肪栓塞综合征、骨筋膜室综合征、关节僵硬等。
（7）知识缺乏　缺乏康复锻炼知识。
（8）焦虑　与担忧骨折预后有关。

三、护理措施

1. 常规护理

（1）心理护理　青少年及儿童锁骨骨折后，因担心肩部、胸部畸形，影响发育和美观，常会产生焦虑、烦躁心理。应告知其锁骨骨折只要不伴有锁骨下神经、血管损伤，即使是再叠位愈合，也不会影响患侧上肢的功能，局部畸形会随着时间的推移而减轻甚至消失，治疗效果较好，以消除病人心理障碍。

（2）饮食　给予富含蛋白质、维生素、钙及粗纤维饮食。

2. 非手术治疗及术前护理

（1）体位　局部固定后，宜睡硬板床，取半卧位或平卧位，避免侧卧位，以防外固定松动。平卧时不用枕头，可在两肩胛间垫上一个窄枕，使两肩后伸外展；在患侧胸壁侧方垫枕，以免悬吊的患肢肘部及上臂下坠。病人初期对去枕不习惯，有时甚至自行改变卧位，应向其讲清治疗卧位的意义，使其接受并积极配合。告诉病人日间活动不要过多，尽量卧床休息，离床活动时用三角巾或前臂吊带将患肢悬吊于胸前，双手叉腰，保持挺胸、提肩姿势，可缓解对腋下神经、血管的压迫。

（2）功能锻炼

①早、中期：骨折急性损伤经处理后 2～3 日，损伤反应开始消退，肿胀和疼痛减轻，在无其他不宜活动情况的前提下，即可开始功能锻炼。

准备：仰卧于床上，两肩之间垫高，保持肩外展后伸位。

第 1 周：做伤肢近端与远端未被固定的关节所有轴位上的运动，如握拳、伸指、分指、屈伸、腕绕环和肘屈伸，前臂旋前、旋后等主动练习，幅度尽量大，逐渐增大力度。

第 2 周：增加肌肉的收缩练习，如捏小球、抗阻腕屈伸运动。

第 3 周：增加抗阻的肘屈伸与前臂旋前、旋后运动。

②晚期：骨折基本愈合，外固定物去除后进入此期。此期锻炼的目的是恢复肩关节活动度，常用的方法有主动运动、被动运动、助力运动和关节主动牵伸运动。

第 1～2 日：患肢用三角巾或前臂吊带悬挂胸前站立位，身体向患侧侧屈，做肩前后摆动；身体向患侧侧屈并略向前倾，做肩内外摆动。应努力增大外展与后伸的运动幅度。

第 3～7 日：开始做肩关节各方向和各轴位的主动运动、助力运动和肩带肌的抗阻练习，如双手握体操棒或小哑铃，左、右上肢互助做肩的前上举、侧后举和体后上举，每个动作 5～20 次。

第2周：增加肩外展和后伸主动牵伸，双手持棒上举，将棍棒放颈后，使肩外展、外旋，避免做大幅度和用大力的肩内收与前屈练习。

第3周：增加肩前屈主动牵伸，肩内外旋牵伸，双手持棒体后下垂将棍棒向上提，使肩内旋。

以上练习的幅度和运动量以不引起疼痛为宜。

3. 术后护理

（1）体位　患侧上肢用前臂吊带或三角巾悬吊于胸前，卧位时去枕，在肩胛区垫枕使两肩后伸，同时在患侧胸壁侧方垫枕，防止患侧上肢下坠，保持上臂及肘部与胸部处于平行位。

（2）症状护理　①疼痛：疼痛影响睡眠时，适当给予止痛、镇静药。②伤口：观察伤口有无渗血、渗液情况。

（3）一般护理　协助病人洗漱、进食及排泄等，指导并鼓励病人做些力所能及的自理活动。

（4）功能锻炼　在术后固定期间，应主动进行手指握拳、腕关节的屈伸、肘关节屈伸及肩关节外展、外旋和后伸运动，不宜做肩前屈、内收的动作。

4. 病情观察　观察上肢皮肤颜色是否发白或青紫，温度是否降低，感觉是否麻木，如有上述现象，可能系“8”字绷带包扎过紧所致。应指导病人双手叉腰，尽量使双肩外展后伸，如症状仍不缓解，应报告医师适当调整绷带，直至症状消失。“8”字绷带包扎时禁忌做肩关节前屈、内收动作，以免腋部血管神经受压。

5. 健康指导

（1）休息　早期卧床休息为主，可间断下床活动。

（2）饮食　多食富含蛋白质、维生素、钙的食物及刺激性小的食物。

（3）固定　保持患侧肩部及上肢于有效固定位，并维持3周。

（4）功能锻炼　外固定的病人需保持正确的体位，以维持有效固定，进行早、中期的锻炼，避免肩前屈、内收动作。解除外固定后则加强锻炼，着重练习肩的前屈、旋转活动，如两臂做划船动作。值得注意的是应防止两种倾向：①放任自流，不进行锻炼；②过于急躁，活动幅度过大，力量过猛，造成软组织损伤。

（5）复查时间及指征　术后1个月、3个月、6个月需进行X线摄片复查，了解骨折愈合情况。有内固定者，于骨折完全愈合后取出。对于手法复位外固定病人，如出现下列情况须随时复查：骨折处疼痛加剧，患肢麻木，手指颜色改变，温度低于或高于正常等。

第四节　骨盆骨折

一、疾病概述

【概念与特点】

骨盆骨折是指骨盆壁一处或多处连续性中断。发病年龄呈两个高峰期：即20～40岁和65岁以后，发病率占全身骨折的1%～3%，是临床上较多见的骨折之一。常见的病因是创伤，如压砸、轧辗、撞挤和高处坠落等；其次为肌肉的撕脱伤。由于骨盆具有负重、保护盆腔内脏和传递人体力线的作用，因此严重的骨折不但会造成内脏损伤，而且对人体的负重会造成严重的影响。

【临床特点】

（1）骨盆为松质骨且邻近有动、静脉丛，受伤后可引起大出血而导致休克。

（2）易合并膀胱、尿道、女性阴道及直肠损伤。

（3）局部症状、体征明显。

【辅助检查】

X线检查可显示骨折类型及骨折块移位情况，但骶髂关节情况以CT检查更为清晰。只要情况许可，骨盆骨折病人都应作CT检查。

【治疗原则】

先处理休克和各种危及生命的并发症，再处理骨折。

（1）非手术治疗　①卧床休息：骨盆边缘性骨折、骶尾骨骨折和骨盆环单处骨折时无移位，以卧床休息为主，卧床3～4周或至症状缓解即可。骨盆环单处骨折者用多头带作骨盆环形固定，可以减轻疼痛。②牵引：单纯性耻骨联合分离且较轻者可用骨盆兜带悬吊固定。但由于治疗时间较长，目前大都主张手术治疗。

（2）手术治疗　对骨盆环双处骨折伴骨盆变形者，多主张手术复位及内固定，再加上外固定支架。

二、主要护理问题

（1）躯体移动障碍　与骨折、治疗受限、神经受损、体力和耐力下降、意识障碍等有关。

（2）自理缺陷　与骨折、医疗限制、卧床治疗、体力或耐力下降、意识障碍有关。

（3）有便秘的可能　与骨折后出血等刺激腹膜造成自主神经功能紊乱、长时间卧床使肠蠕动减弱、肠蠕动反射障碍、机械性障碍、排便环境改变、液体摄入不足、摄入纤维素不足、正常排泄的解剖结构有机械性的障碍、担心排便影响邻近会阴部的伤口、担心床上排便污染房间空气而遭他人嫌弃或不愿给他人添麻烦而未能定时排便等有关。

（4）有皮肤受损的危险　与局部持续受压、手术后不能自行变换体位、皮肤感觉障碍、体液刺激、摩擦、半坐卧位 > 30° 且时间较长、恶病质、老人及小儿、受伤后肢体肿胀、保暖措施使用不当、意识障碍、当出现变态反应或皮肤切口在愈合过程中自行搔抓时损伤等有关。

（5）潜在并发症——休克　与腹膜后血肿、合并有内脏损伤有关。

（6）潜在并发症——尿道、膀胱损伤　与双侧耻骨骨折、耻骨联合分离有关。

（7）潜在并发症——直肠破裂　与骨盆骨折伴有会阴部开放性损伤有关。

（8）潜在并发症——神经损伤　与骶骨骨折相关。

（9）知识缺乏　与缺乏功能锻炼知识、未接受专业知识教育、疼痛及恐惧有关。

三、护理措施

1. 非手术治疗及术前护理

（1）急救　病人入院后迅速建立有效的静脉通路，必要时 2 个或多个通路，且输液通道应建立在上肢或颈部，而不宜在下肢，以免液体不能有效进入血液循环。

（2）心理护理　骨盆骨折多由较强大的暴力所致，常常引起严重的并发症，如休克、尿道、膀胱及直肠等损伤。病人伤势较重，易产生恐惧心理。应给予心理支持，并以娴熟的抢救技术控制病情发展，减少病人的恐惧。

（3）饮食　宜进食富含蛋白、维生素、钙、铁及粗纤维和果胶成分丰富的食物，以补充失血过多导致的营养失调。食物应易消化，且根据受伤程度决定膳食种类，若合并有直肠损伤，则应酌情禁食。

（4）卧位　不影响骨盆环完整的骨折，可取仰卧与侧卧交替，侧卧时健侧在下，严禁坐立，伤后 1 周可取半卧位；影响骨盆环完整的骨折，伤后应平卧硬板床，且应减少搬动，必须搬动时则由多人平托，以免引起疼痛、增加出血。尽量使用智能按摩床垫，既可减少翻身次数，又能预防压疮，但床垫充气要足，以不影响骨折稳定为原则。

（5）症状护理　①压疮：维持骨盆兜带悬吊有效牵引，牵引量以臀部抬高床面 5cm 为宜。在骨盆两侧的兜带内置衬垫，以预防压疮。②便秘：鼓励病人多饮水，多食含粗纤维丰富的蔬菜；经常按摩腹部，促进肠蠕动，必要时服用缓泻剂，利于排便。术前 1 日必须排出肠道内淤积的大便，以利手术操作，减轻术后腹胀。

（6）功能锻炼　①未影响骨盆环完整的骨折：早期可在床上做上肢伸展运动及下肢肌肉收缩活动；1 周后可进行半卧位及坐立练习，同时做髋关节、膝关节的伸屈运动；4 ~6 周后下床站立并缓慢行走，逐日加大活动量，然后再练习正常行走及下蹲。②影响骨盆环完整的骨折：伤后无并发症者卧硬板床，同时进行上肢锻炼；2 周后开始练习半卧位，并进行下肢肌肉收缩的锻炼，以保持肌力，预防关节僵硬；3 周后在床上进行髋关节、膝关节的锻炼，由被动锻炼逐渐过渡到主动锻炼；6 ~8 周后拆除牵引固定，扶拐行走；12 周后逐渐弃拐行走。

（7）术前准备　备足够的血，会阴区备皮、导尿、清洁灌肠等。

2. 术后护理

（1）心理护理　因术后卧床时间长，易产生厌烦情绪，应多开导，并取得家属的支持，共同为病人制定比较周密的康复计划并督促实施，适时鼓励，提高病人治疗的积极性。

（2）饮食　多吃含粗纤维较多的蔬菜、果胶成分丰富的水果。

（3）体位　尽量减少大幅度搬动病人，防止内固定断裂、脱落。术后置于智能按摩气垫上，或给予骶尾部垫水垫，每2～3小时更换1次，平卧和健侧卧交替换位，以预防压疮。

（4）伤口　观察切口渗血情况，保持引流瓶适当负压，以便及时引流出伤口积血，防止伤口感染。

（5）功能锻炼　7～10周下床运动，并逐步加强患肢的功能锻炼。

3. 病情观察

（1）全身情况　包括生命体征、意识状态、尿量、皮肤黏膜、甲床毛细血管回流时间、皮肤弹性等，必要时检测中心静脉压、血红蛋白、红细胞计数及血细胞比容等各项指标，以确定是否有休克及休克程度。

（2）腹部情况　观察有无腹痛、腹胀、呕吐、肠鸣音和腹膜刺激征，并定时测量腹围，以判断是否合并有腹膜后血肿、腹腔脏器损伤及膀胱损伤。由于骨折出血沿腹膜后疏松结缔间隙蔓延到肾区或膈下，形成腹膜后血肿，不仅可造成失血性休克，还可引起麻痹性肠梗阻；严重创伤时可合并腹腔脏器损伤，出现腹腔内出血，表现为腹痛、腹肌紧张，腹腔穿刺抽出不凝血；膀胱充盈时易受直接打击或被骨折刺伤而致膀胱破裂，表现为腹痛明显，并有明显的腹肌紧张、压痛、反跳痛，腹腔可抽出血性尿液。

（3）排尿情况　有无血尿、尿道口滴血、排尿困难或无尿，以判断膀胱、尿道损伤程度。

（4）肛门情况　有无疼痛、触痛、出血，必要时做肛门指诊，以确定直肠损伤的程度。

（5）神经损伤情况　有无会阴区、下肢麻木及运动障碍，以判断有无腰骶和坐骨神经损伤。

4. 健康指导

（1）合理安排饮食，补足营养，提高体质，促进骨折愈合。

（2）按康复计划进行功能锻炼。

（3）出院后 1 个月、3 个月复查，检查内固定有无移位及骨折愈合等情况。

第五节　股骨干骨折

一、疾病概述

【概念与特点】

股骨干骨折是指转子下 2 ~ 5cm 的股骨骨折。青壮年和儿童常见，约占全身骨折的 6%。多由强大的直接暴力或间接暴力造成，直接暴力包括车辆撞击、机器挤压、重物击伤及火器伤等，引起股骨横断或粉碎骨折；间接暴力多是高处跌下，产伤等所产生的杠杆作用及扭曲作用所致，常引起股骨的斜形或螺旋骨折。

【临床特点】

成人股骨干骨折多由强大暴力引起，内出血可达 500 ~ 1000ml，出血多时，可引起休克，应注意及时诊治。患肢剧烈疼痛、肿胀、成角、短缩、旋转畸形，髋及膝关节活动障碍，可出现假关节活动和骨擦音。股骨干下 1/3 骨折时，骨折远端因受到腓肠肌的牵拉而向后移位，有压迫或损伤腘动脉、腘静脉和腓神经、腓总神经的危险。

【辅助检查】

（1）X 线检查　髋、膝关节的股骨全长正、侧位 X 线片可明确诊断并排除股骨颈骨折。

（2）血管造影　如末梢循环障碍，应考虑血管损伤的可能，必要时作血管造影。

【治疗原则】

在急诊处理时患肢可暂时用夹板固定。这样既利于减轻疼痛，又可防止软组织进一步损伤。治疗应尽可能达到较好的对位和对线，防止旋转和成角。

二、主要护理问题

（1）有体液不足的危险　与创伤后出血有关。

（2）疼痛　与损伤、牵引有关。

（3）有周围组织灌注异常的危险　与神经血管损伤有关。

（4）有感染的危险　与损伤有关。

（5）躯体移动障碍　与骨折脱位、制动、固定有关。

（6）潜在并发症　脂肪栓塞综合征、骨筋膜室综合征、关节僵硬等。

（7）知识缺乏　缺乏康复锻炼知识。

（8）焦虑　与担忧骨折预后有关。

三、护理措施

1. 非手术治疗及术前护理

（1）心理护理　由于股骨干骨折多由强大的暴力所致，骨折时常伴有严重软组织损伤，大量出血、内脏损伤、颅脑损伤等可危及生命安全，病人多恐惧不安，应稳定病人的情绪，配合医师采取有效的抢救措施。

（2）饮食　高蛋白、高钙、富含维生素的饮食，需急症手术者则禁食。

（3）体位　抬高患肢。

（4）保持牵引有效效能　不能随意增、减牵引重量，以免导致过度牵引或达不到牵引效果。小儿悬吊牵引时，牵引重量以能使臀部稍悬离床面为宜，且应适当约束躯干，防止牵引装置滑脱至膝下而压迫腓总神经。在牵引过程中，要定时测量肢体长度和进行床旁X线检查，了解牵引重量是否合适。

（5）指导、督促病人进行功能锻炼　①伤后1～2周内应练习患肢股四头肌等长收缩；同时被动活动髌骨（左、右推动髌骨）；还应练习踝关节和足部其他小关节，乃至全身其他关节活动。②第3周健足踩床，双手撑床或吊架抬臀练习髋、膝关节活动，防止股间肌和膝关节粘连。

2. 术后护理

（1）饮食 鼓励进食促进骨折愈合的饮食，如排骨汤、牛奶、鸡蛋等。

（2）体位 抬高患肢。

（3）功能锻炼 方法参见术前。

3. 病情观察

（1）全身情况 监测生命体征，包括神志、瞳孔、脉搏、呼吸、腹部情况以及失血征象。创伤初期应警惕颅脑、内脏损伤及休克发生。

（2）肢体情况 观察患肢末梢血液循环、感觉和运动情况，尤其对于股骨下1/3骨折的病人，应注意有无刺伤或压迫腘动脉、静脉和神经征象。

4. 健康指导

（1）体位 股骨中段以上骨折病人下床活动时，应始终保持患肢的外展位，以免因负重和内收肌的作用而发生继发性向外成角突起畸形。

（2）扶拐锻炼 由于股骨干骨折后的愈合及重塑时间延长，因此需较长时间扶拐锻炼。扶拐方法的正确与否与发生继发性畸形、再损伤，甚至臂丛神经损伤等有密切关系。因此，应教会病人正确使用双拐。

拐杖是辅助步行的一种工具，常用的有前臂拐和腋拐。前臂拐轻便，使用方便，拐的把手位置可依病人上肢长短调节；腋拐靠腋下支撑，应用普遍。用拐注意事项：①拐杖下端必须安装橡皮头，以免拐杖压在地上滑动而致不稳；拐杖上端的横梁上须垫软垫，以免使用时压迫腋下软组织。②腋拐高度：以病人直立时，拐从腋窝到地面并向身体两侧分开，橡皮头距足20cm为宜。过高，行走时拐杖将撑至腋下，引起疼痛不适，甚至难以行走；过低，则可发生驼背，感到疲劳。③单拐与双拐的选择与使用：腋拐可用单拐也可用双拐。单拐适用于因手术后恢复期、患肢不能完全负重，而需借助单拐来增加健侧对整个身体重量的支撑，大部分置于健侧。当一侧下肢完全不能负重时，必须使用双拐，这样可增加行走时的平衡，且省力。双腋拐使用方法：先将两拐同时稳放在两腿前方，然后提起健肢移到两拐的前方，再将两拐同时向前方移到健肢前方，如此反复，保持两拐及一健肢形成一个等边三角形。④防跌倒：病人初次下地时，应有护理人员在旁扶助，并及时给予帮助与鼓励，指导用拐，防止病人因不习惯而失去重心而跌倒及出现情绪低落。初次下地时间不可过长，以后逐逝延长下地时间。

(3) 2~3个月后行X线片复查。若骨折已骨性愈合，可酌情使用单拐而后弃拐行走。

第六节　股骨颈骨折

一、疾病概述

【概念与特点】

股骨颈骨折特别是头下型骨折一直被认为是最难处理的骨折之一。这是由于：①多发生于老年人，原来已存在着骨质疏松，骨折后不愈合率很高，长期卧床容易并发肺炎、心力衰竭、泌尿系感染、压疮等严重并发症。②骨折的近端多为软骨组织，血液供应差，很难愈合。即使初步愈合后，以后也常出现股骨头的缺血性坏死。③内收型的股骨颈骨折，从生物力学的角度研究，剪切力大，不利于愈合。

【临床特点】

股骨颈骨折有80%发生于60岁以上的老年人。由于妇女绝经期后，内分泌失调，更容易出现骨质疏松，故女性病人约4倍于男性病人。对老年病人，轻微的外力或损伤即能导致股骨颈骨折。受伤骨折后，有时局部疼痛可以很轻微。骨折有移位时，可以发现患肢呈外旋畸形，患肢较健肢缩短，患髋有压痛或冲击痛。

【辅助检查】

最后确诊需要髋正侧位X线检查，尤其对线状骨折或嵌插骨折更为重要。X线检查作为骨折的分类和治疗上的参考也不可缺少。应引起注意的是有些无移位的骨折在伤后立即拍摄的X线片上可以看不见骨折线，2~3周后，因骨折处部分骨质发生吸收现象，骨折线才清楚地显示出来。因此，凡在临床上怀疑股骨颈骨折的，虽X线片暂时未见骨折线，仍应按嵌插骨折处理，3周后再拍片复查。

【治疗原则】

合理的治疗应根据病人年龄、活动情况、骨骼密度、其他疾病、预期寿命和依从性来决定。目前对股骨颈骨折的治疗主要包括保守治疗、复位加内固定、髋关节置换术。

二、主要护理问题

(1) 自理缺陷 与骨折、医疗限制、瘫痪、卧床治疗、体力或耐力下降、意识障碍等有关。

(2) 有体位不当的可能 与缺乏维持治疗体位的知识、身体不适、不配合有关。

(3) 有发生意外的可能 与合并有内脏疾病、创伤后应激反应、生理功能退化有关。

(4) 潜在并发症 压疮、肺部感染、泌尿系感染、便秘、肌肉萎缩等。

三、护理措施

1. 术前护理

(1) 心理护理 老年人意外致伤，常常自责，顾虑手术效果，担忧骨折预后，易产生焦虑、恐惧心理。应给予耐心的开导，介绍骨折的特殊性及治疗方法，并给予悉心的照顾，以减轻或消除病人心理。

(2) 饮食 宜进食富含蛋白、维生素、钙、粗纤维及果胶成分的食物。品种多样，色、香、味俱全，且易消化，以适合于老年骨折病人。

(3) 体位 ①必须向病人及其家属说明保持正确体位是治疗骨折的重要措施之一，以取得配合。②指导与协助维持患肢于外展中立位：患肢置于软枕或布朗架上，行牵引维持，并穿防旋鞋；忌外旋、内收，以免重复受伤机制而加重骨折移位；不侧卧；尽量避免搬动髋部，如若搬动，需平托髋部与肢体。③在调整牵引、松开皮套检查足跟及内外踝等部位有无压疮时，或去手术室的途中，均应妥善牵拉以固定肢体；复查 X 线片尽量在床旁，以防骨折或移位加重。

(4) 维持有效牵引效能 不能随意增减牵引重量，若牵引量过小，不能达到复位与固定的目的；若牵引量过大，可发生移位。

（5）并发症预防　老年创伤病人生理功能退化，常合并有内脏疾病，一旦骨折后刺激，可诱发或加重原发病导致脑血管意外、心肌梗死、应激性溃疡等意外情况的发生。应多巡视，尤其在夜间。若病人出现头痛、头晕、四肢麻木、表情异常（如口角偏斜）、健肢活动障碍；心前区不适和疼痛、脉搏细速、血压下降；腹部不适、呕血、便血等症状，应及时报告医师紧急处理。

（6）功能锻炼　骨折复位后，即可进行股四头肌收缩和足趾及踝关节屈伸等功能锻炼。3～4 周骨折稳定后可在床上逐渐练习髋、膝关节屈伸活动。解除固定后扶拐不负重下床活动直至骨折愈合。

2. 术后护理

（1）体位　术后肢体仍为外展中立位，不盘腿，不侧卧，仰卧时在两大腿之间置软枕或三角形厚垫。各类手术的特殊要求为：①三翼钉内固定术：术后 2 日可坐起，2 周后坐轮椅下床活动。3～4 周可扶双拐下地，患肢不负重，防跌倒（开始下床活动时，须有人在旁扶持）。6 个月后去拐，患肢负重。②移植骨瓣和血管束术：术后 4 周内保持平卧位，禁止坐起，以防髋关节活动度过大，造成移植的骨瓣和血管束脱落。4～6 周后，帮助病人坐起并扶拐下床做不负重活动。3 个月后复查 X 线片，酌情由轻到重负重行走。③转子间或转子下截骨术：带石膏下地扶双拐，并用 1 根长布带兜住石膏腿挂在颈部，以免石膏下坠引起不适。④人工股骨头、髋关节置换术：向病人说明正确的卧姿与搬动是减少潜在并发症——脱位的重要措施，帮助其提高认识，并予以详细的指导，以避免置换的关节外旋和内收而致脱位。

（2）功能锻炼　一般手术病人的功能锻炼在前面内容已提到，在此着重介绍髋关节置换术后的功能锻炼。①术后 1 日可做深呼吸，并开始做小腿及踝关节活动。②术后 2～3 日进行健肢和上肢练习，做患肢肌肉收缩，进行股四头肌等长收缩和踝关节屈伸，收缩与放松的时间均为 5 秒钟，每组 20～30 次，每日 2～3 组。拔除伤口引流管后，协助病人在床上坐起，摇起床头 30°～60°，每日 2 次。③术后 3 日继续做患肢肌力训练，在医师的允许下增加髋部屈曲练习。病人仰卧伸腿位，收缩股四头肌，缓缓将患肢足跟向臀部滑动，使髋屈曲，足尖保持向前，注意防止髋内收、内旋，屈曲角度不宜过大（＜90°），以免引起髋部疼痛和脱位。保持髋部屈曲 5 秒钟后回到原位，放松

5 秒钟，每组 20 次，每日 2～3 组。④术后 4 日继续患肢肌力训练。病人用双手支撑床坐起，屈曲健肢，伸直患肢，移动躯体至床边。护士在患侧协助，一手托住患肢的足跟部，另一手托起患侧的腘窝部，随着病人移动而移动，使患肢保持轻度外展中立位。协助病人站立时，嘱病人患肢向前伸直，用健肢着地，双手用力撑住助行器挺髋站起。病人坐下前，腿部应接触床边。⑤术后 5 日继续患肢肌力训练和器械练习。护士要督促病人在助行器协助下做站立位练习，包括外展和屈曲髋关节。病人健肢直立，缓慢将患肢向身体侧方抬起，然后放松，使患肢回到身体中线。做此动作时要保持下肢完全伸直，膝关节及足趾向外。屈曲髋关节时，从身体前方慢慢抬起膝关节，注意勿使膝关节高过髋关节，小腿垂直于地面，胸部勿向前弯曲。指导病人在助行器的协助下练习行走：病人双手撑住助行器，先迈健肢，身体稍向前倾，将助行器推向前方，用手撑住助行器，将患肢移至健肢旁；重复该动作，使病人向前行走，逐步增加步行距离。在进行步行锻炼时，根据病人关节假体的固定方式决定患肢负重程度（骨水泥固定的假体可以完全负重；生物型固定方式则根据手术情况而定，可部分负重；而行翻修手术的病人则完全不能负重）。在练习过程中，病人双手扶好助行器，以防摔倒。⑥术后 6 日到出院继续患肢肌力、器械和步行训练。在病人可以耐受的情况下，加强髋部活动度的练习，如在做髋关节外展的同时做屈曲和伸展活动、增加练习强度和活动时间，逐步恢复髋关节功能。

（3）术后潜在并发症的预防及护理 ①出血：行截骨、植骨、人工假体置换术后，由于手术创面大，且需切除部分骨质，老年人血管脆性增加、凝血功能低下，易致切口渗血，应严密观察局部和全身情况。了解术中情况，尤其是出血量；术后 24 小时内患肢局部制动，以免加重出血；严密观察切口出血量（尤其是术后 6 小时内），注意切口敷料有无渗血迹象及引流液的颜色、量，确保引流管不受压、不扭曲，以防积血残留在关节内；监测神志、瞳孔、脉搏、呼吸、血压、尿量每小时 1 次，有条件者使用床旁监护仪，警惕失血性休克。②切口感染：多发生于术后近期，少数于术后数年发生深部感染，后果严重，甚至需取出置换的假体，因此要高度重视。③血栓形成：有肺栓塞、静脉栓塞、动脉栓塞。肺栓塞可能发生于人工髋关节术中或术后 24 小时内，虽然少见，但来势凶猛，是由于手术中髓内压骤升，导致脂肪滴进入静脉所致；静脉栓塞，尤其是深静脉栓塞，人工关节置换术后的发生率较高；动脉栓塞的可能性较小。

3. 病情观察

（1）严密观察病情变化　术后24小时内严密监测生命体征变化及切口疼痛情况，护理过程中与病人多沟通，多倾听，给病人以安全感，充分发挥心理镇痛作用，必要时遵医嘱给予镇痛剂。保持引流管通畅，防止医源性感染。密切观察切口出血情况以及引流液的颜色、性质及量。术后6小时内引流量 > 300ml 且颜色呈鲜红，或短时间引流量较多伴血压下降时，应立即通知医师，做好止血、输血准备工作。保持切口敷料清洁干燥。切口靠近会阴部，排便时注意保护，避免感染，敷料一旦被血液浸透，污物污染要及时更换。同时为预防切口感染，预防性应用抗生素3～5天，观察用药的反应，随时进行调整。

（2）患肢的观察与处理　注意观察患肢末梢血液循环、感觉、温度及足背动脉的波动情况，如患肢末梢麻木、疼痛及血液循环不良，应及时通知医师。鼓励病人做患肢的足背伸、背屈运动及股四头肌的等长收缩运动，以促进血液循环，减轻患肢肿胀。

（3）假体脱位的观察及护理　术后髋关节脱位是全髋关节置换术后常见的并发症之一。老年人由于缺乏运动协调性和准确性易造成脱位。术后保持患肢外展中立位，注意观察双下肢是否等长、疼痛、触摸手术部位有无异物感。若有脱位应及时报告医师。指导病人翻身（两下肢之间放1个枕头），取物、下床的动作应避免内收屈髋。

4. 健康指导　由于髋关节置换术后需防止脱位、感染、假体松动、下陷等并发症，为确保疗效，延长人工关节使用年限，特做如下指导：

（1）饮食　多进食富含钙质的食物，防止骨质疏松。

（2）活动　避免增加关节负荷量，如体重增加、长时间站或坐、长途旅行、跑步等。

（3）日常生活　洗澡用淋浴而不用浴缸，如厕用坐式而不用蹲式。

（4）预防感染　关节局部出现红、肿、痛及不适，应及时复诊；在做其他手术前（包括牙科治疗）均应告诉医师曾接受了关节置换术，以便预防用抗生素。

（5）复查　基于人工关节经长时间磨损与松离，必须遵医嘱定期复诊，完全康复后，每年复诊1次。

第七节 脊柱骨折

一、疾病概述

【概念与特点】

脊柱骨折是指脊柱骨的连续性中断，常表现为椎体的压缩。是较为常见的骨折之一，占全身骨折的5%~6%。它可见于各年龄段，以青壮年多见。脊柱骨折常见于创伤，尤其是暴力因素；椎体肿瘤、感染、骨质疏松等也可导致骨折。脊柱骨折按作用力方向分为以下3种：①屈曲性损伤；②垂直压缩性损伤；③过伸性损伤。骨折以胸腰段最为常见。

【临床特点】

（1）局部疼痛、压痛、肿胀。胸腰段骨折椎体压缩超过1/2时可出现后突畸形。

（2）躯干活动受限，不能站立和翻身。

（3）合并有脊髓或马尾神经损伤者可表现为损伤平面以下运动、感觉及括约肌功能部分或完全消失。

（4）脊柱骨折可并发腹膜后血肿，血肿刺激腹腔神经节，可出现腹痛、腹胀、胃肠道功能紊乱等症状。

【辅助检查】

（1）X线　是首选的检查方法，有助于明确骨折的部位、类型和移位情况。

（2）CT　凡有中柱损伤或有神经症状者均须作CT检查，可以显示出椎体的骨折情况、椎管内有无出血和碎骨片。

（3）MRI　利于观察和确定脊髓损伤的程度和范围。

【治疗原则】

（1）单纯性、稳定性骨折卧硬板床休息及对症治疗。

（2）不稳性骨折行急诊固定，或垫枕逐渐复位，必要时手术植骨内固定。

二、主要护理问题

（1）躯体移动障碍　与脊柱骨折、卧床有关。

（2）有引起或加重脊髓损伤的危险　与脊柱骨折可能压迫脊髓损伤有关。

（3）疼痛　与脊柱骨折、手术有关。

（4）知识缺乏　缺乏有关功能锻炼的知识。

（5）潜在并发症　压疮、肺部感染、泌尿系感染。

三、护理措施

1. 常规护理

（1）心理护理　给予心理安慰，消除病人紧张恐惧情绪，使其配合手术。对悲观抑郁的病人做好心理疏导，使其面对现实，以配合治疗和护理。

（2）体位与搬动　①病人平卧硬板床，保持脊柱平直，防止畸形或进一步损伤。无移位的单纯压缩性腰椎骨折，可在腰部垫一枕头，使脊椎逐渐伸展，矫正骨折畸形。颈椎损伤病人的颈部、肩下应放置枕垫，头部两侧用沙枕固定，避免旋转及伸屈动作。②搬动病人或给病人翻身时应保持脊柱伸直位，沿纵轴方向滚动，使损伤局部固定，避免脊柱扭曲，加重损伤程度。对于颈椎骨折者，应由1人固定并沿纵轴向上略加牵引头部，保持头颈、躯干在同一平面上。

（3）饮食护理　给予高蛋白、高营养、易消化的食物；多饮水、多进食水果、蔬菜等防止便秘。病人有腹痛、腹胀时可行肛管排气或根据病情给予胃肠减压。

（4）生活护理　鼓励病人生活自理。根据病人的活动功能协助并指导病人及家属做好必要的生活护理，满足病人的需要。与病人协商制定自理目标，使病人逐步实现生活自理。

2. 专科护理

（1）牵引护理　对颈椎骨折病人，给予颌枕带牵引或颅骨牵引，以促使骨折复位并防止进一步损伤。须观察病人的呼吸情况，有无呼吸困难。颈椎骨折病人可因脊髓损伤平面上升，而突然发生呼吸骤停，应密切注意观察。

要保持牵引的有效性，经常检查牵引功能。颅骨牵引针眼处每日用酒精消毒2次，防止感染。颌枕带牵引时注意防止下颌部皮肤压疮。

（2）手术护理 做好手术前准备，如皮肤准备、交叉配血试验及常规检查等。手术前禁食，手术晨留置导尿管。

（3）预防并发症 协助病人每2小时翻身1次，注意保护骨隆突处，勤擦洗、按摩受压部位，保持床单平整、干燥无碎屑，使用便器时避免损伤皮肤，防止压疮。鼓励病人翻身及尽早功能锻炼，进行有效咳嗽、深呼吸，多饮水，防止肺部及泌尿系统并发症。

（4）康复功能锻炼 手术1周后开始腰背肌锻炼，其目的是增加腰背肌肌力、防止肌肉萎缩、增强脊柱稳定性。应注意循序渐进，以不增加病人的痛苦为原则。腰背肌锻炼的方法有五点支撑法、三点支撑法、四点支撑法、背伸法等。

3. 病情观察

（1）手术后应严密观察病人的病情变化，监测血压、脉搏、呼吸，维持良好的呼吸循环功能。

（2）注意保持呼吸道通畅，颈椎骨折的病人伤口有较多渗血及血肿形成时，可压迫气管，导致呼吸困难甚至窒息，应立即行气管切开。

（3）密切观察伤口出血情况，渗血多时及时更换敷料，使病人平卧8小时后再翻身，可达到压迫止血的目的。

（4）观察四肢的感觉及各关节运动情况，判断有无脊髓损伤。遵医嘱应用抗生素治疗，预防感染的发生。

4. 健康指导

（1）继续功能锻炼 第1个月主要是在床上进行四肢活动及腰背肌锻炼，2~3个月后可下床进行步行及适度的活动。

（2）复查 定期复查X线片，了解内固定有无移位及骨折愈合情况。

第八节 脊髓损伤

一、疾病概述

【概念与特点】

脊髓损伤是指脊髓由于创伤、肿瘤、感染等因素造成脊髓内出血、水肿、炎性反应，导致脊髓细胞坏死、轴突崩解并出现肢体感觉、运动及自主神经功能障碍等临床表现。脊髓损伤是骨折的主要并发症之一，以青壮年多见；此外，颈、胸椎管狭窄、椎管内外肿瘤等因素也可造成脊骨的压迫性。由于脊髓是支配人体感觉、运动等的低级中枢，脊髓损伤后病人大多合并有不同程度的四肢或双下肢、马球尾的功能障碍，临床上称为“截瘫”。

【临床特点】

受伤平面以下感觉、运动、反射及括约肌功能障碍。由于损伤原因、部位、程度不同，病人可出现不同症状。脊髓半横断时，损伤平面以下同侧肢体的运动及深感觉消失，对侧肢体痛觉和温度觉消失。颈脊髓部分受压者，发生下肢瘫痪而上肢仍可活动。颈脊髓前方受压严重者，可引起脊髓前综合征，出现四肢瘫，但下肢和会阴部仍保留位置觉和深感觉。完全性截瘫病人损伤平面以下的感觉、运动功能丧失，膝反射消失；膀胱、肛门括约肌功能丧失，发生尿潴留及便秘。腰背部肌肉痉挛，病人不能起立及翻身。由于腹膜后血肿刺激自主神经，使肠蠕动减慢，出现腹胀、腹痛等症状。如为不完全性截瘫，则损伤平面以下的感觉、运动、反射以及膀胱、肛门括约肌的功能部分丧失。如颈椎骨折合并脊髓损伤，除四肢瘫痪外，全身各脏器也均表现出一些症状。如损伤平面以下有血管扩张的表现；血压降低，心率变慢；由于肋间肌瘫痪而致呼吸困难，并出现腹式呼吸，呼吸道的分泌物不易排出，即容易发生肺部感染。瘫痪早期自主神经也受影响，肠蠕动减弱，导致肠胀气，影响膈肌运动，使呼吸困难也影响消化吸收。由于大小便功能障碍、尿潴留而容易引起泌尿系统感染。

【辅助检查】

（1）X 线检查　常规摄脊柱正侧位、必要时照斜位。测量前部和后部的高度与上下邻椎相比较；测量椎弓根间距和椎体宽度；测量棘间距及椎间盘间隙宽度并与上下邻近椎间隙相比较。测量正侧位上椎弓根高度。X 线片基本可确定骨折部位及类型。

（2）CT 检查　有利于判定移位骨折块侵犯椎管程度和发现突入椎管的骨块或椎间盘。

（3）MRI 检查　对判定脊髓损伤状况极有价值。MRI 可显示脊髓损伤早期的水肿、出血，并可显示脊髓损伤的各种病理变化如脊髓压迫、脊髓横断、脊髓不完全性损伤、脊髓萎缩或囊性变等。

（4）体感诱发电位　是测定躯体感觉系统（以脊髓后索为主）的传导功能的检测法，对判定脊髓损伤程度有一定帮助。

（5）奎肯试验　颈静脉加压试验，对判定脊髓受伤和受压有一定参考意义。

【治疗原则】

（1）现场急救　脊髓损伤现场急救的关键是保持呼吸道通畅，采用正确的搬运方法，防止脊髓损伤的进一步加重。在现场，凡疑有颈椎骨折病人，一律用颈托或沙袋进行头部制动，如呼吸困难需要辅助通气，紧急情况下可先行环甲膜穿刺，再行气管切开术。如病情允许，也可行经鼻气管插管术，切不可行经口气管插管术。因为经口气管插管需颈部过伸，对有颈椎损伤病人可能产生严重的后果。

（2）急诊室处理　脊髓损伤病人送到急诊室后，首先对病人进行全面而详细的检查，以确认是否合并其他部位的严重损伤。如合并胸腹腔内脏器的损伤或颅脑损伤，则需优先处理危及生命的损伤。凡脊髓损伤病人，来院后需放置导尿管，防止尿潴留和尿失禁。根据脊髓损伤后病理改变，对脊髓损伤的治疗是越早越好。脊髓损伤急诊处理可分为非手术治疗和手术治疗两大类，同时还需防治并发症。

二、主要护理问题

（1）低效性呼吸形态或清理呼吸道无效　与颈脊髓损伤及活动受限有关。

（2）有脊髓损伤加重的危险　与脊柱骨折压迫脊髓有关。

（3）体温异常　与体温调节中枢受损有关。

（4）躯体移动障碍　与脊髓损伤、牵引有关。

（5）自理能力障碍　与脊髓损伤、卧床有关。

(6) 营养失调，低于机体需要量　与消化功能降低、病人心理影响有关。

(7) 排便异常　与支配排便的神经损伤或神经反射抑制、长期卧床有关。

(8) 排尿异常　与膀胱功能障碍有关。

(9) 有失用综合征的危险　与瘫痪、长期卧床有关。

(10) 潜在并发症　肺部感染、泌尿系感染、压疮。

(11) 绝望、焦虑、恐惧、愤怒　与疾病知识缺乏、认识到疾病预后不良、担心社会角色发生变化有关。

三、护理措施

1. 常规护理

(1) 维持呼吸循环功能　①高位颈脊髓损伤时，胸壁肌肉瘫痪，易发生呼吸困难甚至呼吸衰竭。应密切观察呼吸形态、频率、深浅，注意有无发绀、烦躁及呼吸困难，必要时行气管切开，使用呼吸机辅助呼吸。根据病情注意血气检测，了解缺氧程度，必要时给予吸氧。病床旁备好各种急救药物及器械。②颈1~4脊髓损伤病人膈神经、横膈及肋间肌的活动丧失，无法深呼吸及咳嗽，易出现呼吸困难，可早期行气管切开，保证有效呼吸。③保持呼吸道通畅，可行雾化吸入，必要时吸痰，防止坠积性肺炎或窒息的发生。④鼓励病人做深呼吸及咳嗽练习，肋间肌麻痹者鼓励用膈肌呼吸。

(2) 饮食指导　给予高蛋白、高热量、富含维生素及纤维素、易消化的流质或半流质饮食，多吃水果及蔬菜，多饮水，以加强营养，预防便秘。脊髓损伤后，因交感神经功能下降，胃肠蠕动减慢，易发生腹胀。如有腹胀时应禁食，并给予静脉补液，必要时行胃肠减压。如长时间卧床，应限制食用含钙食物，预防泌尿系结石。

(3) 维持正常体温　颈脊髓损伤病人由于自主神经系统功能紊乱，丧失对外界环境温度的调节和适应能力，常出现体温高热达40℃以上或体温不升，应密切注意体温的变化。高热时，一般采取物理降温，如用空调调节室温、减少盖被、冰敷、酒精擦浴、温水擦浴、冰水灌肠等方法降低体温，同时使用抗生素治疗并发症；体温不升时，给予毛毯、棉被、热水袋保暖，给予温热饮料，热水袋应用布袋包好，以防烫伤皮肤。

2. 专科护理

（1）保护脊髓功能，防止再损伤 ①病人应卧硬板床，保持脊柱的平直。颈椎损伤使用沙袋固定头部。②协助颈脊髓损伤病人翻身时，1 人固定颈部，其余两人分站病人两侧，保持轴线滚动，防止脊柱扭曲。③颈椎损伤时，立即颅骨牵引，固定颈椎，防止脊髓损伤加重。应保持有效的牵引，牵引重量不能随意增减，牵引针眼每日消毒 2 次。④按医嘱给予脱水药及糖皮质激素（如甲强龙），以减轻组织水肿。

（2）预防肺部并发症 ①定时翻身，拍背，鼓励病人深呼吸及咳嗽。练习深呼吸可采取吹气球或吹气泡等方法，有效咳嗽的方法是：深吸气，在呼气 2/3 时咳嗽，反复进行，使痰液咳出。②每日 1～2 次雾化吸入，以利于排痰。③注意保暖，防止受凉而诱发呼吸道感染。④对颈髓损伤高位截瘫病人可早期行气管切开，减少肺部并发症的发生。对气管切开的病人，应注意保持气管通畅，定时消毒更换内套管，严格遵守无菌原则，预防感染。⑤保持口腔清洁，每日 2 次口腔护理。

（3）预防泌尿系感染 脊髓损伤后，病人排尿功能紊乱或丧失，表现为尿潴留或尿失禁。①对排尿异常的病人，可留置导尿管。应每周更换导尿管，每日更换引流袋，注意严格遵守无菌操作原则。②妥善固定导尿管，保持引流通畅。引流管及引流袋不可高于耻骨水平，引流管应从两腿之间通过而不可从身上跨过，防止逆行感染。翻身前，先夹管再翻身，以防尿液逆流。③保持会阴部清洁，每日 2 次清洁消毒尿道口；鼓励病人多饮水，每日饮水量不少于 3000ml，使每日尿量在 1500ml 以上，预防泌尿系感染和结石形成。④每日可用 1∶5000 呋喃西林溶液 500ml 进行膀胱冲洗 1～2 次，可清除膀胱内沉渣，防止导尿管堵塞，预防感染。⑤预防性使用抗生素、交替服用碱性及酸性药物，可预防泌尿系感染的发生。⑥训练膀胱功能：导尿管夹管，每 3～4 小时开放 1 次，以避免膀胱痉挛及感染。拔除导尿管后，每 2～3 小时按摩膀胱 1 次，可由轻到重从下腹部慢慢向下推按，挤压膀胱，直至膀胱内尿液全部排出，以协助排尿及训练膀胱的反射排尿功能。⑦勤翻身，加强功能锻炼，防止骨质脱钙，预防泌尿系结石的形成。

（4）预防压疮　脊髓损伤病人由于损伤平面以下皮肤感觉丧失，神经营养功能差，极易发生压疮。①勤翻身，每2～3小时翻身1次，避免局部皮肤长时间受压。要按摩受压皮肤，按摩时可加用少量樟脑乙醇以促进局部血液循环，动作应轻柔。②保护骨突出处，如脑后、肩胛部、骶尾部、大转子、足跟等部位以预防压疮的发生，可放置气垫、水垫或棉圈等用具加以保护。③保持床单清洁平整，床垫软硬适度。使用便盆时避免托、拉、拽，防止损伤皮肤。④已发生压疮者，应切除坏死组织，定时更换敷料，必要时可植皮。

（5）便秘的预防　①合理安排饮食。多进食富含纤维素的食物如蔬菜、水果及粗粮，以刺激肠蠕动，促使排便。多饮水，防止大便干结。②训练每日定时排便，可顺结肠走向，由右侧向上向左再向下进行腹部环形按摩，以促进肠蠕动，促进排便。③给予缓泻剂如麻仁丸、番泻叶等，或使用开塞露等导泻。④必要时给予灌肠。

（6）功能锻炼　截瘫病人非常容易发生肌肉萎缩、关节僵硬或足下垂等畸形，要指导病人进行功能锻炼。其方法包括已瘫痪与未瘫痪的肌肉和关节的活动。①进行瘫痪肢体的被动运动。髋关节练习伸直、外展活动，防止发生屈曲、内收、内旋畸形。膝关节练习伸屈活动，防止膝关节强直。踝关节练习背屈活动，防止发生足下垂，影响行走功能。以上功能锻炼应每日3～4次，每次15～20分钟。②进行肌肉按摩，促进血液循环，有利于功能恢复。③进行健肢的主动运动，可用哑铃或拉弹簧锻炼上肢和胸背部肌肉。④病情允许时在床上练习坐起，逐渐过渡到借用辅助工具下地站立、行走。指导病人独立完成翻身、穿脱衣裤、自己放便器大小便等，通过锻炼使病人逐渐恢复生活自理能力。

3. 心理护理　脊柱骨折合并脊髓损伤病人由于发生肢体功能障碍或瘫痪，丧失生活工作能力，给病人及家属造成心理和生活上的沉重负担。病人常表现为绝望、焦虑、恐惧或愤怒等心理反应。因此，要多与病人沟通，注意观察病人心理反应，给予病人心理支持和心理疏导，逐步地向病人解释病情，使其面对现实，配合治疗和护理，争取有最好的功能恢复结果。同时要鼓励病人家属及朋友多关心及照顾病人，使病人树立生活的信心。

4. 病情观察　术后监测血压、脉搏变化，观察有无休克征兆。

5. 健康指导

（1）康复锻炼　有条件者转入社区康复中心进行康复治疗。坚持进行功能锻炼，预防失用性肌萎缩及关节僵直，提高生活质量。

（2）复查　行内固定术后1个月、3个月、6个月后复查，检查内固定有无松动移位、骨折愈合及神经恢复情况。

第九节　肩关节脱位

一、疾病概述

【概念与特点】

肩关节脱位由直接和间接暴力所致，占全身关节脱位的40%以上，且多发生于青壮年，男性多于女性。分前脱位、后脱位，以前者较多见。肩关节前脱位以间接暴力引起者最多见，有传导暴力和杠杆暴力2种。因脱位后肱骨头所在的位置不同，又分为肩胛盂下脱位、喙突下脱位和锁骨下脱位。此外肩关节指肩肱关节，由肱骨头、肩胛盂、关节囊组成，周围的肩袖、肌肉将肱骨悬挂于肩胛骨上。

【临床特点】

（1）症状　患肩疼痛、肿胀、活动障碍，肩部失去原有圆隆曲线，呈方肩畸形。肩胛盂处有空虚感，有时伴有血管神经损伤。

（2）Dugas征阳性　将患侧肘部紧贴胸壁时，手掌不能搭到健侧肩部；将手掌搭在健侧肩部时，肘部无法贴近胸壁，称Dugas征阳性。

【辅助检查】

X线检查根据肱骨头分离的程度和方向，分为以下几型：①肩关节半脱位：关节间隙上宽下窄。肱骨头下移，尚有一半的肱骨头对向肩盂。②肩关节前脱位：最多见。其中以喙突下脱位尤为常见。正位片可见肱骨头与肩盂和肩胛颈重叠，位于喙突下0.5～1.0cm处。肱骨头呈外旋位，肱骨干轻度外展。肱骨头锁骨下脱位和盂下脱位较少见。③肩关节后脱位：少见。值得注意的是正位片肱骨头与肩盂的对位关系尚好，关节间隙存在，极易漏诊。只有在侧位片或腋位片才能显示肱骨头向后脱出，位于肩盂后方。

【治疗原则】

（1）手法复位　脱位后应尽快复位，选择适当麻醉（臂丛麻醉或全身麻醉），使肌肉松弛并使复位在无痛下进行。老年人或肌力弱者也可在止痛剂下（如75～100mg哌替啶）进行。习惯性脱位可不用麻醉。复位手法要轻柔，禁用粗暴手法以免发生骨折或损伤神经等附加损伤。

（2）手术复位　有少数肩关节脱位需要手术复位，其适应证为：肩关节前脱位并发肱二头肌长头肌腱向后滑脱阻碍手法复位者，肱骨大结节撕脱骨折，骨折片卡在肱骨头与关节盂之间影响复位者，合并肱骨外科颈骨折，手法不能整复者，合并喙突、肩峰或肩关节盂骨折，移位明显者，合并腋部大血管损伤者。

二、主要护理问题

（1）有体液不足的危险　与创伤后出血有关。

（2）疼痛　与损伤、牵引有关。

（3）有周围组织灌注异常的危险　与神经血管损伤有关。

（4）有感染的危险　与损伤有关。

（5）躯体移动障碍　与骨折脱位、制动、固定有关。

（6）潜在并发症　脂肪栓塞综合征、骨筋膜室综合征、关节僵硬等。

（7）知识缺乏　缺乏康复锻炼知识。

（8）焦虑　与担忧骨折预后有关。

三、护理措施

1. 常规护理

（1）心理护理　给予病人生活上的照顾，及时解决病人的困难，给病人精神安慰，减轻紧张心理。

（2）活动指导 ①抬高患肢，以利于静脉回流，减轻肿胀。②指导病人进行正确的功能锻炼。③协助医师及时复位，并向病人讲述复位后固定的重要性，防止习惯性脱位。

（3）疼痛的护理 ①疼痛时给止痛药，局部早期可冷敷，超过24小时局部热敷以减轻肌肉痉挛引起的疼痛。②抬高患肢，保持功能位，以利消除肿胀。③指导病人早期进行功能锻炼。

（4）手术护理 准备手术的病人，做好术前准备及术后护理。

2. 病情观察

（1）石膏固定者，观察末梢血液循环情况，肢端出现肿胀、麻木、皮肤青紫、皮温降低及疼痛，说明有血液循环障碍，应报告医师及时处理。

（2）牵引病人应观察是否为有效牵引，有无压迫神经的症状，保持患肢的功能位。

3. 健康指导 为了促进关节功能的早日恢复，防止关节功能锻炼，避免发生再脱位，在关节脱位数日后，就要开始适当的关节周围肌肉的收缩活动和其他关节的主动运动。

第十节 髋关节脱位

一、疾病概述

【概念与特点】

髋关节脱位多由强大暴力所致，病人多为青壮年。根据脱位后股骨头的位置可分为3种类型：前脱位、后脱位和中心脱位，以后脱位最常见。由于髋关节周围有强大的肌肉，因此，只有强大的暴力才会引起髋关节脱位。髋关节后脱位多由间接暴力引起；髋关节前脱位则以外力杠杆作用为主，前脱位偶尔能引起股动脉、股静脉循环障碍，或伤及股神经；中心型脱位则由外侧暴力作用于大粗隆，或下肢呈外展屈曲姿势作用于膝部而致脱位。病人的预后与伤情，是否及时处理密切相关。

【临床特点】

（1）后脱位 ①髋关节在屈曲内收位受伤史。②髋关节疼痛，活动障碍等。③脱位的特有体征：髋关节弹性固定于屈曲、内收、内旋位，足尖触及健侧足背，患肢外观变短。腹沟部关节空虚，髂骨后可摸到隆起的股骨头。大转子上移，高出髂坐线。④有时并发坐骨神经损伤，髋臼后上缘骨折。晚期可并发股骨头坏死。

（2）前脱位　髋关节呈屈曲、外展、外旋畸形，患肢很少短缩、大粗隆亦突出、但不如后脱位时明显、可位于髂坐线之下，在闭孔前可摸到股骨头。

（3）中心脱位　畸形不明显，脱位严重者可出现患肢缩短、下肢内旋内收、大转子隐而不现、髋关节活动障碍。临床上往往需经 X 线检查后，方能确定诊断。常合并髋臼骨折，可有坐骨神经及盆腔内脏器损伤，晚期可并发创伤性关节炎。

【治疗原则】

新鲜髋关节脱位在麻醉下手法整复，复位后下肢皮套牵引 3 周，3 个月内不负重行走，以避免股骨头坏死的发生，手法复位多次未能整复者，宜早期开放复位。

二、主要护理问题

（1）疼痛、肿胀　与脱位、牵引有关。

（2）躯体移动障碍　与骨折脱位、制动、固定有关。

（3）知识缺乏　缺乏外固定与康复锻炼知识。

（4）焦虑　与担忧预后有关。

三、护理措施

1. 非手术治疗及术前护理

（1）心理护理　病人意外致伤，常常自责，顾虑预后，易产生焦虑。应给予耐心开导，介绍治疗方法，并给予悉心照顾，以减轻或消除心理问题。

（2）牵引护理　①单纯髋关节前、后脱位：手法复位后，可用皮肤牵引固定 3 ~ 4 周，其中后脱位于轻度外展，前脱位于内收、内旋、伸直位。②髋关节中心型脱位：股骨头突入盆腔明显者，在大粗隆侧方和股骨髁上纵向骨牵引同时进行，将患肢外展，做大牵引量骨牵引，争取 3 日内达到满意复位。

髋臼粉碎骨折但股骨头未突入盆腔者，则在牵引下早期活动，以期用股骨头模造出适宜的髋臼，牵引持续 10 ~ 12 周。

（3）功能康复 ①复位后在皮牵引固定下行双上肢及患肢踝关节的活动。②3 日后进行抬臀练习。③单纯髋关节前、后脱位，去除皮牵引后，用双拐练习步行。但 2 ~ 3 个月内患肢不负重，以免缺血的股骨头因受压而塌陷；中心型脱位，肢体完全负重宜在 4 ~ 6 个月后。

2. 术后护理

（1）若伤口渗血过多，应及时更换敷料，保持干燥。

（2）伴有骨折的病人，维持股骨髁上牵引，外展中立位 6 ~ 8 周。

（3）伴有神经、血管损伤的病人，要经常观察血运、感觉、运动恢复情况。

3. 病情观察

（1）石膏托固定的病人，应抬高患肢，注意观察患肢末梢循环情况，定时按摩，防止压疮的发生。

（2）手术切开复位术后，注意观察病人的出血情况。有些髋关节脱位病人切开复位的同时还需要进行螺丝钉、钢针骨折内固定，手术比较大，术后应密切观察病人的生命体征变化，尽早发现出血征象，及时处理。

4. 健康指导

（1）休息、饮食 保持患肩制动 4 周，注意补充维生素。

（2）功能锻炼 固定期间进行前臂屈伸、手指抓捏练习；4 周后去除外固定，逐步活动肩关节。

（3）随诊 术后 4 周拍 X 线片复查。每半年复查 X 线片，至少观察 5 年以上，预防创伤后股骨头坏死的发生。

第十一节 手外伤

一、疾病概述

【概念与特点】

手外伤多为综合伤，常同时伴有皮肤、骨、关节、肌腱、神经和血管损伤，完全或不完全性断指、断掌和断腕等也有发生。据统计，手外伤占外科急诊总数 20%，占骨科急诊总数 40%。损伤原因有：刺伤、锐器伤、钝器伤、挤压伤和火器伤。根据损伤原因和损伤程度的不同，预后也不同。

【临床特点】

运动及功能障碍。

【辅助检查】

X 线检查可明确骨折的类型和程度。

【治疗原则】

手外伤的处理因其手部解剖和功能比较特殊，因此要求也较高，除遵守一般创伤处理原则外，还有特殊的处理原则。

二、主要护理问题

（1）自理缺陷　与骨折、医疗限制、瘫痪、卧床治疗、体力或耐力下降、意识障碍有关。

（2）疼痛　与化学刺激、缺氧、缺血、机械性损伤、温度不宜及心理因素等有关。

（3）有皮肤受损的危险　与神经受损后手部感觉、运动障碍和肌萎缩有关。

（4）潜在并发症——手部血液循环障碍　与骨折、创伤、血管损伤、局部受压有关。

（5）知识缺乏　与缺乏医学知识、不了解功能锻炼的重要性和方法、疼痛、畏惧有关。

三、护理措施

1. 术前护理

（1）心理护理　意外致伤后病人顾虑手术效果易产生焦虑心理。应给予其耐心地开导，介绍治疗方法及预后情况，并给予悉心地护理，同时争取家属的理解与支持，减轻或消除心理问题，积极配合治疗。

（2）体位　平卧位，患手高于心脏，有利于血液回流，减轻水肿和疼痛。

（3）症状护理　手部创伤常伴有明显疼痛，与手部神经末梢丰富、感觉神经末端的位置表浅（特别是在桡侧与尺侧）、腕管内容相对拥挤有关。剧烈的疼痛会引起血管痉挛，还可引起情绪、凝血机制等一系列的变化，因此，应及时遵医嘱使用止痛药。

2. 术后护理

（1）体位　平卧位，抬高患肢，以利静脉回流，防止和减轻肿胀。手部尽快消肿，可减少新生纤维组织的形成，防止关节活动受限。

（2）饮食　宜进食高能量、高蛋白、富含维生素及铁、粗纤维饮食。

（3）局部保温　应用60～100W照明灯，距离30～40cm照射局部，保持室温在22～25℃（当室温接近30℃时可免用烤灯），使局部血管扩张，改善末梢血液循环。术后3～4日内进行持续照射，以后可以在早晨、夜间室温较低时照射，术后1周即可停用。

（4）用药护理　及时、准确地执行医嘱，正确使用解痉、抗凝药物，如罂粟碱、妥拉唑啉、右旋糖酐-40，以降低红细胞之间的凝集作用和对血管壁的附着作用，并可增加血容量，减低血液的黏稠度，利于血液的流通及伤口愈合；用药过程中，需注意观察药物不良反应（如出血倾向等）。

（5）潜在并发症的预防　①感染：病人入院后，注意保护患手，避免或防止污染程度增加；妥善固定患肢，防止加重损伤；术前认真细致地备皮；及时应用破伤风抗毒素和广谱抗生素。②关节活动障碍：手指尽量制动在功能位；尽量缩小固定范围和缩短固定时间，如血管吻合后固定2周，肌腱缝合后固定3～4周，神经修复后固定4～6周；一旦拆除固定，及时进行患肢功能练习，以免造成关节僵直。③肌肉失用性萎缩：患肢充分进行肌力练习；新近修复的肌腱肌肉，在静息约2周后应随着缝合处抗扩张强度的恢复而逐渐开始由轻而重的主动收缩；肌力为Ⅰ～Ⅱ级时进行感应电刺激；肌力达Ⅲ级以上时必须进行抗阻练习，如揉转石球、捏皮球或海绵卷及挑皮筋网。

3. 功能锻炼

（1）主动练习法　一般可在术后3～4周开始。主动充分的屈曲和伸直手的各关节，以减少肌腱粘连。对于肌腱移位术后的病人，在主动锻炼其移位的肌腱功能时，应结合被移植的肌腱原先的功能进行锻炼。

（2）被动活动法　被动活动开始的时间及力量大小，要依手术缝合方法、愈合是否牢固而定。如编织法缝合可在术后 5～6 周开始被动活动，力量由小到大，缓慢进行，不可用力过猛；在开始锻炼之前先做物理疗法，如理疗、按摩等。术后 5 周内不做与缝合肌腱活动方向相反的被动活动及牵拉肌腱活动，可做被动牵拉肌腱活动，使轻度的粘连被动拉开，但不可用力过猛，以防肌腱断裂。

（3）作业疗法　为病人提供有助于改善关节活动度、肌力及手部协调运动的练习，如包装、木工、装配、编织、镶嵌、制陶、园艺、弹奏乐器、玩纸牌、球类活动等。

4. 病情观察

（1）术前病情观察　包括生命体征及患肢局部情况，尤其应警惕失血性休克的发生，正确使用止血带。

（2）术后病情观察　①全身情况：病人经受创伤和手术后，失血较多而致低血压。而低血压容易使吻合的血管栓塞，直接影响肢体的成活。因此，术后要及时补充血容量，纠正贫血。②局部情况：手部皮肤颜色、温度、毛细血管回流反应、有无肿胀等。损伤后的肿胀程度与损伤部位的结缔组织特征和血管分布有关，即结缔组织、血管丰富的部位肿胀明显。疼痛与损伤的程度和局部活动度有关：损伤越严重，局部活动度越大，疼痛越剧烈。疼痛一般在伤后 2～3 日开始缓解，1 周左右可适应。此时，若疼痛未减轻且有加重趋势，应考虑感染的可能。

5. 健康指导

（1）讲究卫生，及时修剪指甲，保持伤口周围皮肤清洁。

（2）注意营养，有利神经、血管的修复。

（3）坚持康复训练，改善手部功能用两手相对练习腕背伸，两手背相对练掌屈，手掌平放桌上练腕背伸，腕放桌边练腕常屈，拇指外展练习虎口，手部关节按压练习等。避免过度用力，以防神经损伤、肌腱断裂。

（4）复诊　①神经损伤的病人，3 周时进行肌电图检查，此后每隔 3 个月复查 1 次，观察神经功能恢复情况；同时测试患指的感觉和运动情况。②肌腱损伤病人出院后 3 周复查。此后可在 1.5 个月、3 个月、6 个月复查。

第十二节　颈椎病

一、疾病概述

【概念与特点】

颈椎病是指由于颈椎间盘的退变及其继发性椎间关节退行性改变，从而引起颈部脊髓、神经、血管损害而表现出的相应症状及体征的一类疾病。常见于30岁以上低头工作者，男性多于女性。引起颈椎病常见的原因是颈椎退行性改变，严重的退变可引起周围的神经、血管等组织的受压。另外，先天性颈椎管狭窄也可引起颈椎病。创伤为颈椎病的主要诱因。颈椎病分为神经根型、脊髓型、交感型、椎动脉型及混合型。

【临床特点】

（1）神经根型颈椎病　临床上最常见，主要因椎间盘向后外侧突出，钩椎关节或关节突增生、肥大，压迫或刺激神经根，引起颈部疼痛及僵硬。表现为颈肩痛、颈项僵直，不能做点头运动、仰头及转头活动，疼痛沿神经根支配区放射至上臂、前臂、手及手指，伴有上肢麻木、活动不灵活，X线片可显示椎间隙狭窄，椎间孔变窄，后缘骨质增生，钩椎关节骨赘形成。压头试验：病人端坐，头后仰并偏向患侧，检查者用手掌在其头顶加压，可诱发颈痛及上肢放射痛。

（2）脊髓型颈椎病　其致病原因为后突的髓核、椎体后缘骨赘、增生肥厚的黄韧带及钙化的后纵韧带压迫或刺激所致，多发生于40～60岁的中年人，早期表现为单侧或双侧下肢发紫发麻，步态不稳，有踩棉花样感觉。继而一侧或双侧上肢发麻，持物不稳，所持物容易坠落，严重时可发生四肢瘫痪，小便潴留，卧床不起，自下而上的上运动神经元性瘫痪。X线检查可显示颈椎间盘狭窄和骨赘形成。

（3）椎动脉型颈椎病　因上行的椎动脉被压迫、扭曲，造成颅内一过性缺血所致。表现为头痛、头晕、颈后伸或侧弯时眩晕加重，视觉障碍，并可有恶心、耳鸣、耳聋甚至突然摔倒等症状，X线检查可见正位片钩椎关节模糊，骨质硬化并有骨赘形成。

（4）交感型颈椎病　是颈椎旁的交感神经节后纤维被压迫或刺激所致。表现有头痛、头晕、耳鸣、枕部痛、视物模糊、流泪、眼窝胀痛、鼻塞、心律失常、血压升高或降低、皮肤瘙痒、麻木感、多汗或少汗。

（5）混合型　临床上共存两型以上症状，则称为混合型。

【辅助检查】

1. 实验室检查　脊髓型颈椎病者行脑脊液动力学试验显示椎管有梗阻现象。

2. 影像学检查　颈椎X线检查可见颈椎曲度改变，生理前凸减小、消失或反常，椎间隙狭窄，椎体后缘骨赘形成，椎间孔狭窄。CT和MRI可示颈椎间盘突出，颈椎管矢状径变小，脊髓受压。

【治疗原则】

神经根型、椎动脉型和交感神经型颈椎病以非手术治疗为主；脊髓型颈椎病由于疾病自然史逐渐发展使症状加重，故确诊后应及时行手术治疗。

二、主要护理问题

（1）焦虑　与预感到个体健康受到威胁、形象将受到破坏、疼痛预后不佳、担心社会地位改变、不理解手术程序、担心术后效果、不理解特殊检查与治疗、已经或预感到将要失去亲人、不适应住院环境、受到他人焦虑情绪感染、经济困难、治疗时间较长、费用较高等有关。

（2）躯体移动障碍　与骨折、治疗受限、神经受损、体力和耐力下降、意识障碍有关。

（3）自理缺陷　与骨折、医疗限制、瘫痪、卧床治疗、体力或耐力下降、意识障碍有关。

（4）舒适的改变　与神经根受压、脊髓受压、交感神经受刺激、椎动脉痉挛有关。

（5）有排泄形态的改变　与马尾神经受压、长期卧床有关。

（6）有牵引效能降低或失效的可能　与缺乏维持牵引有效效能的知识、病人意识障碍或不配合有关。

（7）有发生意外的可能　与合并有内脏疾病、创伤后应激反应、生理功能退化有关。

(8) 潜在并发症——窒息 与清理呼吸道无效、血肿压迫与伤口渗血多且引流不畅、植骨脱出压迫气管、进食不当等有关。

(9) 潜在并发症——脑脊液漏 与硬脊膜破裂有关。

(10) 潜在并发症——压疮 与局部持续受压（瘫痪、牵引、大手术后不能自行变换体位）、皮肤感觉障碍、体液刺激、摩擦、半坐卧位>30°且时间较长、骨折合并糖尿病、恶病质、老人、小儿、受伤后肢体肿胀、严重创伤后并发症、保暖措施使用不当、意识障碍、当出现变态反应或皮肤切口在愈合过程中自行搔抓时损伤、降温措施使用不当等有关。

三、护理措施

1. 保守治疗 适用于神经根型、交感型颈椎病。

(1) 头部牵引 用枕颌带坐位或卧位牵引，重量4～6kg，每日1～2次，每次20～30分钟，连续牵引3个月后休息2周。脊髓型颈椎病不宜牵引治疗，以免加重症状。

(2) 理疗、按摩 与牵引配合治疗，在牵引后进行，可以改善局部供血，松弛肌肉痉挛，解除疼痛症状。

(3) 局部制动 适用于症状较严重者。可以用颈托或支具制动。

(4) 药物治疗 应用消炎镇痛药及舒筋活血药。

(5) 加强颈部活动锻炼 疼痛好转后逐渐做颈部各方向活动，以增加颈部肌力。

(6) 体位 平时注意卧位的姿势和枕头的高度。

2. 术前护理 手术治疗分为前路和后路两种方法。适用于长期非手术治疗无效、脊髓型有明显脊髓受压症状者。

(1) 给予骨科术前护理常规。

(2) 颈椎前路手术前7～10日，在护士的指导下进行手术体位和推拉气管的练习。方法是：仰卧位，将枕头放置在肩背部，头向后仰，颈部呈过伸位，每日2次，每次15分钟，逐渐达到每日2小时。推拉气管的方法是：并拢四指，将气管向左或右推（手术切口在右侧气管向左推，切口在左侧气管向右推），每日1次，每次5~10分钟。

（3）颈椎后路的病人因手术时采用俯卧位，应练习俯卧位及深呼吸，每日2次，每次30~60分钟，为手术做好准备。

（4）嘱病人戒烟　吸烟可刺激气管使痰量增加，术后易引起肺部并发症。

（5）为了保证手术后颈部的稳定，术前一般给病人做颈托。其材料为聚丙烯，分前后两片，用尼龙搭扣连接。

3. 术后护理

（1）手术后返病室要保持脊柱水平位搬动病人，颈部制动两侧用沙袋固定。

（2）前路手术的病人可枕薄枕，使颈部呈轻度屈曲位，以防植骨滑脱。后路手术需去枕平卧或枕一薄棉垫。

（3）指导病人进行正确有效的咳嗽，痰液黏稠不易咳出时可做雾化吸入。

（4）由于手术过程中对咽喉和气管的牵拉，术后可出现咽部不适、吞咽和呼吸困难。症状轻的病人一般都能自愈，有喉头水肿的病人可做雾化吸入，每日2~3次，以减轻水肿。

（5）前路手术术后备气管切开包，注意观察病人的呼吸频率和节律。

（6）翻身时一定要护士协助，保持头、颈和躯干在同一平面，维持颈部相对稳定。

（7）病人在颈部制动的同时应尽早进行四肢功能锻炼。每日数次地进行上肢、下肢和手的小关节活动。

（8）术后卧床3~5日后，佩戴颈托可下床活动。下床的方法是：先侧身坐起，逐渐将身体移至床旁，双足下垂，适应片刻，无头晕眼花感觉时再站立行走，避免长时间卧床后突然站立引起直立性低血压而摔倒。

4. 病情观察

（1）询问病人主诉，观察颈部及肢体活动情况，是否有麻木感及活动受限，触压时是否有压痛。

（2）在牵引过程中，观察病人是否有头晕、恶心、心悸，发现上述症状，要停止牵引，让病人卧床休息。

（3）注意观察牵引的姿势、位置及牵引的重量是否合适。

（4）观察病人的心理变化，是否有焦虑、恐惧、悲观等情绪变化。

（5）病人卧床时间较长时，应注意观察受压部位皮肤是否受损，要进行预防。

（6）术后使用心电监护仪　监测血压、脉搏、呼吸、血氧饱和度。

（7）观察伤口局部的渗血和渗液情况　术后2小时内须特别注意伤口部位的出血情况，短时间内出血量多并且伴有生命体征改变者，应及时报告医师进行处理。颈后路手术病人还应注意伤口的渗液情况。有引流管者注意保持引流通畅并记录引流量。

（8）观察病人吞咽与进食情况　颈前路手术24～48小时后，咽喉部水肿反应逐渐消退，疼痛减轻，病人吞咽与进食情况应逐渐改善。如果疼痛反而加重，则有植骨块滑脱的可能，应及时进行检查和采取相应的处理措施。

5. 健康指导

（1）佩戴颈托3个月。向病人解释颈椎病的恢复过程是长期和慢性的，并且在恢复过程中可能会有反复，应做好心理准备，不必过分担忧。

（2）告诉病人不要使颈部固定在任何一种姿势的时间过长，避免猛力转头动作。应保持正确的姿势，如伏案工作时间长，要每隔一段时间进行颈部多方向运动。

（3）保持正确睡眠姿势，枕头不可过高或过低，避免头偏向一侧。

（4）日常生活中注意加强体育锻炼，增强颈部及四肢肌力。颈部肌肉的锻炼方法：先慢慢向一侧转头至最大屈伸、旋转度，停留数秒钟，然后缓慢转至中立位，再转向对侧。每日重复数十次。

（5）对颈部每日早、晚进行自我按摩，采用指腹压揉法和捏揉法，增进血液循环，增强颈部肌力，防止肌肉萎缩。

（6）按医嘱服用药物，术后1个月复查。以后每1～2个月来院复查1次。

第十三节　腰椎间盘突出症

一、疾病概述

【概念与特点】

腰椎间盘突出症是由于腰椎间盘突出、压迫相应神经根引起的以腰腿痛为主要症状的疾病。腰椎间盘突出症是骨科的常见病和多见病，是腰腿痛的最常见病因。好发于20～50岁，男女之比为（4～6）：1。腰椎间盘突出症是压迫马尾神经所造成。腰椎间盘突出症状主要发生于L_4～L_5和L_5～S_1，占腰椎间盘突出症的90%～96%。

【临床特点】

（1）腰痛伴下肢放射痛，下肢放射痛的特点：①疼痛沿神经根分布区放射；②疼痛与腹压有关；③疼痛与体位和活动有明显关系，一般于活动或劳累后疼痛加重，卧床休息后好转。

（2）下肢运动、感觉异常，受累神经根所支配的区域产生肌力和感觉异常。早期感觉过敏，晚期感觉减退、消失。

（3）马尾神经受压，产生大小便功能障碍，马鞍区感觉异常。

（4）脊柱侧弯、腰部活动受限和骶棘肌痉挛。

【辅助检查】

影像学检查系诊断腰椎间盘突出症的重要手段。

（1）X线检查　能直接反映腰部有无侧突、椎间隙有无狭窄等。

（2）CT　可显示黄韧带是否增厚及椎间盘突出的大小、方向等。

（3）MRI　可显示椎管形态，全面反映出各椎体、椎间盘有无病变及神经根和脊髓受压情况，对本病有较大诊断价值。

【治疗原则】

依据临床症状的严重程度，采用非手术或手术方法治疗。

（1）非手术治疗　适用于初次发作、病程较短且经休息后症状明显缓解、影像学检查无严重突出者。80%～90%的病人可经非手术治愈。

（2）手术治疗　有10%～20%的病人需要手术治疗。

二、主要护理问题

（1）自理部分缺陷　与骨折、医疗限制、瘫痪、卧床治疗、体力或耐力下降、意识障碍有关。

（2）舒适的改变　与神经受压、肌肉痉挛（骶棘肌）有关。

（3）排泄形态的改变　与马尾神经受压、长期卧床有关。

（4）有牵引效能降低或失效的可能 与缺乏维持牵引有效效能的知识、病人意识障碍或不配合有关。

（5）有压疮发生的可能 与局部持续受压、皮肤感觉障碍、体液刺激、摩擦、半坐卧位>30°且时间较长、皮肤营养不良、恶病质、皮肤脆弱、皮肤水肿、保暖措施使用不当、意识障碍、躁动时抓伤、搔抓等有关。

（6）有肌肉萎缩的可能 未进行功能锻炼或功能锻炼方法不正确。

（7）潜在并发症——神经根粘连 与手术后缺乏锻炼或锻炼方法不正确有关。

三、护理措施

1. 术前护理

（1）腰椎间盘突出病人早期采用保守治疗。可以卧硬板床，局部热敷、理疗。急性椎间盘突出的病人严格卧床3周，禁坐起和下床活动。

（2）可采用骨盆牵引治疗，重量为7～10kg，利于髓核的回纳。牵引3周，每日1～2次，每次1～2小时。

（3）保守治疗无效，伴有神经根功能障碍者需手术治疗。

2. 术后护理

（1）术后平卧6小时，压迫伤口止血，轴型翻身，防止脊柱扭转。

（2）术后1周卧床期间进行直腿抬高锻炼，预防神经根粘连。

（3）指导病人作腰背肌的锻炼。①挺胸：病人仰卧，以双肘支起胸部，使背部悬空。②五点支撑法（1周后开始）：病人仰卧，下肢屈膝屈髋，双足放置在床上，双肘支撑体侧，用头、双肘、双足撑起全身，使背部尽力腾空离床。③三点支撑法（2～3周开始）：让病人双臂置于胸前，用头及足部撑在床上，全身腾空后伸。④背伸法（5～6周开始）：病人俯卧，抬起头，胸部离开床面，双上肢向背后伸，双膝伸直，从床上抬起双腿。即身体的两头翘起，双肩后伸，腹部为支点，形如小燕子。⑤锻炼的方法应根据病人的病情决定。锻炼的幅度及次数应逐渐增加，在不疲劳无痛苦的情况下进行。

（4）单纯椎间盘切除的病人，术后3日即可下地佩戴支具行走。

（5）采用经皮穿刺腰椎间盘化学溶解术治疗椎间盘突出。用木瓜蛋白酶注射到椎间盘内，用药物的方法使髓核水解，适用于单纯一个或两个椎间隙的椎间盘突出，直腿抬高试验及加强直腿抬高试验阳性、无神经源性损害的病人。此手术创伤小、恢复快。术后平卧24小时。如无异常病人3日即可出院。

3. 病情观察

（1）观察伤口引流情况。

（2）观察双下肢的感觉、活动，与术前作对比。

（3）注意观察病人是否有过敏反应，如皮疹、皮肤发痒等，预防过敏性休克。

（4）观察是否有神经根刺激征，术后口服地塞米松3日及抗过敏药物。如病人出现腰臀部疼痛，应考虑为腰肌血肿，通知医师及时处理。

4. 健康指导

（1）卧硬板床休息，减少腰部疲劳。

（2）行走时要佩戴支具，以防发生意外（如腰扭伤）。

（3）继续腰背肌锻炼。

（4）佩戴支具3个月。

（5）术后1个月门诊复查。

（6）半年内不可提重物，不可急弯腰。

第十四节　急性血源性骨髓炎

一、疾病概述

【概念与特点】

急性血源性骨髓炎是指骨组织受到细菌侵袭而引起的急性炎症。多见于3~15岁儿童、青少年，男、女之比为4∶1。发病部位以股骨、胫腓骨及肱骨多见，大约为80%。最常见的致病菌为金黄色葡萄球菌，其次是乙型链球菌。本病多系血源性播散，致病菌主要来源于身体其他部位的痈、疖、皮肤脓肿、扁桃体炎和中耳炎等感染病灶，在病人全身或局部抵抗力下降时引起感染。由于小儿骨骼的血液供应比成人丰富，干骺端有许多终末动脉形成血管襻，致使该处血流缓慢，致病菌容易在此沉积，导致长骨干骺端易发生感染。另外，局部创伤后可诱发此病，是由于组织创面出血造成干骺端附近血肿，利于细菌生长。

【临床特点】

（1）症状　以胫骨上段和股骨下段多见，其次为肱骨。发病前多有创伤史和感染灶。起病急，有明显中毒症状，寒战、高热、体温高达39℃以上、食欲减退、烦躁不安、呕吐和惊厥，重者可发生感染性休克。

（2）体征　患肢持续剧痛，附近肌肉挛缩。局部皮温增高，有深压痛，3～4日后局部出现皮肤水肿，压痛明显，表示已形成骨膜下脓肿，脓肿穿破骨膜进入软组织，局部红、肿、热、痛更明显，并有波动感。3～4周后，脓肿穿破皮肤，疼痛缓解，体温可随之下降，但局部经久不愈形成窦道，转入慢性骨髓炎阶段。

【辅助检查】

（1）X线检查　早期无明显骨质改变，一般在发病2周后，方开始显示病变，可见骨质模糊，呈虫蚀样破坏和骨膜反应，并可见肿胀的软组织阴影。数周后可见死骨和骨壳形成。

（2）实验室检查　白细胞计数明显升高（20～30）$\times 10^9$/L，中性粒细胞>70%，红细胞沉降率快，血清C反应蛋白升高。其中C反应蛋白试验较红细胞沉降率及白细胞计数灵敏度高，对观察病情的发生与好转有用。血培养可为阳性，最好在高热寒战时抽血检查阳性率高。若有骨膜下脓肿，可穿刺抽脓，进行脓液培养及药物敏感试验。

【治疗原则】

（1）卧床休息，肢体制动。

（2）患肢抬高。

（3）全身支持疗法。

（4）早期使用足量的抗生素。

（5）选择合适时间进行手术。

二、主要护理问题

(1) 疼痛　与炎症物质刺激神经末梢及骨髓腔内压力增高有关。

(2) 体温过高　与致病菌产生的毒素具有致热性、组织损伤后的产物使体温调节中枢失控有关。

(3) 焦虑　与疾病反复发作、迁延不愈、担心功能障碍有关。

(4) 躯体移动障碍　与疼痛和固定体位有关。

(5) 营养失调，低于机体需要量　与恶心、呕吐、全身不适引起病人食欲下降、高热能量消耗增加有关。

(6) 组织灌注量改变　与感染性休克有关。

(7) 有受伤的危险　与骨质破坏容易发生病理性骨折有关。

(8) 便秘　与长期卧床使肠蠕动减慢、进食纤维饮食不够、高热机体水分丢失过多有关。

(9) 皮肤完整性受损　与局部皮肤受压过久、缺血坏死、受潮湿刺激、机体抵抗力下降、脓肿穿破皮肤形成溃疡、窦道有关。

(10) 潜在并发症　失用综合征。

三、护理措施

1. 非手术治疗及术前护理

(1) 心理护理　由于本病起病急，全身中毒症状明显，病人多系儿童，家属紧张，患儿对环境不适应，易哭闹，不配合治疗。应亲切和蔼地对待病人，做护理评估时动作轻柔，做各种护理操作时耐心解释、技术娴熟，以取得病人及家属的配合。

(2) 饮食　给予高热量、高蛋白、富含维生素食物。但往往患儿厌食，鼓励喝酸奶和鲜奶，其中酸奶的凝块细小易于消化，可减少胃酸消耗，并有一定抑菌功能。少食多餐，注意色、香、味，以补充营养，增强抵抗力；并发心肌炎时宜低盐饮食，限制水的摄入，以免加重心脏负担。

(3) 体位　卧硬板床休息；并发肺部感染时半坐卧位，以利咳嗽、排痰。

（4）用药护理 ①在使用抗生素之前，采血送检做细菌培养及药物敏感试验。采血宜在高热、寒战时进行，以便获得阳性结果。②使用抗生素时，注意药物的配伍禁忌，了解药物在血中的浓度和半衰期，合理安排用药时间，观察疗效，慎防不良反应。值得注意的是：大剂量联合应用抗生素后，可能出现二重感染，如假膜性肠炎，表现为腹泻，大便如泔水或蛋花汤样；真菌性口腔炎则表现为口腔黏膜溃疡。出现上述情况及时报告医师采取相应措施。

2. 症状护理

（1）高热 ①配合医师积极查明发热原因，观察热型变化，以便有针对性地给予治疗。②减少体热产生及增加体热散失。置空调房间，保持室温18~22℃，湿度50%~70%，且通风透气。温水或酒精擦浴、冰敷、冰盐水灌肠。遵医嘱使用退热剂，必要时人工冬眠疗法。采取降温措施30分钟后应复查体温，并继续观察其变化：>37.5℃，每日测3次；>38.5℃，每日测4次；>39℃，每日测6次。③减少发热对身体造成的影响。高热时卧床休息、吸氧，给予清淡且易化的高能量、富含维生素的流质或半流质饮食，保证营养及水分的摄入。保持口腔清洁，口唇干燥时涂液状石蜡或护唇油，以防口腔炎及口唇干裂。保持皮肤清洁：沐浴、擦浴、更衣、换床单，避免着凉，预防压疮。

（2）疼痛 由于长骨的干骺端是一封闭的坚硬骨腔，炎性反应使髓腔压力急剧上升，引起剧烈的疼痛，需采取以下措施：①限制患肢活动：病变在四肢长骨常用石膏托固定，在髋部行皮牵引固定。②保护患肢：搬运时动作要轻稳，以减少刺激。③关心病人，耐心解释，稳定其情绪，以增加病人对疼痛的耐受力。④遵医嘱给予镇静药、镇痛药。

3. 术后护理

（1）伤口护理 确保伤口灌洗引流通畅，防止逆行感染。①向病人及其家属说明在钻孔或开窗引流术后，继续维持伤口灌洗和引流通畅的必要性：采用大量抗生素液持续灌洗，可以尽快控制炎症，防止死骨形成。②骨髓腔灌洗：根据病灶及其髓腔大小，选用长为60~90cm、内径为0.3~0.4cm的硅胶管或塑料管2根，分别作灌注管及引流管，对病灶范围大而深者可用4根（2套）管。置在骨髓腔的一段与骨髓腔等长的引流管剪4~6个侧孔，将灌注管自骨髓腔一端经肌肉、筋膜、皮下，在距切口缘 3～5cm 处斜行穿出皮肤，并将其牢靠地固定在皮肤戮口缘。依相同方法将引流管自骨髓腔另端引起至切口外，通过滴入大量抗菌药液，达到直接杀灭细胞，局部冲洗，引流脓液，减轻毒血症状的目的。

（2）皮肤护理　由于病人体弱、营养不良、皮肤娇嫩、疼痛所致强迫体位、灌洗液外漏等因素易致皮肤破损，必须做好皮肤护理。①保持灌洗引流通畅是关键。出现渗漏时及时报告医师酌情处理，并更换浸湿的敷料和床上用物，擦拭局部皮肤，保持床单整洁和皮肤清洁。②每 2～3 小时翻身按摩 1 次。患儿用“尿不湿”接小便，并及时擦拭以保持干爽。③加强营养，可经口进食和静脉营养。

（3）预防病理性骨折　由于骨质受炎症侵犯后，髓腔破坏，骨质疏松，一旦局部缺乏保护，容易发生病理性骨折。预防：①抬高患肢，有利于静脉回流，减轻肿胀。②移动患肢时稳、准、轻。③观察邻近关节是否出现红、肿、热、痛及身体其他部位有无病灶转移，警惕骨组织感染后发生骨质疏松及破坏而骨折。

4. 病情观察　由于细菌毒素被吸收后易致败血症、脓肿转移，而可导致心肌炎（脉搏细速、心律不齐、期前收缩等）、心包炎（血压下降，心包积液）、肺脓肿（咳嗽、咳脓痰、呼吸困难）。应密切观察病人有无上述症状，并及时做出相应处理，严格控制输液速度，谨防肺水肿的发生。

5. 健康指导　由于急性骨髓炎治疗时间较长，治疗不彻底易转变为慢性炎症或病理骨折。向病人尤其是向家属提供出院指导显得尤为重要。

（1）生活　加强营养，改善卫生条件，增强机体抵抗力。

（2）体位　患肢保持功能位，防止过早负重而致病理性骨折。需待 X 线检查显示病变已恢复正常时，才能开始负重。

（3）药物　必须坚持使用抗生素至体温正常后 2 周，以巩固疗效。

（4）复诊　若伤口愈合后又出现红、肿、热、痛、流脓等提示转为慢性，需及时诊治。

第十五节　慢性血源性骨髓炎

一、疾病概述

【概念与特点】

慢性血源性骨髓炎多因急性血源性骨髓炎诊断不及时或处理不当，或机体抵抗力低下等因素导致病情继续发展演变而成。它是一个连续的过程，出现死骨、无效腔和窦道是慢性血源性骨髓炎的标志。80% 致病菌为金黄色葡萄球菌，其次为溶血性链球菌、表皮葡萄球菌、铜绿假单胞菌等。

【临床特点】

绝大部分病人有急性骨髓炎病史。静息期可无全身症状，患肢局部增粗、变形，或有肢体不等长的畸形。皮肤色素沉着，间杂瘢痕，易形成慢性溃疡。窦道经久不愈，常有死骨排出，窦道口常有肉芽组织增生，流出恶臭脓液。急性发作时，局部有明显的红、肿、热、痛，体温可升高，原已闭合的窦道开放，流出大量脓液和死骨，之后炎症逐渐消退，窦道口再次闭合。慢性骨髓炎反复发作或长期流脓，可出现贫血、衰竭等慢性中毒性症状。

【辅助检查】

（1）X 线平片　可见骨质增厚、硬化，不规则骨腔和大小不等的死骨，整个长骨增粗，密度不均匀，有时有弯曲畸形。

（2）CT 检查　因骨质浓白难以显示死骨者可作 CT 检查，可以显示脓腔与小型死骨。

（3）窦道造影　应用碘水造影剂进行窦道造影，可了解窦道与骨腔及死骨的关系。

【治疗原则】

慢性骨髓炎的治疗原则为：①保持引流通畅；②消灭无效腔；③清除死骨。

二、主要护理问题

(1) 疼痛　与炎症物质刺激神经末梢及骨髓腔内压力增高有关。

(2) 体温过高　与致病菌产生的毒素具有致热性，组织损伤后的产物使体温调节中枢失控有关。

(3) 焦虑　与疾病反复发作、迁延不愈、担心功能障碍有关。

(4) 躯体移动障碍　与疼痛和固定体位有关。

(5) 营养失调，低于机体需要量　与恶心、呕吐、全身不适引起病人食欲下降、高热能量消耗增加有关。

(6) 组织灌注量改变　与感染性休克有关。

(7) 有外伤的危险　与骨质破坏容易发生病理性骨折有关。

(8) 便秘　与长期卧床使肠蠕动减慢、进食纤维饮食不够、高热机体水分丢失过多有关。

(9) 皮肤完整性受损　与局部皮肤受压过久、缺血坏死、受潮湿刺激、机体抵抗力下降、脓肿穿破皮肤形成溃疡、窦道有关。

(10) 潜在并发症　失用综合征。

三、护理措施

1. 营养护理

(1) 慢性骨髓炎病人长期处于消耗状态，易致营养低下而消瘦、虚弱。应鼓励病人多食高蛋白、高热量、富含维生素、易消化的食物。对于食欲差的病人，少食多餐，以利消化、吸收。加强口腔护理，适当给予消化酶制剂，可促进消化液的分泌，增加食欲。后期可鼓励病人多食一些滋补肝肾及补气养血食物，如鸡蛋、牛奶、瘦肉及动物肝肾等，忌食辛辣、生、冷、硬、腥等食物。制作时应注意营养素的搭配以及色、香、味，以增加食欲，增强机体抵抗力。

(2) 静脉输入新鲜血液，也可输入人血蛋白、氨基酸、脂肪乳剂等营养物质，增强机体抵抗力。

2. 心理护理　由于炎症反复发作，久治不愈，病人忧虑而致失眠。应经常与病人谈心，给予安慰和鼓励，使其树立战胜疾病的信心。同时帮助病人解决生活中的实际困难。向病人介绍病情及治疗方面的进展以及被治愈的病例，以减少疑虑，取得配合。

3. 预防肌肉萎缩、关节挛缩　由于病人长期卧床，肢体缺乏活动可致肌肉失用性萎缩、关节挛缩甚至关节畸形，因此应重视功能锻炼。当肢体因固定而不能进行活动时则应练习肌肉的等长收缩，每日 100 ~ 500 次，以感觉肌肉有轻微酸痛为度；按摩患肢；未固定的关节若无禁忌则应进行主动活动；做引体向上、抬臀和深呼吸活动，以促进血液循环，减少并发症。

4. 病情观察

（1）观察病人生命体征情况。

（2）冲洗期间密切观察闭式灌洗引流管引流液的颜色、量、性状等。

5. 健康指导

（1）勇于面对现实，保持心情舒畅。

（2）加强营养。

（3）保证休息。

（4）坚持使用抗生素到临床症状消失 2 ~ 4 周，出现不适症状及时就诊。

（5）坚持功能锻炼。

第十六节　化脓性关节炎

一、疾病概述

【概念与特点】

化脓性关节炎是指细菌引起的关节内化脓性感染。多见于 5 岁以下儿童，好发于髋关节和膝关节，以单侧多见。最常见的致病菌为金黄色葡萄球菌，约占 85%；其次为白色葡萄球菌、链球菌、肺炎双球菌和肠道杆菌等。细菌侵入关节内的途径有：①血源性：身体其他部位的化脓性病灶内细菌通过血液循环传播至关节内；②邻近关节附近有化脓性病灶直接蔓延至关节腔内；③创伤性：细菌通过开放性创口直接进入关节引起感染；④医源性：关节手术或关节穿刺后发生的感染。

【临床特点】

（1）症状　起病急骤，全身不适，乏力，食欲不振。寒战、高热，体温高达39℃以上，全身毒血症症状，甚至出现谵妄与昏迷。

（2）体征　病变关节剧烈疼痛。浅表关节局部红、肿、热、痛明显，功能障碍，关节处于半屈位，使关节囊松弛，增大关节腔的容量，缓解疼痛；深部关节，如髋关节有厚实的肌肉覆盖，局部红、肿、热不明显，关节常处于屈曲、外展、外旋位。任何方向的活动均使关节疼痛加重，病人常拒绝做检查。

【辅助检查】

（1）实验室检查　白细胞计数及中性粒细胞增多。红细胞沉降率增快，关节穿刺，关节液可为浆液性、血性、混浊或脓性，内含白细胞、脓细胞和革兰阳性球菌。

（2）X线检查　关节X线片早期可见关节周围软组织肿胀，关节间隙增宽；稍后可见附近骨质疏松，关节间隙变窄或消失，骨面毛糙，可有骨质破坏、增生、硬化；晚期关节有纤维性融合或骨性融合。有时可见骨骺滑脱或病理性关节脱位。

【治疗原则】

治疗原则是早期诊断、早期处理、保留关节功能、减少残疾。早期积极正确的治疗是避免肢体功能障碍的关键。

二、主要护理问题

（1）体温过高　与局部感染细菌、毒素侵入血液有关。

（2）疼痛　与炎症刺激、关节肿胀、粘连有关。

（3）活动无耐力　与关节疼痛、肿胀、功能障碍有关。

（4）知识缺乏　与对疾病的相关知识缺乏了解有关。

（5）有关节功能丧失的可能　与关节粘连、骨性强直有关。

（6）潜在并发症　肢体的失用综合征。

三、护理措施

1. 常规护理

（1）卧床休息　急性期病人应适当抬高患肢，限制活动；保持患肢功能位，以减轻疼痛，消除肿胀，并预防关节畸形。急性期过后，鼓励病人做主动活动。

（2）高热护理　给予酒精擦浴、温水擦浴、头置冰袋等方法进行物理降温，必要时遵医嘱行药物降温。

（3）药物观察　根据细菌培养和药物敏感试验合理选用抗生素。注意用药浓度和药物滴速，观察药物的不良反应。

2. 专科护理

（1）引流管的护理　经一般治疗效果不理想的病人，可行关节切开置管冲洗引流。保持冲洗管和引流管通畅，维持引流管呈负压状态。观察引流液的性质，有无渗漏，及时更换污染的敷料。每日更换负压吸引器，注意无菌操作。妥善固定引流管，避免堵塞、扭曲、脱落。

（2）石膏固定的护理　临床上常采用石膏固定限制患肢活动，防止炎症扩散；减轻疼痛；防止肌肉萎缩。在石膏未干前减少搬动，勿使其折断，冬季可用电吹风吹干；从膝关节凹处将患肢抬高，观察末梢血液循环及有无石膏压迫症状；保持石膏清洁，尤其是女病人，教会其仰卧排便的方法，避免尿液、粪便污染；髋“人”字形石膏固定的病人，要观察臀部、骶尾部是否石膏过紧，以防压疮。有无恶心、呕吐、腹胀等石膏综合征的发生，给予对症处理，必要时在腹部开窗并在背部适当垫枕以减轻对腹部的压迫。

（3）功能锻炼　急性期病人可做等长收缩和舒张运动；待炎症消退后关节无明显破坏者，应鼓励病人逐渐锻炼关节功能，并配合理疗和热敷，防止关节内粘连和强直；对正常的关节应该做主动功能训练，防止失用性萎缩。

（4）出院指导　教会病人带石膏活动方法。①翻身法：必须待石膏干后进行。病人仰卧向患侧床边移动，然后伸直健腿，双手抓紧头侧栏杆，在护理人员协助下向健侧翻转，然后将身体移至床中央。②坐起法：病人先向患侧移动，臀部抵达床沿，然后双手抓住固定在床尾的拉绳，用力坐起。③下地法：将患肢用绷带在下面兜住患肢石膏足底部，上面挂在颈部，使患肢悬空不负重，借助双拐下地活动。

3. 病情观察 观察病人的生命体征，根据肢体局部的红肿、疼痛程度来判断感染的严重程度。观察脓液的颜色、气味、黏稠度来判断细菌的种类，为合理应用抗生素提供临床依据。

4. 健康指导

（1）向病人及家属介绍疾病的发生原因、治疗方法和愈后情况。

（2）讲解石膏护理的方法。

（3）强调功能锻炼的重要性和方法。

（4）介绍压疮产生的原因及预防压疮的方法。

（5）自我检测的方法及定期复查的意义，安排复查时间。

第十七节 强直性脊柱炎

一、疾病概述

【概念与特点】

强直性脊柱炎是一种主要侵及脊柱、进展缓慢的疾病。其特征是从骶髂关节开始逐渐向上蔓延至脊柱的关节，造成骨性强直。常见于青年男性，男女发病之比为（10：1）～（14：1）。发病多在15岁以后，以20～40岁多见。病变可以在任何阶段停止，也可以复发。病程可长达数十年之久。病因尚未明了。与类风湿性关节炎相比，在临床表现、遗传素质、免疫反应、病理变化和对治疗的反应等方面均有明显不同。本病发病率较低。有的病人有明显家族史。家属同病人的关系以父子及兄弟最多，原发病变在肌腱及关节囊的骨附着处，侵犯关节少，不对称，多累及下肢大关节。无皮下结节。

【临床特点】

强直性脊柱炎起病隐匿，部分病人有低热、乏力、食欲不振等全身症状。最初病人大都有下腰背部和骶髂部疼痛并向臀部及大腿部放射。关节疼痛最先出现在骶髂关节，双侧同时发病或一侧关节先开始，不久对侧也相继发生。骶髂关节处有深压痛，常伴有肌痉挛而感觉病变关节僵硬，有时疼痛可自行缓解，间歇数周至数年重新发作。病变逐步自上发展，胸柱及胸肋关节出现僵硬。扩胸运动可受限。并有较剧烈的疼痛。当神经根受刺激或受压时，可出现胸部、腹部约束感及坐骨神经痛。脊椎周围的韧带钙化及肌痉挛，使腰椎运动明显受限或丧失，腰不能伸屈，可出现驼背畸形，最后整个脊柱发生强直。严重者腰椎强直于前屈90°位，以致病人不能平视。病变最常累及脊柱、骶髂关节及髋关节。有时侵及膝关节，而手足关节受累者较少。

【辅助检查】

（1）实验室检查　白细胞计数正常或升高，淋巴细胞比例稍增加，少数病人有轻度贫血（正细胞低色素性），红细胞沉降率可增快，但与疾病活动的相关性不大，而C反应蛋白则较有意义。血清白蛋白减少，α_1和γ－球蛋白增加，血清免疫球蛋白IgG、IgA和IgM可增加，血清补体C_3和C_4常增加。约50%病人碱性磷酸酶升高，血清肌酸磷酸激酶也常升高。血清类风湿因子阴性。虽然90%～95%以上AS病人HLA－B_{27}阳性，但一般不依靠HLA－B_{27}来诊断AS，HLA－B_{27}不作常规检查。

（2）X线检查　对AS的诊断有极为重要的意义，98%～100%病例早期即有骶髂关节的X线改变，是本病诊断的重要依据。

（3）CT　对于临床怀疑而X线不能确诊者，可以行CT检查，它能清晰显示骶髂关节间隙，对于测定关节间隙有无增宽、狭窄、强直或部分强直有独到之处。

（4）MRI和单光子发射计算机断层扫描（SPECT）　研究者认为，MRI和SPECT闪烁造影骶髂关节拍片，非常有助于极早期诊断和治疗，从这个角度看明显优于普通X线，但费用昂贵，不提倡作为常规检查。

【治疗原则】

治疗的目的为解除疼痛、预防畸形、减少病残和改进功能。

二、主要护理问题

(1) 焦虑　与疼痛、关节功能障碍、不了解疾病知识、担忧预后有关。

(2) 疼痛　与疾病有关。

(3) 躯体移动障碍　与疼痛、关节僵硬有关。

(4) 有失用综合征的危险　与长期卧床、活动受限有关。

(5) 知识缺乏　缺乏康复保健知识。

三、护理措施

1. 常规护理

(1) 心理护理　强直性脊柱炎的病人常因不明原因的腰痛及腰部僵硬感而引起思想顾虑，尤其需行人工髋关节置换术的病人，对病人的精神刺激较强，易导致心理不平衡，可出现较明显的心理反应。因此应关心和理解病人并及时给予安慰、鼓励，使病人获得心理支持，树立起战胜疾病的信心，配合治疗和护理。

(2) 饮食护理　给予高蛋白，富含维生素、钙和铁及易消化的食物，饮食应多样化，保持均衡并富于营养。

2. 专科护理

(1) 疼痛时，应嘱病人卧床休息，防止发生驼背畸形。疼痛缓解，鼓励病人多活动，进行功能锻炼。

(2) 行骨盆牵引时，抬高床尾端以产生反牵张力。如不抬高床尾，则须固定上身，以对抗加在骨盆上的牵引力。骨突部须用棉垫保护，以防发生压疮。

(3) 术后不宜过早进行直腿抬高活动，以免引起疼痛或移位。术后2～3日疼痛缓解后指导病人练习股四头肌等长收缩及未固定关节活动，拆线后即可坐起，在床上练习关节活动。待病人适应直立姿势后，可扶拐下地行走。行走时应注意保护，防止跌倒摔伤。

(4) 口服非甾体类药物及消炎止痛药物时，应注意观察有无胃肠道出血等不良反应，最好同时服用制酸剂。术后应用抗生素治疗时，注意观察抗生素的疗效和不良反应。

3. 病情观察

（1）强直性脊柱炎的病人因脊柱强直，手术不能用硬膜外麻醉或腰部麻醉，故一般多用全身麻醉。因此，应密切观察病人血压、脉搏、呼吸的变化。术后每小时测量1次，连续2次；稳定后可改为每2小时测1次，连续2次。清醒后根据病情而定，停测后，仍要继续注意观察，特殊者按医嘱执行，并注意病人意识状态和患肢血液循环情况，注意体温变化，出现异常及时处理。

（2）注意观察腰背疼痛的程度以及伴随症状，脊柱、肢体活动情况。

（3）若行骨盆牵引时，应密切观察病人双下肢血循环。肢端可因吊带缠绕过紧而压迫血管、神经引起青紫、肿胀、发冷、麻木、运动障碍以及动脉搏动弱或摸不到。遇有上述情况，应立即报告医师，详细检查，分析原因，及时调整，维持牵引处于正常状态。

4. 健康指导 强直性脊柱炎是一种慢性进行性疾病，除药物及其他辅助治疗外，病人的自我护理、自我调整对促进疾病好转、防止疾病的发展有十分重要的意义，应注意以下几个方面：

（1）生活起居要适应四季的变化，注意保暖，避免受凉。

（2）注意休息，体力劳动及活动要适当，特别是在治疗的同时要辅以功能锻炼。

（3）多吃营养丰富的食物，忌吃生冷饮食，宜吃姜、酒等温热性食物，以利于温通血脉，散寒止痛。

（4）保持愉快的情绪，对于维持健康非常重要。

（5）全髋关节置换术病人出院后不宜负重，不宜剧烈运动，继续进行功能锻炼，如有不适，随时到医院复查。

第十八节 类风湿性关节炎

一、疾病概述

【概念与特点】

类风湿性关节炎（RA）是一种病因未明、以周围对称性多关节慢性炎症反复发作的自身免疫性疾病。早期有对称性关节疼痛、肿胀、功能障碍，当炎症破坏软骨和骨质时，则出现关节畸形、功能丧失。20～60岁年龄组多见，35～45岁为高峰，女性与男性之比为2∶1或3∶1。

【临床特点】

RA发病呈多样性，大部分病人起病隐匿、缓慢，也有8%～15%的病人呈急性发作，主要表现如下：

1. 前驱症状 常于数周或数月内出现乏力、食欲不振、肌肉酸痛、低热、体重减轻等症状，2/3的病人在冬季发病。

2. 关节表现

（1）晨僵 早晨起床或长时间不动后出现关节僵硬、活动受限，经活动后症状有所减轻，称为晨僵。晨僵持续时间的长短，是判断RA和病情程度的重要指标。一般晨僵持续半小时以上才有临床意义。

（2）疼痛 早期一、两个关节运动时疼痛，病情发展可出现自发性、对称性关节疼痛。疼痛性质与程度因关节部位不同而有所不同：如手、腕关节常表现针刺痛伴压痛，如“琴键征”；足趾关节因滑膜炎早期压痛明显；膝关节因腘窝囊肿胀痛明显；髋关节、颈椎多伴有放射痛。

（3）关节肿胀 RA典型的早期特征是：近端的指间关节因肿胀产生梭形外观，伴掌指关节对称性肿胀；膝关节有明显的肿胀征；肩、髋关节肿胀少见。

（4）关节畸形 随着病情的发展、迁延，导致关节软骨、骨质的侵袭，关节移位、脱位以及韧带、关节囊、周围组织的破坏，最后受累关节不同程度的畸形。如手会出现“鹅颈”畸形、“纽扣花”畸形、“望远镜手”、“槌状指”以及爪样足、高弓足变形，膝关节屈曲挛缩、外翻等。

3. 关节外表现

（1）类风湿结节 15%～25%的RA病人会出现，多发于受压或受摩擦的部位。结节分深部和浅表两种类型。浅表结节常见于肘部、关节鹰嘴突、骶部、枕部、耳郭、背脊侧部等处。结节个数不一，大小不等，呈圆形或椭圆形，质地坚硬，可移动或固定，少数有压痛。深部结节发生在内脏组织，如胸膜、肺、心脏等，无脏器功能影响时不出现症状。

（2）类风湿血管炎 可出现全身各系统，常见皮肤、心脏、肺、肝、肾、胃肠道等血管受累，以及侵袭神经系统。类风湿性血管炎在较大血管受累时，可表现雷诺现象，指（趾）端溃疡、坏死，皮肤溃疡，内脏受累。小血管受累可致紫癜、瘀斑、网状青斑、毛细血管扩张及指甲下片样出血。供给神经和内脏的血管受累，可表现心包炎、胸膜炎、冠状动脉炎、脑血管炎、肾脏病变和高血压以及神经炎等症状。

（3）其他 有的病人会出现贫血、角膜炎、眼干燥症性等。

【辅助检查】

1. 实验室检查

（1）一般检查 血、尿常规、红细胞沉降率、C 反应蛋白、血生化（肝、肾功能）、免疫球蛋白、蛋白电泳、补体等。

（2）自身抗体 RA 病人自身抗体的检出，是 RA 有别于其他炎性关节炎如银屑病关节炎、反应性关节炎和骨关节炎的标志之一。

2. 影像学检查

（1）X 线片 关节 X 线片可见软组织肿胀、骨质疏松及病情进展后的关节面囊性变、侵袭性骨破坏、关节面模糊、关节间隙狭窄、关节融合及脱位。

（2）CT 检查 胸部 CT 可进一步提示肺部病变，尤其高分辨 CT 对肺间质病变更敏感。

（3）MRI 检查 手关节及腕关节的 MRI 检查可提示早期的滑膜炎病变，对发现 RA 病人的早期关节破坏很有帮助。

（4）超声 关节超声是简易的无创性检查，对于滑膜炎、关节积液以及关节破坏有鉴别意义。研究认为其与 MRI 有较好的一致性。

3. 特殊检查

（1）关节穿刺术 对于有关节腔积液的关节，关节液的检查包括：关节液培养、类风湿因子检测、抗 CCP 抗体检测、抗核抗体等，并做偏振光检测鉴别痛风的尿酸盐结晶。

（2）关节镜及关节滑膜活检 对 RA 的诊断及鉴别诊断很有价值，对于单关节难治性的 RA 有辅助的治疗作用。

【治疗原则】

本病的治疗包括药物、矫形外科和康复治疗。目的在于控制炎症、缓解症状、恢复关节功能和防止畸形。

二、主要护理问题

(1) 疼痛　与关节炎性反应、肿胀有关。

(2) 躯体移动障碍　与关节疼痛、强直、畸形有关。

(3) 皮肤完整性受损　与风湿性血管炎引起的皮肤损伤有关。

(4) 有失用综合征的危险　与关节炎反复发作、畸形有关。

(5) 预感性悲哀　与疾病长期不愈、可能致残有关。

(6) 知识缺乏　缺乏疾病相关知识。

三、护理措施

1. 常规护理

(1) 心理护理　由于类风湿性关节炎是一种反复发作、久治不愈的慢性疾病，病人极易产生焦虑或预感性悲哀的心理，加之疼痛、活动受限、功能障碍等更是影响病人的生活质量，医务人员要本着高尚的职业道德及时、耐心做好病人的心理护理。①帮助病人正确认识到不良情绪对疾病的影响，长期的抑郁、焦虑等不良刺激可导致细胞及各脏器功能下降、免疫功能低下、其他疾病的并发，反过来加重本病病情。②向病人介绍治疗成功的病例，同时查阅最新治疗进展，让病人树立战胜疾病的信心。③做好病人家属和亲友的工作，帮助病人建立良好的社会支持系统，让病人体会到关心和他人的需要。④教会病人掌握一些自我护理的知识和功能锻炼的方法，并从事力所能及的日常生活和工作，实现自我价值感。

(2) 生活护理　①协助病人满足日常生活需要，将常用物品放在病人易于取放的地方。②关节僵硬明显者，进行局部理疗、按摩等缓解症状，帮助恢复关节功能。③注意关节保暖，防止晨僵频繁发作、持续时间延长。④症状缓解期注重关节功能锻炼，从事力所能及的生活和工作。

2. 专科护理

(1) 疼痛护理　①在急性炎症期注意休息，协助病人满足日常生活需要，帮助病人取舒适体位，并尽可能保持关节在功能位。②遵医嘱使用消炎镇痛药物，告诉病人服药的重要性及药物不良反应，督促病人按指导方法按时服药。③教会病人掌握一些放松技术，如缓慢深呼吸、全身肌肉放松、转移注意力等方法，减轻疼痛。④关节局部进行热敷、理疗、按摩、红外线等治疗，缓解疼痛。

（2）皮肤护理 ①保持皮肤清洁干燥，每日用温水轻轻擦洗，少用刺激性的洗涤用品。②保持床铺平整、干燥、无屑，衣裤宽大、柔软、有躯体移动障碍者，注意定时翻身、按摩。③对于皮肤的丘疹样红斑、溃疡者，遵医嘱使用抗生素治疗、局部软膏涂搽、局部清创换药处理。④有雷诺现象者，指导病人避免引起血管收缩的因素，如避免寒冷外出，注意保暖，勿用冷水洗手洗脚，避免吸烟、饮咖啡等。

（3）预防失用综合征 ①向病人讲解关节失用的危害，希望病人配合以后的治疗和护理。②对关节炎发作急性期、多关节患病、其他脏器受损的重症状者，宜采取卧床休息，并取关节功能位，保护关节功能，同时避免脏器受损。③对急性发作期消退、病人症状明显改善后，可早期下床活动，并逐渐进行运动锻炼。根据病情选择适当的运动时间和强度。

3. 病情观察 用药后注意观察病人的肢体晨僵时间。关节疼痛有无减轻，关节压痛数、关节肿胀数以及有无减少，双手握力，15m 行走时间有无改善等。

4. 健康指导

（1）教会病人掌握该病发作的诱因，避免寒冷、潮湿、过度劳累、感染等；居住的房间最好通风、干燥，按季节和天气的变化来增减衣服；平常用温水洗脸、洗手；发热时勿用冰袋降温；注意保暖、避免受寒、以免疾病复发，加重病情损害。

（2）教会病人掌握一些自我护理的知识和功能锻炼的方法。如休息与运动的护理：除关节炎急性期卧床休息外，日常要养成良好的生活方式和习惯，每天有计划地进行锻炼，维持关节功能，防止失用综合征。用药的护理：各种药物的疗效因人而异，不良反应也有个体差异，非甾体抗炎药大多有胃肠道反应，应在饭后服用，同时注重胃黏膜的保护；慢作用抗风湿药多有恶心、呕吐、皮疹、白细胞和血小板减少、严重肝肾功能损害、骨髓抑制等，用药过程中需定期监测血尿常规、肝肾功能及骨髓象；糖皮质激素因停药后容易反跳，须严格按医嘱用药，不得擅自减量和停药等。

（3）使病人了解疾病的症状、体征、病程、治疗方案，加强遵医行为，病情复发、症状加重时立即就医。

第十九节　脊柱结核

一、疾病概述

【概念与特点】

脊柱结核是结核杆菌侵犯脊柱的一种继发性病变，占全身骨与关节结核的首位。其中椎体结核为99%，是由于椎体负重大、劳损多；椎体上肌肉附着少，椎体内松质成分多，椎体营养动脉多为终末动脉所致。在整个脊柱中，又以腰椎发病率最高，胸椎次之，胸腰段居第三位。本病以儿童多见。

【临床特点】

1. 全身症状　病人常有午后低热、食欲不佳、消瘦、盗汗、疲乏无力等症状。

2. 局部症状

（1）疼痛　多为轻微钝痛，活动后加重，休息后减轻。在受累脊椎的棘突有压痛及叩击痛。脊髓及神经根受压时常有神经的放射痛。

（2）姿势异常　因病变部位不同，病人所采取的姿势也不同。颈椎结核病人常有头前倾、颈缩短、双手托住头部的姿势；腰椎结核病人站立、行走时头向后仰，腰部僵直如板，拾物时不敢弯腰而取屈髋、屈膝位，以防腰背疼痛，称为拾物试验阳性。

（3）脊柱畸形　脊柱结核最常见的畸形是后凸畸形，侧弯不常见。后凸畸形严重者，胸骨向前突出呈“鸡胸”畸形。

（4）活动受限　由于病椎周围肌群保护性痉挛导致受累脊柱活动受限。

（5）寒性脓肿及窦道　脓肿可在局部扩散为椎旁脓肿，颈椎结核脓肿可汇聚于咽后壁及颈两侧，腰椎结核其脓肿可沿腰大肌向下引流到下腹部，成为腰大肌脓肿。脓肿破溃后可出现窦道，经久不愈。

（6）脊髓压迫症状　当脓肿及病灶压迫脊髓时，病人可出现不同程度的感觉、运动、反射、括约肌功能障碍。

【治疗原则】

对结核活动期的病人需卧硬板床休息，病变静止者可用支架、围腰、石膏颈或石膏背心保护。对有手术指征的病人，非手术治疗是手术治疗必要的术前准备。手术治疗的目的是清除病灶、解除压迫，植骨融合、稳定脊柱。手术方式有很多种。根据病情选用病灶清除、脓肿刮除、窦道切除、植骨融合、内固定等手术。

二、主要护理问题

(1) 焦虑 与病程长、对疾病预后担忧有关。

(2) 自理能力缺陷 与截瘫或牵引、石膏等医疗限制有关。

(3) 营养失调，低于机体需要量 与代谢需要增加有关。

(4) 疼痛 与炎症化学刺激有关。

(5) 体温升高 与感染有关。

(6) 有皮肤完整性受损的危险 与局部长期受压、体液刺激、机体营养状况不良等有关。

(7) 潜在并发症 气胸、截瘫。

(8) 知识缺乏 缺乏治疗及康复知识。

三、护理措施

1. 手术治疗及术前护理

（1）心理护理 脊柱结核系慢性病，病程长，抗结核药应用时间可长达2年，用药过程中可出现不良反应，加之病人体质弱，生活自理能力下降甚至丧失，而且大部分病人发病前生活即处于贫困状态，发病后则是“雪上加霜”，容易产生悲观厌世情绪。医护人员应深入病房，耐心解释病情及预后，解除顾虑，取得病人及家属的支持与配合，调动其主观能动性，配合治疗，对治疗充满信心。

（2）饮食　告知病人及家属，充足的营养是促进结核病治愈的重要措施之一。鼓励进食高蛋白、高热量、富含维生素的食物，如牛奶、鸡蛋、瘦肉、豆类、鱼、麦片、新鲜蔬菜和水果。同时注意饮食的多样化及色、香、味、形等，以促进消化液的分泌，增加食欲。保证总热量在 8368 ~ 12552kJ/d，其中蛋白质 1.5 ~ 2.0g/(kg · d)。对肝功能和消化功能差的病人，给予低脂、优质蛋白、清淡的膳食，以减轻胃肠及肝脏的负担。

（3）体位　脊柱结核病人需卧硬板床休息。但病人往往难以遵守，需督促执行，并反复向病人及家属强调卧床休息的必要性：预防瘫痪或瘫痪加重，降低机体代谢，减少消耗；对病变处于静止期，脊柱仍不够稳定的病人，可用颈托、腰围或石膏背心保护。

（4）皮肤护理　脊柱结核病人由于长期卧床、营养低下、活动无耐力极易出现皮肤破损。应经常为病人擦浴，按摩受压部位及骨隆突处；保持床单清洁、平整、干燥；鼓励病人在床上充分活动肢体，必要时协助翻身；当寒性脓肿向体外穿破形成窦道时，应及时更换敷料，防止脓液侵蚀局部皮肤引起溃烂。

（5）用药护理　①大多数抗结核药物对肝脏都有一定的毒性作用，应定时进行肝功能监测。②若出现指、趾末端疼痛、麻木等症状，系异烟肼引起的周围神经炎，可予以维生素 B_6 加以防治。③若出现耳鸣、耳聋、眩晕症状，系链霉素、卡那霉素对听神经的损害，应及时停药。④若视力有改变，系乙胺丁醇对视神经的损害，应及时停药。⑤若出现胃肠道反应而影响食欲，系对氨基水杨酸钠引起，可使用碳酸氢钠减轻症状。

（6）备皮　手术前，根据手术方式给予相应的备皮。如颈椎前路手术需刮胡须，后路手术则需剃头；胸、腰椎前路手术需剃胸毛，后路手术则需准备整个背部的皮肤；需植骨时，备会阴部皮肤。

2. 术后护理

（1）体位　根据麻醉方式选择体位。颈椎结核术后需用颈托或沙袋固定颈部，以防颈部扭曲引起植骨块松动、内置物断裂。腰椎结核前路术后需用沙袋压迫伤口，以防病灶处渗血及无效腔形成。根据手术部位与方式决定卧床时间，一般为 3 ~ 6 个月。

（2）潜在并发症的观察与护理　①休克：由于脊柱结核病人病程长，存在不同程度的营养不良，手术创面大，术后可能出现低血容量性休克。加之手术常使用全身麻醉，因此，术后3小时内需每30分钟测量1次脉搏、呼吸、血压，病情平稳后24小时内每1～2小时测量1次，同时观察肢端温度、皮肤弹性、皮肤及口唇色泽，毛细血管回流反应、尿量等，谨防低血容量性休克。一旦出现，应及时报告医师，加大氧气流量，加快输液速度或输血。②窒息：颈椎结核并有咽后壁脓肿或全身麻醉术后未清醒时可出现窒息。应向病人及家属说明：颈椎结核出现咽后壁脓肿时可导致吞咽困难，应根据吞咽程度选择易消化的、高营养的流质和半流质饮食及软食，进食速度慢而均匀，防止食物呛入气管而窒息；全身麻醉术后病人在清醒前去枕平卧，头偏向一侧，并有专人守护，避免呕吐物误吸。一旦出现窒息，迅速吸出异物，必要时气管切开。③瘫痪：当体位不当致脊髓受压或手术后脊髓水肿等均有可能引起瘫痪或使原有瘫痪加重。应观察病人的双下肢运动、感觉、大小便等情况，若功能改善，表示已解除脊髓受压；若功能变差，则可能为脊髓水肿等，应立即报告医师做相应处理。④气胸：由于胸椎结核病灶清除术过程中易致胸膜破裂而出现呼吸困难等，不必惊慌。少量积气，可自行吸收；积气量较大时，出现呼吸音减低、呼吸短促、胸闷等缺氧症状，应及时报告医师，并协助做闭式抽气；合并有血气胸时，应做胸腔闭式引流，并给予高流量吸氧。

（3）功能锻炼　鼓励卧床病人翻身、坐起或下床活动；合并截瘫或脊柱不稳者，做抬头、扩胸、深呼吸、咳嗽和上肢运动，同时进行被动活动并按摩下肢各关节，以防止关节粘连、强直。进行功能锻炼时应注意：①活动时间：术后1～2日内并有发热时不宜锻炼，以免引起疼痛，加重心脏负担，使病情恶化。②活动量：根据病人耐受能力而定，以不感到疲劳为宜，且应循序渐进，持之以恒。③观察反应：锻炼过程中，如出现活动后精神不振、疲乏无力、疼痛加剧、病情加重等，应暂停锻炼。

3. 病情观察

（1）体温和脉搏　病人入院后不管体温、脉搏正常与否，均应每日测3次且应准确，以便观察其变化，从而判断抗结核药物的疗效及选择手术时机，为医师制定下一步的治疗方案提供客观的依据。

（2）肢体及排便功能　观察病人四肢活动、感觉有无减退或消失，大、小便是否障碍等，从而判断病情是否好转或加重，以便医师调整治疗方案。

4. 健康指导 由于骨与关节结核病人治疗时间长，且需采取综合措施才能彻底治愈，必须取得家属的重视与支持以及病人的配合，出院指导尤为重要。

（1）生活指导 适当休息，保证营养供给。

（2）服药 在医师指导下连续服用抗结核药2年左右，不可间断，并注意观察药物的不良反应，每月检查血常规、红细胞沉降率、肝功能和听力等。

（3）了解痊愈标准 ①全身情况良好，体温正常，食欲好，连续3次红细胞沉降率正常；②局部症状消失，无疼痛，窦道闭合；③X线显示：脓肿缩小乃至消失，或已钙化；④无死骨，病灶边缘轮廓清晰；⑤起床活动已1年，仍能保持上述4项指标。符合上述标准可停止抗结核治疗，但仍需定期复查。

第二十节 骨软骨瘤

一、疾病概述

【概念与特点】

骨软骨瘤是一种比较常见的良性肿瘤。该肿瘤随人体发育而增大。骨软骨瘤多见于青少年，好发于长骨的干骺端，如股骨下端、胫骨上端和肱骨上端。

【临床特点】

（1）在良性骨肿瘤中最为多见，有单发性及多发性两种。常见于青少年男性。好发于长管骨干骺端，尤以股骨下端及胫骨上端最为常见；其次为胫骨远端、股骨近端、尺骨远端，仅有1%单纯骨软骨瘤可恶变，多发性骨软骨瘤及广基底的骨软骨瘤有明显恶变倾向。

（2）常合并肢体短缩和弯曲畸形。局部肿块生长缓慢，突出于皮肤表面，骨样硬度，无明显疼痛和压痛。

【治疗原则】

无症状者嘱病人需定期照X线片观察。肿瘤较大者，忌拿重物和过度跑跳。生长年龄结束时，骨软骨瘤停止生长，少数可自行吸收。手术后一般不再复发。单发性1%可恶变，多发性的恶变率为5%。

二、主要护理问题

(1) 恐惧、忧虑　与肢体功能丧失或对预后的担心有关。

(2) 疼痛　与肿瘤压迫神经、手术创伤有关。

(3) 自我形象紊乱　与肿瘤引起肢体畸形有关。

(4) 有皮肤完整性受损的危险　与长期卧床有关。

(5) 躯体移动障碍　与疼痛或肢体功能受损有关。

(6) 知识缺乏　缺乏疾病的诊断、治疗措施、预后及术后患肢功能锻炼知识。

(7) 睡眠障碍　与疼痛及焦虑有关。

(8) 有受伤的危险　与病理性骨折、脱位有关。

(9) 潜在并发症——病理性骨折、血容量不足、肢体失用综合征、压疮、坠积性肺炎、泌尿系感染或结石、便秘等。

三、护理措施

1. 常规护理

(1) 心理护理　针对病人及其家属对肿瘤性质、治疗方案及预后的疑虑，给予解释。对于肿瘤较小，不影响肢体发育和功能，无周围重要血管、神经组织压迫症状者，只需观察并定期复查；而对于肿瘤生长较快，并影响肢体功能或压迫重要神经、血管者，行肿瘤切除术，力求彻底，避免复发；只有当肿瘤突然迅速增大，并出现疼痛，疑有恶变可能时，才使用大块切除术。

(2) 饮食　宜高蛋白、高糖类、丰富维生素类的食物。

2. 专科护理

(1) 缓解疼痛　为病人提供安全、舒适的环境，并与其讨论疼痛的原因和缓解方法。指导病人应用非药物方法缓解疼痛，如放松训练、催眠、暗示、想像等。若疼痛不能控制，可遵医嘱应用镇痛药物。

（2）预防病理性骨折　提供无障碍环境，教会病人正确使用拐杖、轮椅等助行器，避免肢体负重，预防病理性骨折。

3. 病情观察

（1）观察疼痛性质，遵医嘱使用止痛剂，并观察其不良反应。

（2）当病人行大块切除术后，应观察伤口渗血情况及肢体末梢血运。

4. 健康指导

（1）避免剧烈运动，防止病理性骨折。

（2）定时复查，不适就诊。

第二十一节　骨巨细胞瘤

一、疾病概述

【概念与特点】

骨巨细胞瘤是一种起源于松质骨的溶骨性肿瘤，临床比较常见，属潜在恶性。发病年龄多在20~40岁，发病部位可在任何骨骼，以股骨下端、胫骨上端、桡骨下端和肱骨上端最多见。病理特点是成纤维样梭形细胞和散在多核巨细胞为主的结构。多核巨细胞甚多，梭形细胞分化良好者属Ⅰ级，为良性。多核巨细胞很少，梭形细胞分化较差，有丝分裂像多者属Ⅲ级，为恶性。介于两者之间者为Ⅱ级。

【临床特点】

早期症状是局部疼痛及压痛，疼痛性质可为间歇性。位于浅表部位者，可出现局部肿胀或肿块。当肿瘤增大而使表面骨皮质膨胀变薄时，触之有捏乒乓球样感觉。位于脊椎的肿瘤，可引起相应神经压迫症状。

【治疗原则】

骨巨细胞瘤的治疗以手术治疗为主，一般不行放射治疗，放疗仅适用于手术不易完全清除病灶的部位，以控制疾病的发展，因放疗后可能诱发肿瘤肉瘤变。

二、主要护理问题

（1）焦虑、恐惧　与肢体功能丧失或对预后的担心有关。

（2）疼痛　与肿瘤压迫或浸润神经、手术创伤、截肢后的幻肢痛有关。

（3）躯体移动障碍　与疼痛或肢体功能受损有关。

（4）营养不良　与恶病质、食欲不振有关。

（5）有皮肤受损的危险　与病人长期卧床、放疗反应及化疗药物外渗有关。

（6）有口腔黏膜改变　与化疗药物及抗生素的应用有关。

（7）自我形象紊乱　与肿瘤引起的肢体畸形、手术截肢及化疗药物的不良反应有关。

（8）知识缺乏　肿瘤局部护理知识缺乏。

（9）睡眠障碍　与疼痛及焦虑有关。

（10）潜在并发症　病理性骨折、血容量不足、肢体的失用综合征、自杀倾向、压疮、肺炎、泌尿系感染、便秘等。

三、护理措施

1. 术前护理

（1）心理护理　骨巨细胞瘤为潜在恶性肿瘤，病人心理压力大；加上所实施的人工关节置换、异体骨与关节移植都是大手术，对病人精神刺激也很大。护士要关心理解病人，多与其沟通，保持病人情绪稳定，能接受并积极配合治疗。

（2）饮食　宜高蛋白、高糖、富含维生素类饮食，以增强机体抵抗力及组织修复愈合能力。

（3）疼痛　在进行护理操作时动作要轻柔、准确；疼痛较轻者可采用分散疗法，冷敷、按摩等；对疼痛严重而诊断已明确者，在局部对症处理前可应用芬太尼、哌替啶等镇痛药物，以减轻病人的痛苦。

（4）预防感染 ①必须重视病人全身及局部皮肤的清洁。术前 3 日开始用肥皂水清洗手术部位皮肤，用无菌巾包扎；术前 1 日用肥皂水清洗局部皮肤后，剃掉该区汗毛，用 70% 酒精消毒皮肤，最后用无菌巾包扎；术前日做全身皮肤、毛发清洁。②术前 2 ~3 日遵医嘱使用抗生素治疗。③术前日病房及其用物彻底清洁与消毒。

2. 术后护理

（1）体位 根据手术性质、部位决定体位。如人工髋关节置换术后应保持患肢外展中立位，膝关节置换术后保持膝关节屈曲 10°中立位。

（2）外固定护理 外固定方式与时间：植骨术后 3 ~4 周内，植入骨小血管容易损伤，因此需对相应部位有效固定。如股骨植骨内固定后常需用 Thornas夹板先固定 4 周，然后再用髋“人”字石膏固定 2 个月；肱骨骨折植骨内固定后加外固定制动 3 ~4 周。

（3）警惕排斥反应 骨与关节移植排斥反应虽较脏器移植排斥反应发生率低，也应提高警惕。若病人出现高热、移植关节处肿胀、疼痛、积液及浆液性液体自伤口渗出，血中黏蛋白及白细胞计数升高等，则应考虑排斥反应。防治：配合医师为术后病人应用氢化可的松等激素 5 ~7 日，必要时使用免疫抑制剂。

（4）功能锻炼 功能锻炼对改善肢体功能非常重要，可借助关节被动活动器（CPM）持续练习髋、膝、踝关节的活动。下肢手术后即可开始股四头肌的等长收缩和足趾活动，术后 1 ~2 周逐渐进行关节活动。髋关节置换者练习外展运动，术后 2 周扶拐下地，站立负重；膝关节置换者锻炼伸屈运动，睡眠时使膝关节屈曲 20°；异体骨与关节移植者，当 X 线片显示异体骨与宿主骨连接处愈合后，可适当锻炼，逐渐增加活动量，以防异体骨发生骨折。

3. 病情观察

（1）伤口 注意伤口渗血和引流情况，记录引流液的量和性状。出血多时要及时报告医师，更换敷料，加压包扎；如有截肢断端大出血，应立即压迫止血或以止血带止血并及时输血。

（2）患肢 注意患肢远端血运情况。上肢手术后观察桡动脉搏动，下肢手术后则观察足背动脉搏动。肢体有无肿胀、色泽及温度的改变，包扎有无过紧，有无神经损伤表现。

4. 健康指导

（1）活动　异体骨与关节移植术后应避免早期负重，防止骨折。

（2）石膏护理　行石膏固定后应注意患肢末梢血运及石膏固定的效果，如发现石膏松动，应及时更换。

（3）锻炼　继续进行患肢的功能锻炼，以防止关节僵直和肌肉失用性萎缩，最大限度地改善移植肢体功能。

（4）复查　由于骨巨细胞瘤复发率较高并有恶变倾向，要定期复查，以便了解肿瘤切除部位骨修复情况，及时发现病情变化，及时治疗。

第二十二节　骨肉瘤

一、疾病概述

【概念与特点】

骨肉瘤是一种最常见的恶性骨肿瘤。多见于青少年，好发于四肢长管状骨骺端，如股骨远端、胫骨近端和肱骨近端的干骺端。

【临床特点】

疼痛为早期症状，可发生在肿瘤出现以前，起初为间断性疼痛，渐转为持续性剧烈疼痛，尤以夜间为甚。恶性大的肿瘤疼痛发生较早且较剧烈，常有局部创伤史。骨端近关节处肿瘤大，硬度不一，有压痛，局部温度高，静脉扩张，有时可摸出搏动，可有病理骨折。全身健康逐渐下降至衰竭，多数病人在一年内有肺部转移。

【治疗原则】

骨巨细胞瘤的治疗以手术治疗为主，一般不行放射治疗，放疗仅适用于手术不易完全清除病灶的部位，以控制疾病的发展，因放疗后可能诱发肿瘤肉瘤变。

二、主要护理问题

(1) 焦虑、恐惧　与肢体功能丧失或对预后的担心有关。

(2) 疼痛　与肿瘤压迫或浸润神经、手术创伤、截肢后的幻肢痛有关。

(3) 躯体移动障碍　与疼痛或肢体功能受损有关。

(4) 营养不良　与恶病质、食欲不振有关。

(5) 有皮肤受损的危险　与病人长期卧床、放疗反应及化疗药物外渗有关。

(6) 有口腔黏膜改变　与化疗药物及抗生素的应用有关。

(7) 自我形象紊乱　与肿瘤引起的肢体畸形、手术截肢及化疗药物的不良反应有关。

(8) 知识缺乏　肿瘤局部护理知识缺乏。

(9) 睡眠障碍　与疼痛及焦虑有关。

(10) 潜在并发症　病理性骨折、血容量不足、肢体的失用综合征、自杀倾向、压疮、肺炎、泌尿系感染、便秘等。

三、护理措施

1. 非手术治疗及术前护理

(1) 心理措施　当病人得知患上恶性肿瘤时，就背上了不治之症的思想包袱。护士应为病人创造整洁舒适的环境，提供一切便利条件，满足病人基本需求；要耐心、细致地做好解释工作，消除病人的焦虑、恐惧、悲观、绝望等负性情绪，增强自信心；需要截肢的病人应向病人及家属说明截肢治疗的必要性，义肢的安装与功能重建，使病人克服预感性悲哀心理，配合治疗。

(2) 饮食　由于手术、化疗都需要足够的营养支持，因此，保证充足的营养供给尤为重要。鼓励病人定时进餐，多食高蛋白、高热量、富含维生素、易消化的食物，增加纤维素的摄入，多饮水，预防便秘。

(3) 体位　由于肿瘤对骨质破坏大，易发生病理性骨折，故应卧硬板床，避免下地负重；脊柱肿瘤病人翻身时，应保持头、肩、腰、臀在一直线上，防止脊柱扭曲和屈曲造成或加重截瘫。

(4) 症状护理　①疼痛护理：病人常伴有疼痛，尤以夜间为甚。为了减轻疼痛，应保持病房安静，护理操作时动作要轻；制定适宜止痛计划；按医嘱给予止痛药。②肿瘤局部护理：肿瘤局部不能用力按摩挤压，不能热敷和理疗，不能涂药油和刺激性药膏，不能随便使用中药外敷，以免刺激肿瘤过度生长或导致破溃。

(5) 化疗护理　①向病人解释化疗的目的、化疗时和化疗后可能出现的反应及预防措施，取得病人配合。②测量体重。由于化疗药物大多是按体重计算的，应严格准确地测量体重。病人必须在清晨、空腹、排空大小便后，只穿贴身衣裤，不穿鞋称量。③准备化疗药物要做到 3 个严格：严格执行“三查七对”，严格按医嘱剂量给药，严格执行无菌技术操作。

(6) 放疗护理　①向病人及家属介绍有关放疗的目的、治疗中可能出现的不良反应及需要配合的事项。尽管骨肉瘤对放疗不敏感，但在某些情况下，放疗可以用来扩大不充分的外科边界，对骨肉瘤的肺转移可发挥一定的作用。②对有切口的病人，必须待其愈合后方可进行放疗；若全身或局部有感染时，也需控制感染后再行放疗。

2. 术后护理

(1) 伤口护理　观察伤口引流液的量、性状以及伤口敷料渗血情况。骶骨肿瘤切除术后的病人，俯卧、侧卧交替，避免压迫伤口；禁食 3 日，留置导尿管 7 日，以避免大、小便污染伤口。

(2) 截肢护理　幻觉痛是指截肢病人在术后相当一段时间内对已经切除部分的肢体存在着一种虚幻的疼痛感觉，其特点多为持续性疼痛，且以夜间为甚，但少有剧烈疼痛。可采取心理诱导和心理治疗，一方面在生活上给予帮助和照顾，通过交往、暗示、说服、诱导等方法，使病人学会放松转移自己的注意力，消除不良心理因素；另一方面，可轻轻叩击神经残端，配合理疗，如热敷、离子导入；早期装配义肢，一般 1～3 个月穿正规义肢后，幻觉痛可逐渐消失。防止病人形成对药物的依赖性，幻觉痛多不主张用镇痛药物，对顽固性幻觉痛除心理治疗外，可行普鲁卡因局部封闭、交感神经阻滞或切除术。

（3）瘤段骨灭活再植术后护理　①抬高患肢，促进静脉回流，减轻肿胀。②保持负压引流的通畅，每3～4小时抽吸1次。应避免负压过大，使管腔粘连而不利于引流。观察引流液的颜色、量，并准确记录。③石膏固定后，密切观察患肢末端血运、感觉及运动情况。术后6～8周摄X线片，无异常者可拆除石膏，活动关节及下床活动，但要避免过早负重；拆除石膏后用弹力绷带包扎植骨固定部位，防止肢体发生水肿，待功能适应后逐渐去除弹力绷带。

3. 病情观察　由于骨肉瘤手术创面大，尤其是骶骨切除术、半骨盆切除术、髋关节离断术等，易致切口处出血，有可能发生低血容量性休克。术后应观察血压、脉搏、呼吸、尿量每小时1次，及时补充血容量，预防和控制休克。

4. 健康指导

（1）饮食　保证足够的营养，多饮水。

（2）活动　指导病人制定活动计划，逐步达到生活自理，提高生活质量。

（3）特殊治疗　对需要继续放疗，不要轻易中止疗程。

（4）复诊　了解肿瘤切除部位骨修复情况，严防过早负重导致病理性骨折。

第七章

小儿外科疾病

第一节　先天性食管闭锁和气管食管瘘

一、疾病概述

【概念与特点】

先天性食管闭锁和气管食管瘘是一种严重的先天性畸形，发病率为1：(3000～4500）个活产新生儿，多见于早产婴和未成熟儿，男女之比为（1.25～1.7)：1，半数以上合并心脏等其他系统畸形。早期合并严重肺炎，若延误诊断和治疗，早期即可导致严重肺炎等并发症，病死率较高，但近年已有所下降。

【临床特点】

（1）呕吐　生后1～2日内即有较多泡沫状唾液外溢。呕吐无乳凝块的奶汁，不含胆汁。2～3日后逐渐出现脱水症状。

（2）呛咳和呼吸困难　因吞咽受阻，误吸唾液和奶汁造成呛咳、鼻扇、口周和面色青紫。充分吸引上段食管盲端内容后症状可以缓解。不久，症状复现。如此反复数日，常早期合并肺炎和呼吸衰竭。

（3）羊水过多和低出生体重　32%～85%合并羊水过多。常合并早产和低出生体重，影响存活率。

（4）伴发畸形　50%以上伴发其他畸形。VACTERL综合征用于概括各种常见的伴发畸形，即脊柱（V）、肛门（A）、心脏（C）、气管（T）、食管（E）、肾脏（R）和四肢（L），尤其是桡侧畸形。心血管畸形最常见，发生率为18.9%～40.2%。常见房室间隔缺损、肺动脉闭锁和狭窄、法洛四联症、动脉导管未闭等。消化系统畸形伴发率为14.5%～21.3%。常见有直肠肛门畸形、肠旋转不良、环状胰腺等。罕见“三闭锁”，即食管、十二指肠和直肠肛门三者同时闭锁。21 三体综合征、18 三体综合征也时有伴发。

（5）体格检查　用6～8号硅胶、胃管经口或鼻孔插入食管约10cm处受阻，继续插入管端自鼻孔或口腔返出。腹部平坦、凹陷（常见Ⅰ型时）或稍饱满（常见Ⅲ型时）。合并呼吸道感染或其他畸形时则有相应的体征。

【辅助检查】

（1）胸腹联合立位X线平片可见于1～3胸椎水平下行受阻的弯曲胃管影。该部约为近端食管盲端的位置。

（2）产前B超检查无或显示小胃泡的胎儿中17%～100%为食管闭锁。

（3）泛影葡胺或碘油上段食管造影可酌情选用。

（4）CT、脐动脉造影或彩色超声检查用于诊断罕见合并的右位主动脉弓。

（5）Ⅱ、Ⅳ和Ⅴ型诊断困难。有时需采用支气管镜等其他方法。

（6）影像学检查还可应用于合并畸形的诊断，如先天性心脏病、某些消化道畸形、先天性食管狭窄、喉气管食管裂等。

【治疗原则】

先天性食管闭锁在确诊后应积极准备尽早手术治疗，并力争一期吻合食管。

（1）同步治疗可能存在的肺炎。轻度肺炎不属手术禁忌证。

（2）争取在术前尽早对重要的合并畸形（如消化道其他部位梗阻、心血管系统畸形等）做出诊断。食管闭锁的手术应与合并畸形的矫治综合考虑和妥善安排。

二、主要护理问题

（1）清理呼吸道低效　与分泌物多、不能有效清除有关。

（2）有误吸的危险　与疾病本身有关。

（3）营养失调，低于机体需要量　与禁食禁饮时间长有关。

（4）舒适的改变　与伤口创伤、呼吸道分泌物引起患儿呛咳等有关。

（5）潜在并发症　感染，水、电解质紊乱，吻合口狭窄、吻合口瘘、肺炎等。

三、护理措施

1. 常规护理

（1）饮食与营养支持　①入院后患儿立即禁食、禁饮。②予静脉营养支持。

（2）体位与活动　①患儿应取高斜坡侧卧位，使横膈和内脏下降，胸腔容积扩大，有利于改善患儿呼吸。②定时协助患儿翻身拍背，促进患儿肺扩张。

（3）保持患儿呼吸道通畅　①安置胃管于患儿食管盲端内（最低处），持续胃肠减压防止患儿唾液反流。②及时吸痰，清除患儿食管盲端、口腔及咽喉的分泌物，切勿等唾液经患儿口鼻溢出后再清除，每 10～15 分钟吸痰 1 次，防止患儿误吸。注意观察患儿有无呕吐、呛咳、呼吸困难、发绀等现象。③放入患儿口、鼻腔的导管应选择质地柔软的硅胶管，采取转动抽吸法抽吸，负压吸引压力不宜过大，以免损伤患儿口腔及食管黏膜，吸痰时间 <10 秒。④低流量鼻导管吸氧 0.5～1L/min，必要时对患儿采用头罩给氧，可有效提高氧含量，改善患儿缺氧的状况。⑤对有呼吸困难甚至呼吸衰竭的患儿，应及时行气管插管，行呼吸机辅助呼吸。⑥保持室内或培养箱湿度在 65% 左右，避免患儿分泌物过稠。

2. 手术护理

（1）饮食与营养　①患儿禁食、禁饮至胃管拔除后，禁食期间，为保证患儿营养物质的需求及维持水、电解质平衡，应予静脉营养支持，增强患儿抵抗力，促进患儿伤口愈合。②拔管后患儿应经口喂奶，注意控制喂养总量，做到循序渐进，逐渐加量。③胃造瘘患儿使用注射器管喂食应注意压力不宜过大。

（2）体位与活动　①患儿取高斜坡侧卧位，使膈肌和内脏下降，胸腔容积扩大，有利于改善患儿呼吸。②定时为患儿翻身拍背，促进肺扩张。③管道拔出、病情平稳后患儿可抱离培养箱活动。

（3）管道护理　①胃管：术后 1～2 天可引出淡血性液，以后引流液逐渐清亮，多为白色泡沫样。胃管不宜过早拔出，以防患儿发生腹胀影响呼吸，同时胃管有利于预防胃食管反流。通常术后 7 天造影，如患儿无吻合口瘘可拔出胃管，如患儿有吻合口瘘，应根据病情延长拔管时间。②部分患儿安置胸腔闭式引流管，引流液早期多为淡血性，以后逐渐转为淡黄色，通常经床旁摄片提示无吻合口瘘时可拔管。

（4）呼吸道管理　①术后常规使用呼吸机，使用期间应加强患儿气道湿化，患儿自主呼吸平稳后拔管停呼吸机，改面罩给氧3～5L/min，呼吸平稳，氧饱和度维持在95%以上后改为鼻导管吸氧0.5～1L/min或培养箱内开放吸氧5～6L/min。②及时吸痰。③保持室内或培养箱湿度在65%左右，痰液黏稠者应遵医嘱雾化吸入。

3. 病情观察

（1）持续心电监护，监测患儿血氧饱和度、心率、呼吸变化，加强巡视。

（2）观察患儿有无脱水、腹胀，遵医嘱急查生化、血气分析，积极预防、纠正水、电解质紊乱，准确记录24小时出入量。

（3）严格观察补液滴速，尤其是合并肺炎患儿，补液滴速不宜过快。合理补液，预防、纠正水、电解质紊乱。

（4）颈部造瘘及胃造瘘患儿应加强瘘口护理，观察瘘口周围有无皮下气肿，保持患儿瘘口周围皮肤清洁干燥。

（5）保持患儿伤口敷料清洁干燥，无渗血、渗液者通常术后3～5天首次换药。

4. 健康指导

（1）加强患儿保暖。

（2）注意喂养方法及饮食卫生，防患儿误吸、腹泻。

（3）定期复查病情，如患儿出现吞咽困难等异常，要及时就诊。

第二节　新生儿胃穿孔

一、疾病概述

【概念与特点】

新生儿胃穿孔在临床上较少见，但病情极为严重，往往发现时已是严重的腹膜炎、感染性休克，死亡率至今仍为30%～50%，占新生儿胃肠道穿孔的10%～15%。

【临床特点】

（1）症状 在穿孔发生前无明显的临床症状，部分病例早期表现为拒奶、呕吐、精神萎靡、哭声无力及嗜睡；有正常的胎便排出。穿孔往往发生于出生后开始进奶的3~5天，由于大量气体进入腹腔，横膈抬高，影响肺部气体交换，病儿突然出现呼吸急促、发绀；同时胃液和奶液进入腹腔，毒素吸收，一般情况迅速恶化，出现面色苍白、体温不升、腹胀、脉搏快而弱、四肢花纹等中毒性休克的征象，未成熟儿多见。

（2）体格检查 见腹部高度膨隆，呈球形，腹壁静脉怒张，腹壁、阴囊或阴唇处均有水肿，新生儿脐周腹壁最薄，故常表现为脐周红肿；腹肌紧张，伴有压痛或触之表情怪异；肝浊音界和肠鸣音消失，腹腔积液时有移动性浊音。

【辅助检查】

X线检查示膈下大量游离气体和胃泡消失，可考虑本病。腹腔穿刺可帮助诊断，并能减轻腹胀，以改善呼吸。

【治疗原则】

本病较少见，常在发生胃穿孔后才就诊。穿孔后，患儿迅速出现严重的腹膜炎、败血症和呼吸功能衰竭，死亡率很高。

二、主要护理问题

（1）有误吸的危险 与呕吐有关。

（2）清理呼吸道低效 与精神差、不能自主排痰有关。

（3）组织灌注不足 与循环衰竭、呕吐、摄入不足等有关。

（4）体温异常——高热或代体温 与肠穿孔导致腹腔炎症、循环衰竭有关。

（5）营养失调，低于机体需要量 与术后禁食时间长、消化吸收不良有关。

（6）排便异常 与术后肠功能紊乱、排便方式的改变有关。

（7）舒适的改变 与腹膜炎性刺激导致疼痛等有关。

（8）潜在并发症 感染、吻合口瘘、伤口裂开、麻痹性肠梗阻等。

三、护理措施

1. 常规护理

（1）取低斜坡侧卧位休息。保持患儿呼吸道通畅，低流量鼻导管吸氧0.5～1L/min，必要时采用头罩给氧，对有呼吸困难甚至呼吸衰竭者，应及时行气管插管，呼吸机辅助呼吸。

（2）入院后患儿应立即禁食、禁饮，遵医嘱持续胃肠减压，抽吸胃内容物，以便将胃液及时引流到体外，防止胃内容物漏向腹腔，减轻腹胀，改善呼吸，减少毒素吸收。密切观察患儿胃液的颜色、性质及量。

（3）遵医嘱留置保留尿管，维持尿量在1ml/(kg·h）以上。

（4）记出入量。观察患儿脱水程度、有无腹胀、呼吸深快等表现，遵医嘱急查生化、血气分析，合理安排补液速度及顺序，有休克征象的患儿应加快补液速度，20ml/(kg·h)，予静脉输入5%碳酸氢钠，纠正酸中毒。

（5）遵医嘱运用抗生素控制感染，合血，做好急诊手术准备。

2. 手术护理

（1）术后常规应用机械通气辅助呼吸至患儿生命体征平稳，血气指标基本正常为止，脱机后血氧饱和度维持于95%以上，患儿可以脱机自主呼吸，鼻导管吸氧0.5～1L/min或培养箱内开放吸氧5～6L/min。

（2）持续心电监护，监测血氧饱和度、心率、呼吸变化，注意观察患儿意识情况，皮肤黏膜颜色及温度、四肢末梢循环等情况。

（3）保持患儿呼吸道通畅，及时清理患儿呼吸道分泌物，保持室内或培养箱湿度在65%左右，痰液黏稠者应遵医嘱雾化吸入。

（4）注意患儿的保暖，高热患儿应做好物理降温。

（5）禁食期间严格记录24小时出入量，遵医嘱复查血生化、血气分析，合理补液，预防、纠正水、电解质紊乱。

（6）关注患儿肠蠕动恢复情况，术后由于炎性反应刺激、肠道菌群失调，肛门恢复排便后患儿可能出现腹泻，可在恢复饮食后口服双歧杆菌、乳杆菌、嗜热链球菌三联活菌片，注意观察患儿大便的颜色、性质、量，有腹泻者应及时补液，口服蒙脱石散剂止泻。

（7）肠造瘘患儿做好造瘘口护理。

（8）通常伤口内置引流条，需每日或隔日换药 1 次，观察伤口渗出情况，及时通知医师换药，避免渗出液浸湿周围皮肤。腹带加压包扎伤口，红外线灯照射伤口，每天 2 次，每次 20 分钟，以促进伤口的血液循环和保持伤口干燥。

（9）遵医嘱合理运用抗生素。

（10）术后肠蠕动恢复，炎性反应控制后遵医嘱开始进食。

（11）患儿麻醉清醒后，呈半卧或高斜坡侧卧位休息，以利腹腔炎性反应局限。

（12）加强患儿翻身，促进患儿肠蠕动。

（13）管道拔出、病情平稳后患儿可抱离培养箱活动。

3. 病情观察

（1）持续心电监护，监测患儿血氧饱和度、心率、呼吸变化。

（2）测量患儿体温，观察有无硬肿症及高热，入培养箱保暖。

（3）观察患儿有无循环衰竭的表现，如反应差、哭声小、肢体冰凉等。

（4）观察患儿腹部体征及排便情况，观察有无呕吐、腹胀、腹肌紧张、便血等消化道症状和体征，腹胀患儿禁忌灌肠。观察并记录呕吐物及大便的量、色、性状。

（5）观察患儿腹部体征、腹肌张力程度，观察患儿有无呕吐、腹胀，腹胀者必要时可遵医嘱肛管排气或给予开塞露肛门注入帮助排便。

4. 健康指导

（1）加强患儿营养，合理喂养，保持良好的饮食习惯，少量多餐。

（2）注意饮食卫生，观察患儿的大便性状，如患儿出现腹泻、大便恶臭应及时就诊。

（3）定时复诊，如进食后患儿出现恶心、呕吐、腹胀、腹痛、哭闹不安时应随时就诊。

（4）肠造瘘患儿应加强造口护理，保持患儿造口及周围皮肤清洁。

第三节　食管裂孔疝

一、疾病概述

【概念与特点】

先天性食管裂孔疝是先天性膈肌发育缺陷所致食管的膈下段、贲门和胃底，随腹压经膈食管裂孔疝入后纵隔。本病可分为四型：①滑动型疝；②食管旁疝；③混合型；④多器官型。本病以①②两型为多见。

【临床特点】

（1）滑动性食管裂孔疝　①出生后因胃食管反流和呕吐误吸，患儿有咳嗽、气促，反复呼吸道感染、肺炎和发育营养不良，慢性失水及贫血外貌。②呕吐内容、程度和量的多少不一，有时呈喷射状。吐出物为奶或食物，呕吐剧烈时呈咖啡渣样。平卧时容易吐，半卧位减轻。③儿童期并发反流性食管炎，诉胸部不适或烧灼感。食管下段继发性狭窄形成时，逐渐出现吞咽困难，呕吐可能反而减少。

（2）食管旁疝　①疝入胸部的胃随进食呈不同程度的膨胀，压迫肺组织，致呼吸急促，慢性呼吸道感染及胸部疼痛不适。②疝入的胃扭转、坏死并发出血或穿孔时，有呕吐、黑便、呕血及贫血。③无胃扭转者，通常无食管炎表现。

【辅助检查】

X线胸、腹部平片检查、食管钡餐造影、食管测压及pH测定有助于诊断，一般不主张作食管镜检查。

【治疗原则】

1. 食管滑动疝

（1）6个月~1岁以内的婴幼儿，有胃食管反流症状，但无明显食管溃疡和狭窄，可先行体位、饮食等非手术疗法。

（2）有以下情况之一者，应手术治疗。①保守疗法无效；②反流性食管炎合并溃疡、出血、狭窄；③有呼吸暂停或吸入性肺炎。

2. 食管旁疝　确诊后应择期手术治疗，以防胃扭转；并发胃扭转者应急诊手术。

二、主要护理问题

（1）有误吸的危险　与呕吐有关。

（2）营养失调，低于机体需要量　与患儿呕吐、吞咽困难有关。

（3）潜在并发症　出血、肺部感染、食管下段狭窄等。

三、护理措施

1. 常规护理

（1）饮食与营养 ①婴幼儿应少量多餐，饮食以稠厚富有营养易消化的食物为主。年长儿应给予高蛋白、高热量、富含维生素、低脂、易消化的食物。②必要时患儿可行静脉营养支持。③头高俯卧位、半坐卧位及直立位可防止患儿呕吐，并可改善患儿的营养状态。

（2）体位与活动 头高俯卧位、半坐卧位及直立位可防止呕吐。

2. 专科护理

（1）饮食与营养 拔出胃管后，患儿应先进水，观察有无呕吐、腹胀等不适。婴幼儿应少量多餐，饮食应以稠厚富有营养易消化的食物为主。

（2）体位与活动 患儿麻醉清醒后即可半卧位，活动能力应当根据患儿个体化情况进行，循序渐进，同时应特别注意管道的保护。

（3）管道护理 给予胃管常规护理。

3. 病情观察

（1）监测患儿生命体征，观察患儿有无吸入性肺炎表现，有炎性反应者遵医嘱应用抗生素。术后对患儿应持续心电监护及血氧饱和度监测，术后48小时内密切观察患儿生命体征变化。

（2）观察患儿呼吸、面色等情况，有无发绀、呼吸急促等缺氧症状。床旁应准备吸痰装置，及时清除患儿口腔及呼吸道分泌物。保持氧气管道的通畅，维持血氧饱和度在95%以上。

（3）观察呕吐物的量、性质、颜色，呕吐时应防止患儿发生误吸。床旁应备吸引装置。

（4）观察患儿有无水、电解质紊乱的症状，有紊乱者应及时纠正，遵医嘱合理安排补液顺序及补液速度。

（5）观察患儿腹部体征。

（6）评估患儿营养状况，对家长应进行喂养指导，加强患儿营养，改善患儿营养状况。

（7）严密观察伤口有无出血、渗液，保持患儿伤口敷料清洁干燥，伤口包扎勿过紧，以免影响呼吸。

4. 健康指导

（1）预防呼吸道感染。

（2）直立位或半坐卧位喂养患儿，应喂养稠厚营养食物，防止呕吐引起患儿窒息。

（3）指导患儿练习深呼吸、有效咳嗽。

（4）早期下床活动。

（5）保护各种引流管，防止滑脱。

（6）门诊随访。

第四节　肠套叠

一、疾病概述

【概念与特点】

肠套叠是肠管的一部分连同相应的肠系膜套入邻近肠腔内的一种特殊类型的肠梗阻，本病是婴儿时期的一种特有疾病，是最常见的婴幼儿急腹症，居婴幼儿肠梗阻原因的首位。根据病因不同，分为原发性肠套叠与继发性肠套叠；根据年龄的不同，分为婴儿肠套叠与儿童肠套叠。

急性肠套叠随着年龄的增长发病率逐渐降低，常见于2岁以下婴幼儿，4～10个月为发病年龄高峰。男孩在发病中有明显优势，男孩比女孩多2～3倍。健康肥胖儿多见。发病季节与胃肠道病毒感染流行相一致，以春末夏初最为集中。

【临床特点】

（1）腹痛　为肠套叠出现最早且最主要的症状，而哭闹则为婴儿腹痛特有的表现，以突发、剧烈、节律性的哭闹为特征。

（2）呕吐　腹痛发作后不久就发生呕吐，初为乳汁乳块或食物残渣，以后带有胆汁，晚期则吐粪便样液体。

（3）便血　便血为肠套叠特征性表现，便血多发生于疾病开始的8～12小时，典型的血便是红果酱样黏液血便，也可有鲜血便或脓血便，几小时后又可以重复排出几次。

（4）腹部肿物　腹部触及肿物是有意义的诊断。肿物多位于右上腹或中上腹，实性、光滑、稍可移动，并有压痛。随病情进展，肿物变长，沿结肠框分布，呈腊肠状。多数患儿由于回肠末端及盲肠套入结肠内，右下腹比较松软而有空虚感。严重者套入部达直肠，肛门直诊可触及子宫颈样物，偶见肿物从肛门脱出。一旦肠管有坏死倾向，腹胀加重，腹肌紧张，肿物常触诊不清。

【辅助检查】

腹部X线平片诊断肠套叠虽无特异性征象，但可提示肠梗阻的诊断。钡灌肠检查和空气灌肠检查可见呈杯状或钳状阴影。B超对肠套叠具有较高的确诊率。

【治疗原则】

肠套叠治疗分非手术治疗和手术治疗。小儿肠套叠多为原发，以非手术治疗为主。非手术治疗儿童肠套叠已成为公认的首选方法，其中气灌肠整复肠套叠是40年来我国最成功且应用最广泛的治疗方法。

二、主要护理问题

（1）体液不足　与患儿呕吐有关。

（2）舒适的改变　与患儿疼痛等有关。

（3）营养失调，低于机体需要量　与患儿禁食、胃肠减压有关。

（4）潜在并发症　肠坏死、肠穿孔等。

三、护理措施

1. 常规护理

（1）空气灌肠复位者应遵医嘱给予苯巴比妥镇静，阿托品缓解患儿肠痉挛。

（2）禁食禁水，必要时安置胃肠减压。及时纠正患儿脱水、电解质紊乱。

2. 专科护理

（1）空气（或钡剂）灌肠复位治疗的护理　空气（或钡剂）灌肠复位治

疗后，X线表现判定已复位。患儿被送入病房，还应仔细观察。若患儿套叠整复后的表现为：①安静入睡，不再哭闹，停止呕吐。②腹部肿块消失。③立即口服活药用炭0.5g于6~8小时后可见大便内炭末排出，肛门排气，排出黄色大便或患儿先有少许血便，继而大便颜色变为黄色；如患儿仍然烦躁不安，阵发性哭闹，仍扪及腹部包块，则应怀疑患儿是否重新发生套叠，应立即通知医师作进一步处理。

（2）饮食与营养　①患儿禁食期间应遵医嘱正确的给予静脉补充水、电解质，应准确记录出入量，保证进出的平衡。②肠功能恢复，拔出胃管后患儿可进食流质饮食，逐步过渡到半流质饮食、普食。③营养不良患儿输血或给予人血白蛋白，以促进伤口愈合。

（3）体位和活动　鼓励患儿早期活动，以防肠粘连，手术后当天轻症患儿即可活动，重症患儿也要在床上多做翻身运动，待病情稳定后，应及早下床活动。

（4）管道护理　胃管及血浆管护理常规。

3. 病情观察

（1）观察患儿腹痛的情况，查体注意患儿腹部有无腊肠样包块，注意有无肠穿孔的表现。术后观察腹部体征及肠功能恢复情况。

（2）观察患儿便血的性质、颜色及量。

（3）观察患儿呕吐的情况，观察患儿有无脱水及电解质紊乱，应及时补充水分及营养。

（4）监测患儿生命体征变化。

（5）观察伤口敷料有无渗血、渗液，保持患儿伤口敷料干燥。

4. 健康指导

（1）空气复位的目的。

（2）胃肠减压的目的。

（3）口服药用炭的目的及大便的观察。

（4）早期活动的意义。

（5）注意饮食卫生，不食不洁净的食物，不暴饮暴食，进食后不做剧烈运动。

（6）保持大便通畅；有便秘现象者应及时给予缓泻剂，必要时应进行灌肠，促进其排便。避免腹泻、肠炎、高热等诱发肠套叠因素。

（7）观察患儿有无呕吐、腹痛、便血等肠套叠再次发生的症状。如患儿有腹痛等不适，应及时就诊。

第五节　先天性胆总管囊肿

一、疾病概述

【概念与特点】

先天性胆总管囊肿又称先天性胆管扩张症，是小儿胆管最常见的畸形，文献报道我国和日本的发病率较欧美高，为1/15000～1/30000。2/3在婴幼儿及童年时期发病，1/3见于青年，男性发病比女性低，为1∶（4～5）。

【临床特点】

腹痛、腹部肿块和黄疸为本病三个典型症状，但并非所有病人在就诊时都同时表现出典型的“三主症”，文献报道就诊病人中20%～30%具有“三主症”，临床大多数仅以其中一个或两个表现。

【辅助检查】

（1）实验室检查　肝功能和血、尿淀粉酶检查，主要了解肝、胆、胰的功能状态以及明确黄疸的类型。血白细胞检查了解胆道系统有无感染及程度。

（2）B型超声检查　简单、方便、无痛性检查，可反复动态观察，特别是对发热、腹痛而囊性扩张不重、肿块小而扪及不易确诊病例较为可靠，故应作为小儿胆总管囊肿的首选检查方法。

（3）X线检查　包括腹部X线平片、钡餐检查、胆道造影、放射性核素扫描、CT、磁共振胆管水成像（MRCP）检查，其中MRCP较清楚显示胰胆管合流的形态，可替代创伤性的PTC检查。

【治疗原则】

先天性胆总管囊肿一经确诊，均应尽早手术治疗，耽误太久，不但增加患儿的痛苦，也可因胆道感染和梗阻性黄疸进一步加重肝脏的损害。

二、主要护理问题

（1）患儿体液不足　与患儿呕吐、禁食有关。

（2）舒适度的改变　与患儿疼痛等有关。

（3）营养失调，低于机体需要量　与患儿禁食时间长有关。

（4）有皮肤完整性受损危险　与卧床、胆汁瘀滞引起全身皮肤黄染等有关。

（5）潜在并发症　出血、胆瘘、腹腔感染、胆管炎、吻合口狭窄等。

三、护理措施

1. 常规护理

（1）给予低脂饮食，急性期或合并胰腺炎时应禁食，术前 1 天应行流质饮食。

（2）囊肿巨大患儿，应避免剧烈活动，以免囊肿破裂，腹痛剧烈时可按医嘱注射止痛和解痉药物。

（3）遵医嘱补液，纠正酸碱平衡失调和脱水。

（4）术前 3 天口服肠道抑菌剂，术前 1 天清洁灌肠，术晨安置胃管。

2. 手术护理

（1）小儿腹腔容量相对较小，且腹壁薄弱，术后伤口可给予腹带包扎处置，以防伤口裂开，应注意腹带的松紧度，以免影响小儿的呼吸。术后 7 ~ 8 天拆线，营养不良的患儿拆线时间可适当延后。

（2）术后应禁食、禁饮、给予胃肠减压，待肠功能恢复后，停止胃肠减压，饮食改为流质饮食，逐步过渡到半流质饮食、普食。给予低脂、高蛋白、富含维生素、易消化饮食，忌油炸、油腻饮食。

（3）早期卧床休息，第 2 天患儿可半卧位休息，床上轻微活动，第 3 天可逐步下床活动，下床活动时应注意保护引流管，引流袋不可高于引流管出口平面，以防逆行感染。

（4）遵医嘱给予患儿胃管、腹腔引流管、“T”管常规护理。

3. 病情观察

（1）观察患儿腹部体征的变化，观察腹痛的部位、性质、程度。

（2）观察患儿黄疸的情况，发作时明显加深，发作后减退。

（3）观察患儿皮肤情况，有无出血点和皮肤瘙痒。保持患儿皮肤清洁，防止患儿抓破皮肤。

（4）观察患儿粪便和尿液，观察体温的变化。患儿如有高热，应做好高热护理。

（5）持续心电监护，观察患儿意识、面色及四肢温度，每1~2小时巡视观察1次至病情平稳，术后48小时内密切观察生命体征。

（6）严密观察患儿伤口有无出血、渗液，保持伤口敷料清洁干燥，注意有无出血、胆汁外渗等。

4. 健康指导

（1）注意饮食管理：忌暴饮暴食，忌高脂食物。饮食宜清淡、易消化，低脂肪。术后2~3个月应少量多餐。

（2）巨大囊肿的患儿，应避免剧烈活动，忌用力按压患儿腹部，避免患儿腹部受到撞击，以防止囊肿破裂。

（3）胃管、“T”管、腹腔引流管的目的及相关注意事项。

（4）术后1个月门诊复查，做B超、肝功能等检查。

（5）带管出院者教会家长更换引流袋的方法及更换引流袋的注意事项，教会家长妥善固定引流管的方法并应注意保持引流管通畅，告知家长若出现引流管堵塞、伤口局部红肿热痛、腹痛、黄疸加重、发热等症状应及时就诊，告知家长引流术后3~6个月，肝功能恢复正常后再行囊肿切除术。

第六节　先天性马蹄内翻足

一、疾病概述

【概念与特点】

先天性马蹄内翻足是一常见的先天畸形，其发病率约为1‰，男孩多于女孩，单侧多于双侧，可单独存在，也可伴有其他畸形。主要表现包括踝关节马蹄、跟骨内翻、前足内收，同时均合并胫骨内旋。

【临床特点】

出生后即发现单足或双足马蹄内翻畸形，即马蹄足，足跟小、跟骨内翻、前足内收，即各足趾向内方偏斜，同时均合并胫骨内旋。畸形足可分为松软型与僵硬型两类，前者表现畸形较轻，很容易用手法矫正，而后者表现重度畸形，足跟小，跖面可见一条深的横行皮肤皱褶，跟腱紧，手法矫正困难。随年龄增长而日趋严重，特别在负重后足背外侧缘常出现胼胝和滑囊。患侧小腿肌肉萎缩，单侧者患足发育小。

【辅助检查】

足部正侧位 X 线片测量距跟角，正位距跟角正常为 30°～35°，而马蹄内翻足≤1°，常见 0°～15°。侧位距跟角正常为 30°，而马蹄内翻足≤5°～10°。

【治疗原则】

先天性马蹄内翻足应早期治疗，原则上生后即可开始以康复为主的保守治疗，而僵硬型手法无效者，通常在生后 6 个月后手术为宜。

二、主要护理问题

(1) 有外伤的危险　与马蹄内翻足患儿步态异常，易跌伤有关。

(2) 舒适的改变　与手术伤口疼痛有关。

(3) 潜在并发症　循环障碍、局部皮肤坏死、压疮等。

三、护理措施

1. 术前护理

(1) 评估患儿步态，指导异常者勿跑、跳，注意防跌伤。

(2) 年长儿应训练床上大小便的能力。

(3) 术前温水浸泡双足，每日 2～3 次，每次 30 分钟，同时按摩足内侧皮肤，以软化紧张肌肉及肌腱。

2. 术后护理

（1）术后6小时宜进食普食，手术当天患儿饮食宜清淡，术后第1天患儿可恢复正常饮食。

（2）患肢不负重，患儿尽量卧床休息，垫软枕抬高患肢，使肢端高于心脏10~20cm，以促进静脉和淋巴液回流，减轻肿胀。

（3）术后患儿疼痛较明显，注意合理镇痛。

3. 并发症护理

（1）循环障碍　术后常见并发症为患足血液循环障碍。①术后予患儿患肢抬高的措施，密切观察足趾血液循环，应注意与对侧的对比观察，了解足趾颜色、温度、感觉及活动度。②足趾青紫最为多见，是静脉回流受阻的表现，原因可能是术毕包扎过紧或术后患足未抬高或抬高不足，出现这种情况应抬高患足后仔细观察，如情况仍未好转，应请示医师及时处理。③足趾苍白主要是由于动脉供血不足，多为包扎过紧、局部压迫引起，偶为患足抬高过度引起，发现后均应立即去除并抬高患足，如无好转，应请示医师及时处理。

（2）局部皮肤坏死　术后内外切口之间皮瓣比较容易发生缺血性坏死。预防措施：术前经常温水泡足，按摩患儿足内侧皮肤，促进血液循环；术后抬高患肢，注意听取患儿主诉，了解疼痛的类型及性质。

（3）压疮　先天性马蹄内翻足术后石膏固定为矫形石膏，因此应严格做好石膏护理。①石膏固定时骨骼突出部位应用脱脂棉垫好。②管型石膏尚未塑形时，切忌用手指按压，干燥后如患儿哭闹不安，或患儿主诉肢体麻木、压痛即提示石膏内可能有压迫，轻者局部开窗减压，严重者应暂时取掉石膏管型，仔细观察，待血运恢复后，再次行石膏管型矫正、固定。

4. 病情观察

（1）每1~2小时测量患儿脉搏、呼吸、血压1次至病情平稳，婴幼儿应注意防误吸。

（2）观察患儿伤口渗出情况及患足足趾循环、感觉和活动度。

5. 健康指导

（1）术后尤其是术后2周内，告诫家长不能垂足姿势抱患儿，以免出现或加重患足血液循环障碍。

(2) 术后石膏固定期间可偶见石膏松脱，告诫家长，一旦发现石膏松脱，需要立即回院就诊处理。

(3) 加强患儿营养，保持大小便通畅。

(4) 保持石膏清洁干燥。

(5) 拆除石膏前，患足勿下地负重；伤口痊愈前，抬高患肢，勿垂足抱患儿。

(6) 6 周后门诊复查。骨性手术患儿 X 线检查提示骨愈合良好后方可拆除石膏，并逐步下床活动，期间有石膏浸湿、脱落、损坏等，应及时回院复诊。

第七节　臀肌挛缩

一、疾病概述

【概念与特点】

臀肌挛缩多由于臀部肌肉接受多次注射药物所致的臀大肌或臀中肌的部分肌肉发生纤维瘢痕性挛缩，继而出现典型的临床症状。

【临床特点】

(1) 步态异常，特别是跑步时，双下肢呈轻度外旋、外展状，由于屈髋受限，步幅较小，犹如跳跃前进，称此为“跳步征”。

(2) 站立时，双下肢不能完全靠拢，轻度外旋。由于臀大肌上部肌肉挛缩，肌肉容积缩小，相对显现出臀部尖削的外形，称此为“尖臀征”。

(3) 坐位时，双膝分开，不能靠拢，不能跷“二郎腿”。

(4) 蹲位时的体征有两种表现，一部分病人表现为在下蹲过程中，当髋关节屈曲近 90°时，屈髋受限，不能完全蹲下，此时双膝向外闪动，划一弧形后，双膝才能靠拢，完全蹲下。另一部分病人则表现为下蹲时双髋呈外展、外旋位，双膝分开，症状如蛙屈曲之后肢，前一种体征称“划圈征”，后者称为“蛙腿征”。这两种不同的临床表现是由于病变程度及范围不同所致。后者的病变往往较前者严重而广泛。

(5) 髋部弹响，屈伸髋关节时，在股骨大粗隆表面有筋膜带滑过并产生弹响。

（6）臀部可触及一条与臀大肌纤维走行方向一致的挛缩束带，当髋关节内旋、内收时更为明显，其宽度为 2 ~ 7cm。

【辅助检查】

（1）骨盆 X 线检查可见“假性双髋外翻”，股骨颈干角大于 130°，股骨小粗隆明显可见。

（2）血液检查如肌酸、肌酐正常，均无肌肉病的表现。

【治疗原则】

如果臀肌挛缩已形成，可采用臀大肌挛缩带部分切除术，臀大肌部分止点松解术。

二、主要护理问题

（1）焦虑、恐惧　与患儿对手术的恐惧、担心预后效果有关。

（2）自我形象紊乱　与患儿步态异常有关。

（3）舒适的改变　与术后加压包扎伤口有关。

（4）有皮肤完整性受损的可能　与术后强迫体位、患儿惧怕疼痛，不愿活动有关。

（5）潜在并发症　出血、感染、伤口愈合不良等。

三、护理措施

1. 术前护理

（1）查体时应询问患儿意见，应尊重患儿，保护患儿隐私。

（2）双下肢不等长，指导患儿防跌伤，测量其下肢长度并与术后比较。

（3）对患儿讲解并示范术后摆放体位，让患儿掌握床上移动身体及功能训练的方法，防止患儿因强迫体位而产生不适和压疮，有利于患儿术后功能训练的顺利开展。

（4）训练患儿床上解大小便的能力。

2. 术后护理

（1）饮食与营养　术后6小时后恢复进食，术后当天应进食清淡易消化食物；术后第1天起，进食普食。

（2）体位与活动　①术后常规行双下肢伸直并膝约束固定，限制双下肢外展，防止切断的臀肌断端再粘连，影响日后的手术效果。患儿膝下垫软枕，使双下肢保持内收屈曲位，以减轻疼痛；踝关节处垫小软枕，以防足跟受压。②在患儿麻醉清醒后6小时，如无特殊不适，可平卧位与俯卧位交替休息。单侧手术的患儿可取健侧卧位。③术后第1天应抬高床头，患儿可低斜坡卧位休息，换药时可扶床站立片刻。④术后1~2天卧床休息，于床上进行肌肉收缩练习。⑤术后3天下床站立，可室内活动，练习沿直线走平行步（双脚不互相交叉），切勿走一字步（即所谓的“猫步”，双脚相互交叉前进），因后者不能让患儿保持平衡。⑥伤口拆线后患儿可上、下楼梯，患儿完全愈合后可行并腿下蹲、跷二郎腿等功能锻炼。⑦功能锻炼时间视患儿病情、体质而定，应注意循序渐进，量力而行。

（3）并发症护理　①出血：该术式是以患侧股骨大转子为中心，纵弧形开口，松解挛缩组织，放置橡皮引流条，缝合伤口后加压包扎，较长伤口，如有活动性出血，应通知医师，立即予加压包扎并遵医嘱使用止血药物。②伤口感染、愈合不良：多与术中采用电刀切开、术后切口周围脂肪液化、伤口长、术后营养不良有关。应注意保持伤口敷料清洁，防止敷料被大小便污染；加强患儿营养，增强机体抵抗力；遵医嘱合理使用抗生素。

3. 病情观察

（1）测量脉搏、呼吸、血压2小时至患儿麻醉清醒后6小时。

（2）观察伤口渗血情况，术后伤口常规放置引流条，术后如有较多淡血性渗出属正常，通常术后1天予首次换药，如有大量鲜红色渗血，需警惕活动性出血的可能，应及时报告医师。内置引流条通常于术后4~5天拔出，引流条取完后一般不再需要常规换药，直至拆线。

（3）观察患儿双下肢感觉运动、末梢血运恢复情况，注意患儿术侧下肢的神经功能有无异常。

（4）观察患儿小便情况，患儿因术后绷带包扎、伤口疼痛等原因，特别是女患儿，常有排尿困难，如诱导排尿无效可留置尿管，应做好尿管的护理。

（5）卧床及约束肢体期间注意观察受压部位及约束部位局部皮肤情况，患肢予定时放松及按摩。

（6）术前患儿有骨盆倾斜、肢体不等长的表现，术后应该记录不等长的肢体长度并与术前比较，并应同时进行肢体相对较短的一侧下肢的皮牵引，帮助矫正骨盆倾斜和肢体不等长。

4. 健康指导

（1）保持患儿伤口敷料清洁干燥，加强患儿营养，促进伤口愈合。

（2）术后1个月应避免剧烈活动。

（3）坚持功能锻炼。

（4）患儿应定期复查，如有高热、切口裂开等情况应及时就诊。

第八章

烧伤科疾病

第一节　头皮烧伤

一、疾病概述

【概念与特点】

各种原因导致头皮烧伤，严重者可波及颅骨，甚至颅内组织，发生局限性脑积液或脑水肿。

【临床特点】

头皮破损、水肿、疼痛。

【治疗原则】

皮瓣及皮片修复术。

二、主要护理问题

（1）潜在并发症　感染。

（2）皮肤完整性受损　与烧伤组织破坏有关。

（3）焦虑　与疼痛、考虑预后有关。

三、护理措施

1. 常规护理

（1）心理护理　向病人及家属介绍配合治疗护理的方法，以及愈合大约所需的时间以取得病人配合，放松紧张的心理。

(2) 环境 保持环境安静，减少探视，抬高床头，减轻水肿清洁、保持创面干燥、定时通风。

2. 专科护理

(1) 剃除毛发并予清创后，创面暴露。

(2) 休克控制后，将上身抬高，可减少头皮水肿。

(3) 头部经常更换受压部位，枕后用棉圈。

(4) 及时清除分泌物，保证创面如期愈合，为供皮做好准备。

(5) 头皮愈合后，需经常剪除头发，保持清洁，防止创面再次溃烂或局限脓肿。

3. 病情观察

(1) 观察头皮水肿、渗出、溃烂情况。

(2) 观察创面的颜色、有无异味及红、肿、热、痛。

4. 健康指导

(1) 严格限制探视人员。

(2) 保持创面清洁干燥，防止不洁的手去摸、抓、搔。

第二节 面部烧伤

一、疾病概述

【概念与特点】

热力、化学、物理等原因造成颜面部的不同程度的烧伤，深度烧伤常留畸形和功能障碍，严重影响着病人的心理健康，故面部烧伤也称为严重烧伤。

【临床特点】

面部水肿，重者眼睑外翻，眼不能睁开，口唇肿胀，张口困难。有时导致或加重呼吸道梗阻。深度烧伤时，焦痂缺乏弹性。常伴有耳、鼻、口腔等器官的烧伤。

【治疗原则】

创面植皮术。

二、主要护理问题

（1）低效性呼吸形态　与水肿压迫咽喉部有关。

（2）潜在并发症——感染　与皮肤软组织受损、暴露有关。

（3）有体液不足的危险　与口腔烧伤程度、补给不足有关。

（4）自我形态紊乱　与面部烧伤部位暴露有关。

三、护理措施

1. 常规护理

（1）心理护理　头面部具有特殊的生理特点及功能并暴露在外，烧伤后对病人的精神影响很大，护理上应做好解释工作。

（2）饮食　以软食为主，给流质饮食及饮水时可用吸管吸引，面部植皮病人给予鼻饲流质饮食。

（3）治疗护理　初期处理时要剃去头发及面部须毛，以后根据创面情况剃头，行暴露疗法。鼓励病人咳嗽、深呼吸，必要时吸氧、雾化吸入。

2. 专科护理

（1）眼部护理　①及时清理眼部分泌物，遵医嘱按时滴眼药。②眼睑外翻用眼药膏涂眼，并用油纱盖于眼上，防止干燥及感染。③翻身俯卧位时注意防止眼部受压。

（2）耳部护理　①保持外耳创面干燥。②防止受压，侧卧时可用海绵圈或棉圈等垫起使其悬空。③有脓性分泌物时及时清理，防止发生耳软骨炎。

（3）鼻部护理　①保持鼻腔清洁、通畅。②鼻腔内分泌物黏结、干燥可涂少量液状石蜡。③鼻黏膜水肿时，遵医嘱用滴鼻剂滴鼻，便于通气。

（4）口腔护理　①早期面部水肿，上下唇外翻，口腔黏膜暴露在空气中，经常用冷开水棉球拭去分泌物，并保持润湿。②保持口腔清洁，进食后及时做口腔护理。③喂饭时防止食物或残渣污染创面。

3. 病情观察

（1）注意病人呼吸情况，观察有无吸入性损伤，保持呼吸道通畅，床边备好气管切开包、负压吸引器等。

（2）面颈部水肿严者重要密切观察呼吸情况，发现病人呼吸困难，应及时报告医师。

4. 健康指导

（1）严格限制探视人员。

（2）保持创面清洁干燥，防止不洁的手搔抓创面。

（3）以软食为主，进食时注意保护口周创面，防污染。

（4）创面愈合后使用瘢痕贴、弹力套预防瘢痕的增生，弹力套使用的原则“一早、二紧、三持久”。

第三节　眼部烧伤

一、疾病概述

【概念与特点】

各种原因导致眼部组织的损伤，轻微损伤也可引起严重的视力障碍，眼部烧伤较常见，占烧伤病人的13%，眼部烧伤的处理甚为重要。

【临床特点】

眼睑水肿、视物模糊、易怒、烦躁不安。

【治疗原则】

大量清水冲洗，降低温度及洗净化学物质；移除眼球异物，局部抗生素预防感染。

二、主要护理问题

（1）潜在并发症——感染　与烧伤有关。

（2）自我形象紊乱　与视力障碍、疼痛有关。

三、护理措施

1. 常规护理

（1）遵医嘱合理使用有效抗生素及镇痛药，观察药物效果及不良反应。

（2）做好自理能力评估与指导，协助病人完成生活护理。

2. 专科护理

（1）心理护理　烧伤后视力受到影响时，给病人解释眼睑水肿的发展过程，使其消除感染恐惧和疑虑，并取得病人的信任而配合治疗。

（2）眼部护理　经常保持眼部清洁，及时拭去分泌物；进行眼部烧伤护理时，必须严格常规洗手；眼球烧伤应大量清水冲洗，化学烧伤时，用中和溶液冲洗；角膜暴露者应滴入眼药水，睡前一定涂抗生素眼膏；眼睑外翻者用大量眼膏或者两层无菌油纱敷盖；俯卧时先涂眼膏，防止眼部受压；剧烈疼痛时，遵医嘱使用麻醉止痛药。

3. 病情观察　观察病人视力减退情况。

4. 健康指导

（1）消除病人思想顾虑。

（2）加强病人陪护人员的防感染意识，勤洗手。

第四节　耳部烧伤

一、疾病概述

【概念与特点】

任何原因导致外耳和外耳道的烧伤，烧伤常波及耳软骨，且凹凸不平，易合并感染，耳烧伤占烧伤的24%。

【临床特点】

（1）外耳水肿、发红、破溃、焦痂。

（2）发生化脓性耳软骨炎时，外耳持续性剧烈疼痛是最先出现、最常见的症状，其次是伴有畏寒、发热、精神差、食欲不振，白细胞计数增高，全身中毒症状。

【治疗原则】

修复创面，恢复耳外形。

二、主要护理问题

(1) 有发生压疮的危险　与烧伤的程度，外耳的皮肤、皮下组织薄有关。

(2) 潜在的并发症——感染　与外耳特点、烧伤程度、处理不当有关。

(3) 疼痛　与感染、烧伤深度有关。

三、护理措施

1. 常规护理

(1) 遵医嘱合理使用有效抗生素及镇痛药，观察药物效果及不良反应。

(2) 做好自理能力评估与指导，协助病人完成生活护理。

2. 专科护理

(1) 心理护理　做好心理护理，解释外耳烧伤特点及诊疗、护理的方法、密切配合的重要性。对不同的原因给予相应的支持；介绍烧伤后创面水肿、吸收、愈合的过程，使病人对较长的治疗过程有正确的认识；对深度烧伤导致毁损伤的病人，注意沟通中把握言语的分寸；了解病人家庭人员、社会关系和经济情况等，取得亲人和朋友的支持，消除其顾虑。

(2) 耳部护理　经常用无菌棉签吸干渗物，保持干燥；局部悬空防受压；轻度感染者局部用抗生素，严重者暴露或者半暴露；化脓性耳软骨炎发生后应做到引流通畅、清洁坏死耳软骨；外耳烧伤时用3%过氧化氢液冲洗，拭干、头侧向患侧，外耳道可放置无菌塑料管防止瘢痕粘连。

3. 病情观察　观察病人耳软骨有无红、肿、热、痛，伤口有无异味、渗出情况。

4. 健康指导

(1) 避免患侧卧位，以防压疮的发生。

（2）保护创面，禁止用手搔抓外耳。

第五节 手部烧伤

一、疾病概述

【概念与特点】

任何原因导致手部的不同程度的烧伤，手结构精细，深度烧伤遗留畸形和功能障碍，严重者可丧失劳动，故手的烧伤被视为严重烧伤。手烧伤占烧伤的34%。

【临床特点】

手部水肿、破溃、疼痛，不能背伸、内收，合并感染时，伴有发热、寒战等全身中毒症状。

【治疗原则】

尽快消灭创面，最大限度保存手的功能。

二、主要护理问题

（1）疼痛 与烧伤有关。

（2）自理缺陷 与烧伤后功能障碍、疼痛适应不良有关。

（3）潜在并发症——感染 与烧伤的程度与处理是否及时得当有关。

三、护理措施

1. 常规护理

（1）遵医嘱合理使用有效抗生素及镇痛药，观察药物效果及不良反应。

（2）做好自理能力评估与指导，协助病人完成生活护理。

2. 专科护理

（1）心理护理 消除病人顾虑，让病人明白医护人员在用最佳治疗、护理措施力争恢复手的功能，改善其外观。

（2）手部护理　①彻底清创，尽早配合医师术前准备，早切除或者清除手部深度烧伤的焦痂或者痂皮，进行植皮覆盖创面。②抬高患肢，手高过肘，肘高过肩，减轻水肿。③手的姿势固定根据烧伤部位而定，腕关节于单纯手背烧伤时宜掌屈，手掌烧伤时背屈，全手烧伤时则保持中间位，白天时悬吊固定，夜间可夹板固定。④早期活动，创面愈合后，在固定间隙，1 日多次活动，活动时泡在温水中。

3. 病情观察　密切观察病人手指端血循环、颜色、温度、疼痛、肢端肿胀等情况。有无痂下积液积脓，创周有无红肿等感染征象及时发现及时处理。

4. 健康指导

（1）功能锻炼　维持手部功能位 2～3 个月，进行主动和被动功能锻炼，以手指最大程度屈伸和虎口张大为主。

（2）自理生活　鼓励病人独立完成吃饭、穿衣、洗脸、梳头、刷牙、拿书等日常生活动作。

（3）防瘢治疗　使用弹力手套、瘢痕贴等进行防瘢治疗，疗程 3～6 个月甚至 1 年以上。

（4）复查　一般为 1 个月、3 个月、半年、1 年各复查 1 次，检查并指导手的功能恢复情况，必要时行整形手术治疗。

第六节　会阴烧伤

一、疾病概述

【概念与特点】

各种原因导致会阴部位的烧伤，虽然会阴部较为隐秘，烧伤机会少，占烧伤的 2%，但会阴烧伤易被大小便污染，容易感染。

【临床特点】

会阴部水肿、发红、破溃，合并感染时周围皮肤发红，肿胀，有发热、寒战等全身中毒症状。

【治疗原则】

进行会阴植皮术。术后进行康复训练，进行大腿外展和下蹲训练。

二、主要护理问题

（1）潜在并发症——感染　与部位容易污染、烧伤程度、处理方法有关。

（2）自理缺陷　与烧伤部位、应对不当有关。

（3）焦虑、恐惧　与疼痛、担心愈合不良有关。

三、护理措施

1. 常规护理

（1）遵医嘱合理使用有效抗生素及镇痛药，观察药物效果及不良反应。

（2）做好自理能力评估与指导，协助病人完成生活护理。

2. 专科护理

（1）心理护理　病人住单间或者用屏风遮住，理解安慰病人暴露是治疗目的，消除恐惧与不安。

（2）创面护理　①将两侧大腿外展，彻底暴露创面。②每次大便后，肛门用0.25%络合碘或者生理盐水棉球清洁。③每日会阴清洁2~3次（0.25%络合碘或者生理盐水棉球清洁）。④耻骨联合外盖上无菌纱布，臀部垫上油纱，防止尿液浸湿。⑤阴茎烧伤者，用无菌接尿器，每日消毒。⑥使用翻身床时，最好养成仰卧时解大便的习惯。⑦男性生殖器烧伤，托起阴囊，早日植皮。

（3）大、小便护理　睡翻身床或有孔床，双下肢外展位；大便后用0.1%苯扎溴铵或0.9%氯化钠溶液清洗肛周，减少污染；必要时留置导尿管并尿道口护理，每日2次；男性病人托阴囊用无菌接尿器接尿，避免污染创面，早日植皮，便器专用并消毒，防交叉感染。

3. 病情观察　观察烧伤创面有无感染征象。

4. 健康指导

（1）康复训练，循序渐进地进行大腿外展和下蹲训练。

（2）饮食清淡，忌辛辣刺激食物，瘢痕瘙痒时禁忌搔抓，防治裂开出血感染。

（3）防瘢治疗，坚持瘢痕贴，弹力裤的使用。

第七节　呼吸道烧伤

一、疾病概述

【概念与特点】

热力或烟雾引起呼吸道以致肺实质的损害。

【临床特点】

（1）病人口鼻咽黏膜发白、充血、水肿。

（2）声音嘶哑和呼吸困难。

（3）烦躁不安，心率加快，全身冷汗，发绀。

【治疗原则】

保持呼吸道通畅，解除气道梗阻，重度病人应尽早机械通气。

二、主要护理问题

（1）有窒息的危险　与呼吸道黏膜损伤、脱落及精神紧张等有关。

（2）睡眠形态紊乱　与呼吸困难、恐惧有关。

三、护理措施

1. 常规护理

（1）心理护理　关爱病人，消除其紧张、恐惧情绪，告知病人因紧张可复发或加重呼吸困难。

（2）病室环境　空气清新，经常清扫，定时紫外线消毒。

（3）饮食　高营养、避免辛辣刺激性食物。

2. 专科护理

（1）床头备气切包，吸痰器，必要时气管切开，持续给氧。

（2）每日雾化吸入 4 次。

（3）每天定时翻身、拍背、咳痰，预防肺部感染。

（4）鼻黏膜充血时滴氯霉素眼药水，水肿不通时滴 1% 的麻黄碱液。

（5）用漱口液常漱口（生理盐水），并观察口腔黏膜变化，防止溃疡以及感染。

（6）每日更换无菌吸痰管，吸痰时轻、准、有效，防止操作粗暴，导管插入过深或过浅，避免操作时损伤气管黏膜。

（7）正确掌握补液量，防止肺水肿发生。

（8）睡翻身床的病人，在每次俯卧时，适当将床尾摇高 15°～30°，使肺部分泌物得以引流。

（9）加强营养，高蛋白、高热量、富含维生素饮食（不能口服的病人，采用静脉给入）。

3. 病情观察

（1）观察病人的面色、脉搏和呼吸情况，防止喉头水肿。

（2）监测血氧饱和度和血气分析。

4. 健康指导

（1）严格限制陪伴探视人员。

（2）教会病人自行咳嗽方法，防止肺部感染。

（3）嘱病人出院后定期进行肺功能检查，及时进行防治。

第八节　电烧伤

一、疾病概述

【概念与特点】

指人体直接触及电源或高压电，经过空气或其他导电介质传递电流，通过人体时引起的组织损伤和功能障碍，重者发生心跳和呼吸骤停，超过1000V 的高压电还可以引起灼伤。

【临床特点】

出现惊慌、呆滞、面色苍白、肌肉收缩、头晕、心动过速、全身乏力，重者出现昏迷、抽搐、心室颤动，甚至心跳和呼吸骤停。

【治疗原则】

现场急救，创面修复。

二、主要护理问题

(1) 焦虑、恐惧　与知识缺乏有关。

(2) 皮肤完整性受损　与皮肤烧伤、失去皮肤屏障功能有关。

(3) 心排血量减少　与电烧伤后心律失常有关。

(4) 体液不足　与大面积电烧伤后大量液体自创面丢失、血容量减少有关。

(5) 疼痛　与电烧伤后创面疼痛及局部炎症有关。

(6) 潜在并发症　急性肾衰竭、感染、继发性出血、高血钾。

三、护理措施

1. 常规护理

(1) 遵医嘱合理使用有效抗生素、镇痛药及磺胺嘧啶银糊剂，观察药物效果及不良反应。

(2) 做好自理能力评估与指导。

2. 专科护理

(1) 心理护理　安慰病人，告知其治疗方法、治疗过程及效果；鼓励病人表达自身感受。教会病人自我放松的方法，鼓励病人家属和朋友给予病人关心和支持。

(2) 吸氧与监护　持续低流量吸氧，改善组织缺血；持续心电监护、观察并记录心率、心律、心电图的改变。

（3）加强创面护理促进愈合　①清创后创面暴露，有利于随时观察创面。②创面局部涂磺胺嘧啶银混悬糊剂，保持创面干燥，防止糜烂。③床旁备止血带及无菌纱垫，以备血管破裂、出血紧急结扎和加压。

（4）补充液体维持有效循环　①建立静脉有效通路，按计划补液。②监测每小时尿量，维持尿量成人 50～100ml/h 以上，小儿 20～30ml/h，清亮淡黄色。③监测生命特征，成人心率 <120 次/分，小儿心率 <140 次/分。

（5）抗感染治疗　加强消毒隔离，严格遵守无菌操作规程。合理使用有效抗生素。病室每日紫外线消毒 2 次，设置层流病房。

（6）饮食护理　无恶心、呕吐时给予营养清淡易消化饮食，早期宜少食多餐，以后逐渐增加进食量。必要时给予全胃肠营养液或静脉高营养补液，并发肾衰竭者限制饮水量。

（7）体位护理　皮瓣手术后病人体位制动，防止皮瓣蒂扭转；头面部烧伤病人取半卧位，促进静脉回流；肢体烧伤病人应抬高患肢，观察远端血循环。

3. 病情观察

（1）观察并记录病人意识、瞳孔，有无恶心、头痛、发热等。

（2）观察每小时尿量、颜色、比重，维持尿量在 50～100ml/h，观察有无肌红蛋白尿、血红蛋白尿。

（3）观察患肢远端血循环，如颜色、温度、动脉搏动以及有无麻木、胀痛等血运障碍表现。

（4）观察创面颜色、气味、有无发绀、干性坏死，警惕糜烂坏死组织腐蚀血管导致大出血。

4. 健康指导

（1）用电安全知识　告知病人相关知识，发生电烧伤时立即切断电源。

（2）预防大出血　翻身幅度不能太大，避免用力大便、咳嗽。告诉病人及家属紧急呼救医护人员的方法。告知紧急情况下使用止血带和棉垫加压。

（3）功能锻炼　伤口愈合后早期进行被动和主动锻炼。

（4）防瘢治疗　创面完全愈合后尽早使用弹力套、瘢痕贴，预防和减少瘢痕的超常增生。弹力套使用原则：一早、二紧、三持久。

（5）定期复查　出院后 3 个月、6 个月、1 年定期复查，出院告知行二次整形术的时机，截肢残端瘢痕稳定后安装义肢。

第九节　酸烧伤

一、疾病概述

【概念与特点】

化学烧伤指常温或高温的化学物质直接对皮肤的腐蚀作用及化学反应造成的皮肤损害，可伴有眼烧伤和呼吸道烧伤。化学烧伤经皮肤吸收可造成全身脏器损害，常见的化学烧伤有酸烧伤、碱烧伤、磷烧伤、氰化物烧伤、沥青烧伤。酸类化学物质对组织的损伤，常见的有硫酸、盐酸、硝酸、氢氟酸、苯酚（石炭酸）、草酸。

【临床特点】

烧伤一般为深Ⅱ度，不同烧伤创面的颜色略有不同，硫酸烧伤后创面呈青黑色或棕黑色，硝酸呈黄褐色，盐酸呈黄色。

【治疗原则】

抗休克、抗感染、支持治疗、创面采用暴露疗法。

二、主要护理问题

（1）焦虑、恐惧　与突发事件的经过、担心愈合效果等有关。

（2）皮肤完整性受损　与烧伤后导致皮肤损伤、组织坏死有关。

（3）自我形象紊乱　与烧伤后毁容、肢体残障及功能障碍有关。

（4）睡眠形态紊乱　与烧伤后疼痛有关。

（5）有窒息的危险　与头面部、呼吸道或胸部等部位烧伤有关。

（6）体液不足　与烧伤后大量液体自创面丢失、血容量减少有关。

（7）营养失调，低于机体需要量　与机体处于高代谢状态、摄入不足抵抗力下降有关。

（8）潜在并发症　感染、应激性溃疡、中毒性肝炎、急性肾衰竭、肺水肿。

三、护理措施

1. 常规护理

（1）用药指导与观察　遵医嘱合理使用有效抗生素及镇痛药，观察药物效果及不良反应。

（2）做好自理能力评估与指导，协助病人完成生活护理。

2. 专科护理

（1）脱离现场，用大量流动清水冲洗创面至少10～30分钟；必要时用2%～5%碳酸氢钠或肥皂水冲洗。

（2）痂皮或焦痂完整时采用暴露疗法。

（3）吞服强酸后，口服蛋清、牛乳，禁止洗胃，防止胃穿孔。

（4）解释化学烧伤的处理原则和注意事项，取得其理解和配合；鼓励病人表达自身感受，接受事实，敢于面对，针对个体情况进行针对性心理护理。

3. 病情观察

（1）观察有无吸入性损伤、呼吸频率、节律的改变；有无声嘶、肺水肿情况。

（2）观察创面的颜色和深度。

（3）观察病人尿量、颜色、性状等。

（4）动态监测肝肾功能及电解质，了解有无肝肾功能损害以及电解质紊乱。

4. 健康指导

（1）教会酸烧伤后自救处理常识，如创面的冲洗。

（2）保持新愈合皮肤的清洁，避免用刺激性的肥皂清洗。

（3）皮肤避免搔抓，用手轻轻拍打。

（4）加强功能锻炼，维持关节功能位置，进行防瘢、康复治疗。

第十节　碱烧伤

一、疾病概述

【概念与特点】

碱性物质对组织的损伤，常见碱性药物有苛性碱（氢氧化钠、氢氧化钾）、石灰和氨水等。

【临床特点】

与组织蛋白结合形成碱性蛋白化合物，易于溶解，进一步使创面加深，皂化脂肪组织。

【治疗原则】

抗休克、抗感染、支持治疗、创面采用暴露疗法。

二、主要护理问题

（1）焦虑、恐惧　与突发事件的经过、担心愈合效果等有关。

（2）皮肤完整性受损　与烧伤后导致皮肤损伤、组织坏死有关。

（3）自我形象紊乱　与烧伤后毁容、肢体残障及功能障碍有关。

（4）睡眠形态紊乱　与烧伤后疼痛有关。

（5）有窒息的危险　与头面部、呼吸道或胸部等部位烧伤有关。

（6）体液不足　与烧伤后大量液体自创面丢失、血容量减少有关。

（7）营养失调，低于机体需要量　与机体处于高代谢状态、摄入不足抵抗力下降有关。

（8）潜在并发症　感染、应激性溃疡、中毒性肝炎、急性肾衰竭、肺水肿。

三、护理措施

1. 常规护理

（1）用药指导与观察　遵医嘱合理使用有效抗生素及镇痛药，观察药物效果及不良反应。

（2）做好自理能力评估与指导。

2. 专科护理

（1）脱离现场，用大量流动清水持续冲洗创面，冲洗时间越长效果越好，达10小时效果最佳；伤后2小时处理效果差，如创面pH达7以上，用

0.5% ~5%乙酸（醋酸）、2% ~3%硼酸冲敷创面，再用清水冲洗。

（2）保持呼吸道通畅，氨水烧伤病人观察有无口、鼻、咽喉部黏膜烧伤，有无吸入性损伤，床旁备气管切开包，必要时行气管切开。

（3）生石灰应将石灰粉擦掉，再用流水冲洗。

（4）误服苛性碱后，禁忌洗胃，以防胃与食管穿孔，用小剂量橄榄油、5%乙酸（醋酸）或食醋、柠檬汁口服。

3. 病情观察

（1）观察有无吸入性损伤、呼吸频率、节律的改变；有无声嘶、肺水肿情况。

（2）观察创面的颜色和深度。

（3）观察病人尿量、颜色、性状等。

（4）动态监测肝肾功能及电解质，了解有无肝肾功能损害以及电解质紊乱。

4. 健康指导

（1）教会碱烧伤后自救处理常识，如创面的冲洗。

（2）保持新愈合皮肤的清洁，避免用刺激性的肥皂清洗。

（3）皮肤避免搔抓，用手轻轻拍打。

（4）加强功能锻炼，维持关节功能位置，进行防瘢、康复治疗。

第十一节　磷烧伤

一、疾病概述

【概念与特点】

皮肤黏附黄磷后，黄磷与空气接触可自燃发生热烧伤，磷吸收入血后，引起脏器损害，主要损害肝肾功能。

【临床特点】

大蒜样臭味，少量接触病人可见皮肤上呈点状黑褐色磷烧伤，大量接触的创面呈棕褐色，常见表现有头痛、乏力、肝区疼痛及肝大、肾功能不全、心功能障碍、低钙及高磷血症。

【治疗原则】

保持各脏器功能，碱化尿液，补液利尿，促使磷排出。

二、主要护理问题

（1）焦虑、恐惧　与突发事件的经过、担心愈合效果等有关。

（2）皮肤完整性受损　与烧伤后导致皮肤损伤、组织坏死有关。

（3）自我形象紊乱　与烧伤后毁容、肢体残障及功能障碍有关。

（4）睡眠形态紊乱　与烧伤后疼痛有关。

（5）有窒息的危险　与头面部、呼吸道或胸部等部位烧伤有关。

（6）体液不足　与烧伤后大量液体自创面丢失、血容量减少有关。

（7）营养失调，低于机体需要量　与机体处于高代谢状态、摄入不足抵抗力下降有关。

（8）潜在并发症　感染、应激性溃疡、中毒性肝炎、急性肾衰竭、肺水肿。

三、护理措施

1. 常规护理

（1）用药指导与观察　遵医嘱合理使用有效抗生素及镇痛药，观察药物效果及不良反应。

（2）做好自理能力评估与指导。

2. 专科护理

（1）立即扑灭火焰　脱去被污染的衣服，用大量的水冲洗创面及周围的正常皮肤，时间为30分钟以上；现场缺水用浸透的湿布包扎或掩覆创面转运中采用湿敷包扎疗法，以免复燃。

（2）及时清创　用清水或2%碳酸氢钠冲洗后，再用1%硫酸铜溶液冲洗，清除残余磷颗粒。湿敷包扎创面，禁用油质敷料。

（3）补液抗休克　维持尿量在50ml/h，保护肝肾功能，补充大量维生素，禁用对肝肾有损害的药物。

3. 病情观察

（1）观察有无吸入性损伤、呼吸频率、节律的改变；有无声嘶、肺水肿情况。

（2）观察创面的颜色和深度。

（3）观察病人尿量、颜色、性状等。

（4）动态监测肝肾功能及电解质，了解有无肝肾功能损害以及电解质紊乱。

4. 健康指导

（1）教会磷烧伤后自救处理常识，如创面的冲洗。

（2）保持新愈合皮肤的清洁，避免用刺激性的肥皂清洗。

（3）皮肤避免搔抓，用手轻轻拍打。

（4）加强功能锻炼，维持关节功能位置，进行防瘢、康复治疗。